定位照射

―その技術と臨床―

［監修］

久保 敦司
慶應義塾大学　放射線科

［編者］

國枝 悦夫・大平 貴之
慶應義塾大学　放射線科　　慶應義塾大学　脳神経外科

医療科学社

著者一覧

監 修
久保　敦司　　慶應義塾大学放射線科教授

編著者
國枝　悦夫　　慶應義塾大学放射線科講師
大平　貴之　　慶應義塾大学脳神経外科助教授

著 者（50音順）
青山　英史　　北海道大学医学部放射線医学分野
秋根　康之　　筑波大学陽子線医学利用研究センター長
安藤　　裕　　慶應義塾大学放射線科講師
植松　　稔　　防衛医科大学校放射線科講師
江原　一雅　　神戸大学脳神経外科助教授
大谷　浩樹　　東京都立保健科学大学放射線学科
小野塚　聡　　慶應義塾大学脳神経外科
川口　　修　　慶應義塾大学放射線科
河瀬　　斌　　慶應義塾大学脳神経外科教授
北川五十雄　　慶應義塾大学放射線技術室
北村　正幸　　慶應義塾大学放射線科
栗林　　徹　　川崎市立川崎病院放射線科医長
佐藤　導直　　慶應義塾大学放射線科
塩原　隆造　　慶應義塾大学脳神経外科客員教授
塩見　浩也　　大阪大学バイオ集学放射線治療
茂松　直之　　慶應義塾大学放射線科講師
白土　博樹　　北海道大学放射線科助教授
武田　篤也　　慶應義塾大学放射線科
玉木　紀彦　　神戸大学脳神経外科教授
土器屋卓志　　埼玉医科大学放射線科教授
徳植　公一　　国立がんセンター放射線治療部
永田　　靖　　京都大学放射線科助教授
橋本　光康　　国際医療福祉大学保健学部放射線・情報科学科講師
藤井　博史　　慶應義塾大学放射線科
山本　昌昭　　東京女子医科大学第二病院脳神経外科助教授

推薦のことば

　定位放射線治療の出現ほど脳神経外科領域の疾患の治療を大きく変えたものはなく，まさに20世紀最大の発明といえよう。その機器はガンマナイフに端を発し，定位ライナック，サイバーナイフと種々な方法に広がりつつある。

　本書の特徴はこの進歩の著しい現場に携わっている中堅の人達によって書かれた点にあり，その内容は新鮮で現場に即している。

　しかもその内容は放射線科医と脳神経外科医の両方の視点で書かれているため，相互の分野の知識を補うことができる。また，最終章では「今後の展望」を用意して，単行本の欠点である内容の老化を防止している。

　本書はまさに定位放射線治療の現場から生まれた一冊として，この分野に関心のある方々の机上に置かれることをお勧めする。

2001年1月　　慶應義塾大学脳神経外科

河瀬　斌

監修のことば

　世界に例を見ない超高齢化社会がわが国に訪れようとしており，老人が人口の1/4を越す日も遠くはない。一方，悪性腫瘍への罹患率も年々増加してきており，特に老人の悪性腫瘍患者が目立つようになってきている。

　悪性腫瘍の治療というと，可能であれば一般的にまず手術ということになるが，老人では体力的，合併症などの制約から手術が不可能で必然的に放射線治療が必要となる場合が多く，さらに若年の悪性腫瘍についても，一部放射線治療の優位性が証明されており，21世紀には悪性腫瘍の治療における放射線治療の役割が増加することは間違いない。

　腫瘍の放射線治療において功を奏するか否かは，周囲の正常組織に放射線照射を与えず，腫瘍のみに選択的にかつ均一に放射線が照射されるかにかかっている。そのアプローチの手法として重粒子線治療があり，種々の小線源治療があり，さらには本書のテーマであるガンマナイフより始まった定位照射がある。特に，定位的放射線治療は最も普及している一般的な放射線治療の延長線上にあるだけに，21世紀における進歩と普及は約束されている。

　本書の編者である國枝悦夫君と大平貴之君は，慶應義塾大学医学部時代からの旧知の放射線科医と脳外科医であり，大学卒業当初より脳腫瘍の治療，とりわけ放射線治療に関心を持ち，2人で相談しながら携わってきたが，ガンマナイフの出現直後からライナックによる定位的放射線治療の可能性に目をつけ，いち早く独自の手法を用いて現有ライナックを改良し，定位照射を実現してきた。今では脳のみならず体幹部を含めて多くの臨床例を持ち，治療成績向上の実績を持っている。その2人を中心に多くの仲間が集まって，定位的放射線治療について，現在得られる全ての情報を網羅した本書を完成した。是非放射線治療医をはじめとする癌治療に携わる多くの人に読んで頂き，定位的放射線治療の利点・適応などを知った上で，今後さらなる発展を目指して頂きたい。

2001年1月　　慶應義塾大学医学部放射線科学教室
教授　久保　敦司

序

　病巣に線量を集中させる試みは，放射線治療の歴史の初期からあった．定位照射も基本的には他の放射線治療の方法と変わらない．しかし，定位照射は通常の放射線治療とは若干違った出生で別の血が入った成長をしてきた．放射線科医にとっては一度の照射でpin pointに大線量を投与する経験はなかったし，定位手術をはじめた脳外科医にも何年も経ってから起こる障害が治療線量を制限するような考え方に慣れていなかった．

　我々も数年前に，自分たちですべて用意してライナックによる定位照射を始めたときは，ガンマナイフや文献的な報告を参考にしたとはいえ，まったく手探りに近い状態であった．現在では保険適用にもなり少なからぬ施設で導入され，あるいは導入を検討されている．

　定位照射は，今後の装置の発達によっては現在とはかなり違ったものになるであろう．特にアイソセンターや照射野というようなライナック装置の基本概念も，必ずしも普遍的なものではなくなってきている．現段階での知識もすぐに古くなってしまうであろうが，我々の拙い経験がこれからはじめようとしている医師，技師，あるいはこの治療に興味のあるその他の職種の方々に多少とも参考になればと思い，著者の方々の力強い応援を得て本書を出版することとした．

　当初の予定より大幅に出版が遅れてしまったが，すべて編者の不手際である．それでも本書が定位照射が正しく理解される一助となればもっての幸いである．最後に，著者には挙がっていないが，限りない協力をいただいた同僚と家族に感謝したい．

2001年1月　　國枝悦夫，大平貴之

序論

1. 定位照射とは

　定位的放射線照射は，中枢神経系の病変を対象としてスエーデンの脳神経外科医Lars Leksellによって始められ，"stereotactic radiosurgery"として知られている[1]。Leksellの本来の発想は，除痛などの目的で神経組織を破壊する機能的脳定位手術に相当するものと考えており，高線量の放射線を集中して組織を破壊する方法で一回の照射ですべての治療を完結するもの，としている。当初は脳動静脈奇形や良性腫瘍を主な対象としており，悪性腫瘍に対する放射線治療が基本的に正常組織と腫瘍組織が混在した状態を想定し，放射線感受性の差を利用して治療するのとは根本的に違った発想ではじめられた。

　定位照射をどのようにとらえるかは人によって様々であるが，基本的には病変周囲の狭い部位に線量を集中して，近接する重要臓器を避けて病巣に高線量を投与する放射線を用いた治療である。そのために，固定を確実にするために定位手術用フレームなどの器具を用いる。

　また，最近では放射線生物学の理論を取り入れて同様の方法で多分割照射が広まりつつあり，これは定位放射線治療（stereotactic radiotherapy）とよばれる。それにともない，非侵襲的な着脱式固定装置が開発されている。

　このような治療法を示す用語として，コラムにあるような日本語がある。本書でもこの定義に従うが，定位的に行う一回照射と分割照射の総称として定位照射の用語も用いることにする。

　局所治療である放射線治療にとって，病巣に線量を集中させることはいうまでもなく重要な要素であり，それによって正常組織の障害を最小限とし，病巣に十分な線量を投与することができる。

　線量を集中させるひとつの方法は，放射線同位元素の線源を体内に挿入して病巣の近傍から照射する小線源治療である。この場合，放射線の減衰を考慮しなければ，空間的な線量分布はほぼ線源からの距離の二乗に反比例する。減衰の少ない，高エネルギーのX線を全方向から一点に向けて照射したと仮定した場合，小線源治療と似通った線量分布になる。媒体の吸収による減衰の要素はあるが，頭蓋内病変の場合では病巣の深さは高エネルギーの光子の吸収はそう強くないため，中心から離れた位置での線量が多少増加する程度である。

　回転照射，振り子照射あるいは現体照射などのこれまで使われてきた線量を集中させる技術であるが，定位照射も原理的には似通っている。しかし先に述べたように，基になる考え方は大きく異なっている。技術的にあえてそれらの既存の外照射方法と区別するとすれば，ひとつには三次元的な軌道を有効に利用して，より線量を集中させることがある。

　さらに治療システムとして考えると，定位照射では精度と確実性を保証するために画像検査などを含めてシステム化されており，病巣位置の決定から照射までを一定の方法と手順で行うように定められている。

2. 定位照射の歴史

　1940年代後半，Leksellは200～300 kV高圧X線を細く絞って用い，またprotonによるradiosurgery治療を試みていたが，1968年にはCo-60線源を用いた，ガンマユニット[2]が開発された。その後，頭頂部を除いて201個の線源を配置した現行の装置に改良された。当初は病変の部位を正確に決める方法に

問題があったが，1970年代にX線ＣＴが登場してから，radiosurgeryの総合的精度は大きく改善された。また，80年代後半には米国のいくつかの病院に設置され，臨床的評価が定まってきた。

ガンマナイフは頭部定位照射の専用装置であり機械的な安定性に優れるなどの利点があるが，一方では初期導入コストが高額であること，放射線同位元素を放射線源に用いるために定期的に線源交換が必要となるなどの問題もある。そこで，通常の放射線治療のための医療ライナックを使用する方法が1980年代の後半よりいくつかの施設にて試みられた。これらのプロトタイプはそれぞれ商用のシステムに改良されて，さらに広く普及するようになった。

3. 装置と方法

通常の放射線治療ではmm以下の精度を問題とすることはほとんどなく，定位照射で要求されるような精度で照射しようとすると様々な点で問題が生ずる。定位放射線照射専用装置であるガンマナイフは，製造者によってシステム的に位置設定や線量計算の方法，精度管理法が確立されているのでそれに従うことになる。

汎用ライナックによる方法は，必ずしも製品化されたものを用いなくても比較的自由な方法で開始できる。その一方で精度管理の方法は標準化されておらず，ともすれば精度面，安全面がおろそかになる危険もある。ライナック定位放射線照射においても，ガンマナイフに匹敵する精度と信頼性を維持するための精度管理プログラムが必要となる。

4. 定位照射の将来

定位照射の技術はいまだ未成熟である。重粒子による定位照射はすでに試みられているが，大がかりな施設が必要である。X線，γ線を利用するものに限っても，線量分布をより改善するには，不整形の照射野をダイナミックに変化させるmicro multi-leaf装置がすでに実用段階になっている。また，照射時間に放射線強度を細かく変化させるintensity modulation技術，あるいはアイソセンタの概念がないロボットアームの使用など，現在でも刻々と進歩しつつある。

さらに今後は，リアルタイムに腫瘍の位置を追跡出来る装置などが発達してくるであろう。治療状態でリアルタイムに断面で照射が表示できるような，X線ＣＴに類似の機能を持つものが遠からず実現するかもしれない。

[参考文献]
1) Leksell, L.: The stereotaxic method and radosurgery of the brain. *Acta. Chir. Scand.*, **102**, 316〜319, 1951.
2) Leksell, L.: Cerebral radiosurgery. I. Gammathalamotomy in two cases of intractable pain. *Acta. Chir. Scand.*, **134**, 585〜595, 1968.

(國枝悦夫，久保敦司)

コラム：定位放射線照射（Stereotactic irradiation：STI）の定義と用語について

　Oxford辞典によると，"stereo-"は"having three dimensions"，"tactic"は，"procedure calculated to gain some end"とある。「定位」という言葉は脳神経外科領域では長い歴史のある言葉である。脳の定位手術は，頭蓋骨に直接固定枠をネジで固定し，1mmの精度で各種の不随意運動症の治療のために脳深部の神経核に限局性の小破壊巣を穿刺針で作る。定位脳手術用装置はCTの出現以来，血腫の除去術を行ったり，頭蓋内腫瘍の生検などに応用されてきた。「定位（Stereo）」と「放射線（radio-）」が結びついたのは，SwedenのLeksellのStereotactic radiosurgeryという造語からで，定位放射線照射（stereotactic irradiation）もそこから派生した[1]。

　定位放射線照射は，基本的にはきわめて正確な位置精度を保ちながら精密な外照射を行う放射線治療を指す。ここでいう正確・精密とは従来の放射線治療よりもはるかに高いレベルを指し，少なくとも，

1) 病巣の部位を再現性のきわめて高い患者側の座標系で表すことができ，かつ確実に患部の位置を特定できる装置を用いる。
2) 小さな領域に対して，多方向からある一点に集束する，誤差が1mm以下の正確な照射が可能な放射線装置を用いる。ガンマナイフやライナックがこれにあたる。
3) 線量分布がCT，MRIあるいは血管造影などの画像と重ね合わせができる治療計画装置を用いる。病巣とその周囲の正常組織にそれぞれ照射される線量が確実に把握できなければならない。

の3点を満たす必要があると考えられる[2]。

　ところでLeksellが用いたstereotactic radiosurgeryという言葉は，一回照射で，あたかも定位脳手術のように脳深部の微小な破壊巣を作る目的から生まれた言葉である。その後，分割照射（数日から数週にわたり治療する）を取り入れた治療でも同じような高精度での治療が可能になったため，ラジオサージェリーという言葉を総称に用いるのはふさわしくないという見方が出てきた。それをふまえ，厚生省がん研究阿部班ではこの治療法の総称を定位放射線照射とし，一回照射の場合を定位手術的照射（stereotactic radiosurgery：SRS），分割照射の場合は定位放射線治療（stereotactic radiotherapy：SRT）と定め，用語につき統一を図ることを提唱している（表1）。

　定位放射線照射の脳定位技術は，直接的な頭蓋骨への定位手術用枠の固定を基本とする。非侵襲的な固定法もあるが，その固定保持精度は直接的な固定法には劣り，高い精度を要する脳動静脈奇形などの一回照射では用いず，腫瘍性病変への分割照射の場合に用いることがほとんどである[3]。定位放射線照射の定義では非侵襲的固定を含むが，非侵襲的固定では実際の治療精度の客観的評価が難しく，今後の課題となっている。定位放射線照射が保健採用となった1998年4月以降，さらにこの言葉の定義を明確にする必要に迫られている。しかし一方で，いかに非侵襲的方法で直接固定法と同等の成果を上げるかも大きなテーマになってきており，定位放射線照射の定義は今後の技術進歩とともに徐々に変わっていくものと思われる。

表1　厚生省がん研究阿部班による位放射線照射の定義

Narrow beamで線量を集中的に照射する技術のうち，下記の条件を満たす放射線治療を定位放射線照射（stereotactic irradiation：STI）とする。

このうち，一回照射の場合を，定位手術的照射（stereotactic radiosurgery：SRS）
　　　　　分割照射の場合を，定位放射線治療（stereotactic radiotherapy：SRT）
　　　　　と区別して呼称する。

条件
1) 患者あるいはそれに連結された座標系において照射中心を固定精度内に納めるシステムであること。
2) 定位型手術枠を用いた方法，または着脱式固定器具を用いた方法であること。
3) 照射装置の照射中心精度が1mm以内であること。
4) 治療中を通じて上記固定精度を保つこと。

[参考文献]

1) Wasserman, T. H., Rich, K. M., Drzymala, E., Simpson, J. R.：Stereotactic irradiation. Principles and practice of radiation oncology. 3rd edition. Edited by C. A. Perrez, L. W. Brady, pp 387〜404, Lippincott-RavenPublishers, Philadelphia, 1997.
2) 鈴木恵士郎，白土博樹：定位放射線照射．癌の臨床，**43**・6, 610〜616, 1997.
3) 喜多村圭，鈴木恵士郎，白土博樹：LINACを用いた脳定位放射線照射の現況．脳神経ジャーナル，**7**・2, 102〜108, 1998.

（白土　博樹）

定位照射〈目次〉

推薦のことば ……………………………………………………………… 河瀬　斌
監修のことば ……………………………………………………………… 久保敦司
序 ………………………………………………………………… 國枝悦夫・大平貴之
序　論 …………………………………………………………… 國枝悦夫・久保敦司
コラム ……………………………………………………………………… 白土博樹

I. 基礎編 ——————————————————————— 15

A. 定位照射の放射線生物学 …………………………………………（茂松直之）・16
1. これまで行われてきた照射方法
2. 放射線生物学の基礎
3. 定位手術的照射の線量
4. 分割照射の意義
5. 理想的な分割回数の算出
6. その他の因子
7. 問題点

B. 治療にともなう障害
(1) 急性障害 ………………………………………………（佐藤導直, 茂松直之）・27
1. 脳浮腫
2. 嘔気, 嘔吐
3. 痙攣
4. 四肢筋力低下
5. 失語症
6. 脱毛
(2) 晩発性障害 ……………………………………………（佐藤導直, 茂松直之）・29
1. 放射線壊死
2. 脳神経障害
3. 交通性水頭症
(3) 長期にわたる障害 ……………………………………………（山本昌昭）・33

C. 定位照射のための神経解剖学 ……………………………………（大平貴之）・39
1. 神経解剖
2. プランニング上特に重要な組織とその放射線感受性

D. 定位照射の放射線物理学 …………………………………………（橋本光康）・44
1. X線発生装置
2. 光子（X線, γ線）と物質との相互作用
3. 吸収線量と照射線量

4. 二次電子平衡
　　　5. 定位放射線照射での物理現象
　　　6. 定位放射線照射時の照射条件
　　　7. モンテカルロシミュレーション（Monte Carlo simulation）

E. 微小線束の線量測定 ……………………………………………（大谷浩樹）・55
　　　1. 微小線束の電子平衡と検出器
　　　2. 微小線束の諸特性の測定

F. 定位照射の医療経済 ……………………………………………（土器屋卓志）・65
　　　1. 健康保険制度の特徴と放射線治療
　　　2. 定位照射と高度先進医療
　　　3. 手術との比較

G. 定位照射施行の実態 ……………………………………………（永田　靖）・69
　　　1. アンケート調査結果
　　　2. 考察

H. 定位照射後の効果判定 ……………………………………（藤井博史，栗林　徹）・75
　　　1. 治療効果の判定に用いられる画像診断法とその特徴
　　　2. 定位照射後に画像検査で観察される所見
　　　3. 治療効果の評価方法
　　　4. 画像検査の進め方

II. 装　置　　87

A. ライナック定位照射装置 ………………………………………（國枝悦夫）・88
　　　1. 装置
　　　2. ライナック定位照射装置の特徴
　　　3. 線量分布
　　　4. 照射法

B. C-アーム型ライナック ……………………………………（玉木紀彦，江原一雅）・95
　　　1. 開発経緯
　　　2. 装置の概要
　　　3. 3次元放射線治療計画装置
　　　4. 照射中心の位置精度の向上
　　　5. 本装置の特徴
　　　6. 治療成績

C. サイバーナイフ ………………………………………………（塩見浩也）・100
　　　1. フレームレスの定位放射線照射

2. アイソセンターを用いない放射線治療
3. 自動計画作成機能

D. ガンマナイフ ··· (山本昌昭)・103
1. 装置
2. 治療の実際と照射計画
3. 照射の実際
4. 治療対象

E. 定位照射の精度管理 ··· (國枝悦夫, 北川五十雄)・109
1. 定位照射の各施行過程
2. 座標位置取得の精度
3. 患者設定の精度
4. ライナック装置の幾何学的誤差
5. 線量投与
6. 総合的精度管理の方法

F. ネットワーク技術 ··· (安藤 裕)・114
1. ネットワークの種類
2. 転送プロトコールと画像データフォーマット
3. データフォーマット
4. 画像専用フォーマット（DICOM規格, IS＆C規格, 共通規格）
5. ネットワークの利便性

III. 定位照射の方法　　125

A. 定位照射の実際 ··· (北村正幸, 國枝悦夫)・126
1. 固定フレーム
2. フレーム装着の実際
3. 標的の位置設定と照射
4. Beam's eye positioning system による照射位置設定

B. 定位照射のための画像検査 ··· (川口 修, 國枝悦夫)・135
1. 血管造影
2. X線CT
3. MRI

C. 治療計画 ··· (國枝悦夫)・142
1. 治療計画の目的
2. 治療計画装置
3. 線量分布の最適化
4. 治療可能体積

Ⅳ. 臨　床 ──── 153

A. 血管性病変　　　　　　　　　　　　　　　　　　　　　　（青山英史，白土博樹）・154
1. 頻度，出血率，予後因子など
2. 手術，塞栓術，定位放射線照射の比較
3. 定位照射の適応基準
4. 方法
5. 閉塞率，副作用に及ぼす因子
6. 治療後の出血の危険性について
7. 定位照射後の組織学的変化
8. 分割照射の有用性について

B. 定位照射と塞栓術の併用　　　　　　　　　　　　　（小野塚聡，大平貴之，河瀬　斌）・165

C. 転移性脳腫瘍　　　　　　　　　　　　　　　　　（武田篤也，川口　修，國枝悦夫）・167
1. 定位放射線照射の適応について
2. 転移性脳腫瘍の頻度
3. 放射線感受性と定位放射線照射
4. 転移性脳腫瘍の診断，照射野設定時の注意
5. 治療法

D. 原発性脳腫瘍　　　　　　　　　　　　　　　　　　　　　（徳植公一，秋根康之）・176
1. グリオーマ
2. 髄膜腫
3. 下垂体腺腫

E. 聴神経腫瘍　　　　　　　　　　　　　　　　　　（大平貴之，塩原隆造，河瀬　斌）・188
1. 顕微鏡手術
2. 定位手術的照射
3. 治療法の選択

F. 聴神経腫瘍への分割照射　　　　　　　　　　　　　　　　　　　　　（白土博樹）・194

G. 体幹部の定位照射　　　　　　　　　　　　　　　　　　　　　　　　（植松　稔）・196
1. 体幹部定位照射の理論的根拠
2. 防衛医大の体幹部定位的照射装置（FOCAL unit）
3. 実際の治療法
4. FOCAL unitの三次元的位置精度（定位照射or定位的照射）
5. 体幹部の標的病巣
6. 肺癌に対する定位的照射の経験
7. 肝癌に対する定位的照射の経験
8. 他施設での方法や将来の可能性など

V. 商用システム ——————————————— 209

- ・三菱電機株式会社・210
- ・エレクタ株式会社・212
- ・ソファモアダネックグループ・216
- ・瑞穂医科工業株式会社・218
- ・日本ストライカー株式会社・220
- ・ダイレックスジャパン株式会社・222

将来の展望（あとがきにかえて）・224

索　引・227

I

基礎編

A. 定位照射の放射線生物学
B. 治療にともなう障害
C. 定位照射のための神経解剖学
D. 定位照射の放射線物理学
E. 微小線束の線量測定
F. 定位照射の医療経済
G. 定位照射の現状
H. 定位照射後の効果判定

I-A 定位照射の放射線生物学

　腫瘍に大線量を照射する放射線治療法としては，子宮頸癌に対する腔内照射，舌癌に対する組織内照射などが古くから行われ良好な治療成績が報告されているが，これらの治療法が開始された当初は腫瘍は根絶できても，治療後しばらく経ってから膀胱直腸障害や下顎骨壊死などの重篤な合併症が生じる症例が数多く報告された。このような放射線照射によって生じる正常組織の慢性合併症の発症を低減させるために，照射線量や照射方法に関して様々な議論があり，放射線生物学的な考察が行われてきた[1,2]。定位照射（stereotactic irradiation：STI）の導入にあたっても，当然，放射線生物学的な検討が必要と考えられるがその報告は少ない。この大きな理由は，定位照射においては病変部には大線量が照射されるが，周囲の正常組織はほとんど照射されず，正常組織の合併症は考慮する必要がないという前提があるためであろう。しかし，病変の形態や部位によっては正常脳組織にも高線量が照射される場合も多く，定位照射の照射方法に関する検討が必要である。またその際には，定位照射の適応が脳動静脈奇形のような非腫瘍性病変や良性腫瘍，悪性腫瘍など様々に及ぶことも考慮しなくてはならない。また，一回照射による，定位手術的照射（stereotactic radiosurgery：SRS）だけでなく，同様の手技を分割して行う，定位放射線治療（stereotactic radiotherapy：SRT）も広く行われるようになり，線量や分割方法など放射線生物学的考察は必須である。

1. これまで行われてきた照射方法

　脳の原発性あるいは転移性腫瘍に対する放射線治療は，1回1.8〜2.0Gyで計50〜60Gyを照射する外照射が行われてきた。Lekselがガンマナイフを開発して以来，これに変わって1回照射による定位手術的照射が行われるようになり，照射線量としては腫瘍の辺縁で15〜20Gy程度の線量が用いられてきた。この線量の根拠は，過去に行われた脳に対する放射線治療の照射線量および照射体積と，それにともなって発生した合併症のデータを元にIntegrated logistic formula[3]を用いて計算したDose-Volume isoeffect curve for 3% risk of brain necrosis[4]で図1に示した。横軸に照射野の直径，縦軸に3%に脳壊死が発生することが予測される照射線量をプロットしたもので，これを許容照射線量（耐容線量）と考えてきた。直径が小さくなれば耐容線量は急速に増大し，数ミリメータであれば数十Gyの高線量に耐えられることになる。定位照射の適応となる20〜30mmの病変に対する1回照射による許容線量は，だいたい15〜20Gy程度と読み取れる。しかし，このようにして決められてきた照射線量はあくまでも経験に基づいて求められた値であり，腫瘍の形態や性質（悪性度など）により照射線量

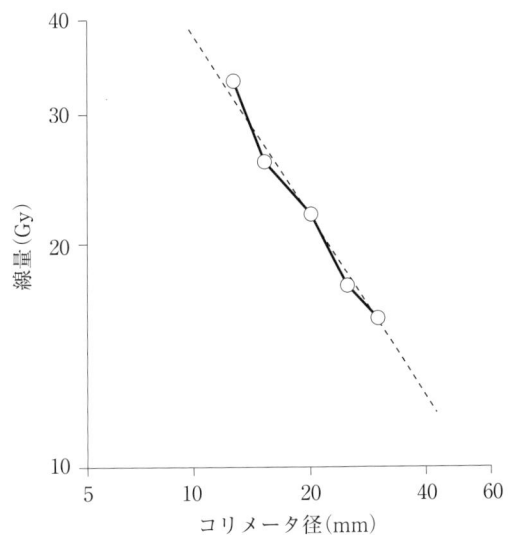

図1 Integrated logistic formulaにより求めたライナックによる一回照射の場合の，放射線壊死の3％危険度における（照射線量－照射体積）関係（Flickinger J. C. 1990）

を増減したり分割照射を導入するなど，さらなる治療方法の検討が必要である。

2. 放射線生物学の基礎

a. 基本的事項

　放射線による細胞死のメカニズムはDNA障害である。放射線によって生体内に生じた電離が直接，あるいはラジカル生成（・OH）を通じて間接的にDNAの切断などの障害を与え，この変化は腫瘍細胞にも正常細胞にも同様の確率で生じる。DNAに障害が生じると細胞はその分裂の段階でDNAの複製が困難となり細胞死をきたす。しかしながら細胞はDNAの障害が発生しても，それを修復（repair）する機構を持っている。この修復機構は正常細胞では機能しているが，腫瘍細胞ではその機能が十分といえない。よって低線量を照射した場合に起こるDNAの小さなダメージに対して，正常細胞はこれを修復して生存可能となるが，腫瘍細胞では修復しきれず細胞死に至る。高線量が一回に照射された場合はDNAのダメージが大きく正常細胞といえども修復が困難で細胞死をきたしてしまう。よって放射線治療においては正常組織の修復を期待して低線量（1.5～3Gy）の照射を繰り返して行う分割照射が基本である。修復という議論以外にも分割照射は放射線生物学的に多くの利点があるのだが，ここでは省略する。よって定位照射においても，一回照射よりも分割照射が推奨される場合も多いことが予測される。

b. Biologically Effective Dose

　放射線治療における生物学は，"回復"を加味したlinear-quadratic model（LQ model）[5]の適用と種々のデータの蓄積によって大きく発展を遂げた。放射線の照射線量"D"に対して，照射された細胞の生存率などの生物学的効果"S"は，linear（1次的）な要素とquadratic（2次的）な要素および回復"G"からなり，下記の式で表される。

$$S = \exp(-\alpha D - G\beta D^2)$$

分割照射の場合は1回線量をd，分割回数をn，総線量をDとすると，

$$S = \{\exp(-\alpha d - G\beta d^2)\}^n$$
$$= \exp\{-D(\alpha + G\beta d)\}$$

となる。$S = e^{-E}$とすると$E = D(\alpha + G\beta d)$であり，このEが放射線の効果を表す重要な値となる。BarendsenはこのEをαで割った値を放射線の効果を表す指標として提唱した[6]。E/αは単位がGyになるため，後にこれはbiologically effective dose（BED）と呼ばれるようになり[7]，異なったスケジュールの放射線照射における放射線生物学的な効果を比較する指標となった。

$$BED = D\left(1 + \frac{Gd}{\alpha + \beta}\right)$$

G値の算出法は非常に複雑で，その計算式に関しては詳しい報告があるが[8,9]，照射時間が短く（数分〜数時間），分割照射の場合の照射間隔が1日以上の場合は完全回復と考えられ，$G = 1$と見なすことができ，式は簡略化される。

$$BED = D\left(1 + \frac{d}{\alpha + \beta}\right)$$

モデルとした数式には定数として，α/β値が必要である。α/β値は個々の組織・臓器の障害に固有の値で，実験的には多数の報告がある。中枢神経系におけるearly effect，すなわち"正常組織の早期反応や腫瘍に対する治療効果"に関与するα/β値は10Gy程度，また，late effect，すなわち"晩期合併症"に関与するα/β値は2Gy程度とする報告が多くearly effect BEDの単位を"Gy_{10}"，late effect BEDの単位を"Gy_{10}"，と表す。今回の検討ではα/β値はこの値を用いたが，その妥当性に関してはいまだ議論のある点である。このモデルは通常行われている1回数Gyの放射線照射に関しては適応できるが，1回線量が10Gyを越えるような場合は，細胞実験では，ずれてくるという報告もあるが，これ以外には応用可能なモデルは報告されておらず，すべてこの方法で計算を行った。

3. 定位手術的照射の線量

1回照射で行う定位手術的照射の場合，これまで辺縁線量で20Gy程度の線量が推奨されてきたが，これは放射線生物学的に妥当な線量であろうか？ 1回の定位手術的照射の線量に対してそれと同じ生物学的効果を得る1回2Gyの分割照射の線量を$\alpha/\beta = 2$と$\alpha/\beta = 10$の組織を仮定してプロットしたのが図2である。これまで行われてきた1回2Gyの対向2門の外照射では60Gyの照射が多くなされてきたので，ここでは正常脳組織の慢性の合併症に関する耐容線量は1回2Gyの分割照射では60Gyと仮定する。標的容積の辺縁での照射線量を20Gyとすると，図2の$\alpha/\beta = 2$の場合のグラフより読み取ると，この線量は1回2Gyの分割照射に換算すると110Gy相当という非常に高線量となる。しかしながら通常の外照射と比べると定位手術的照射では，辺縁より外側の照射線量は急速に低下する。図3に

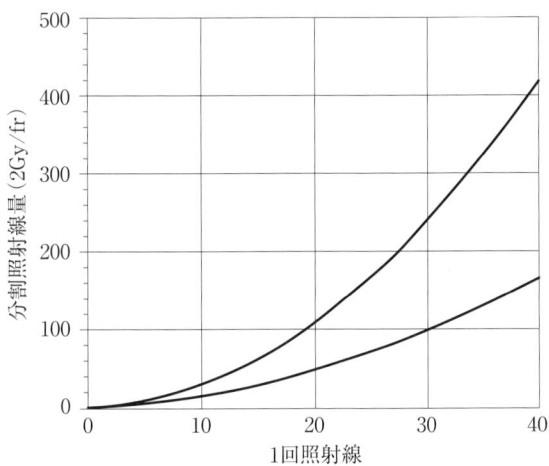

図2　放射線による慢性効果（$\alpha/\beta=2$）と，急性効果（$\alpha/\beta=10$）において，同等の生物学的効果示す定位手術的照射の線量と，1回2Gyの分割照射による総線量の関係

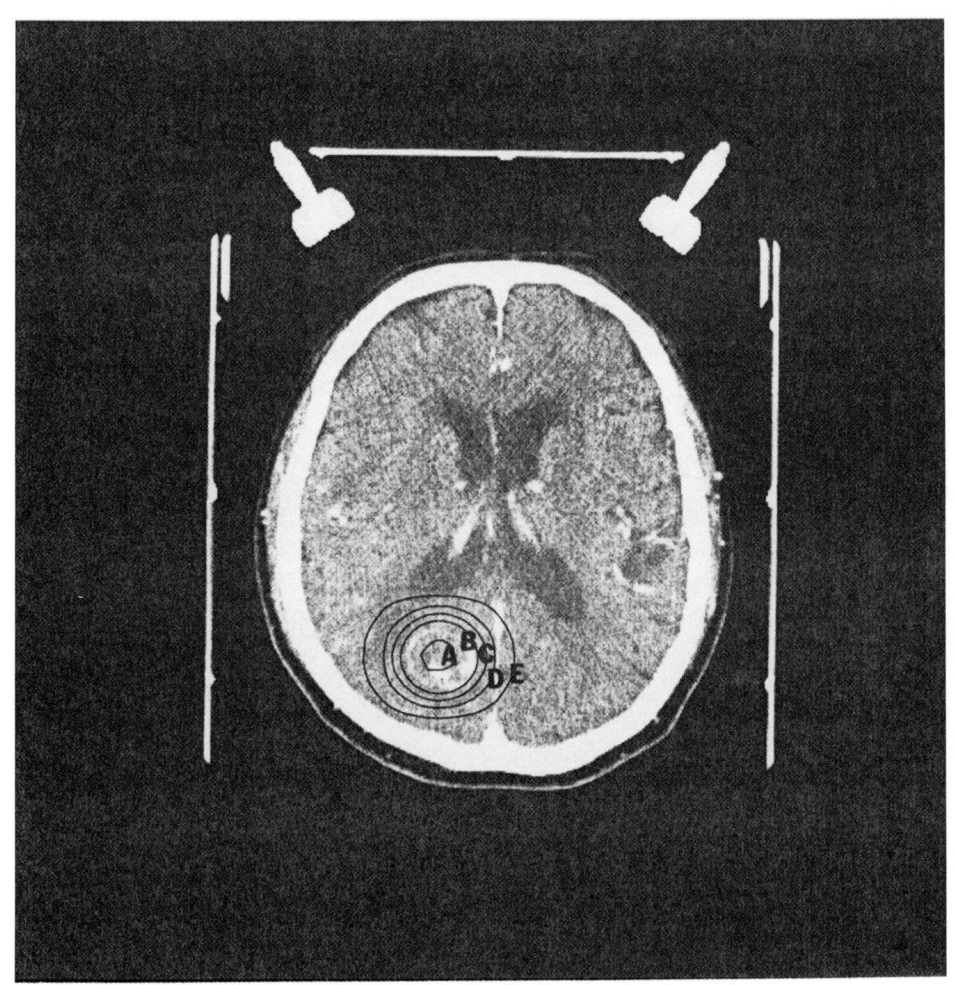

図3　25mmの標的病変に対して定位照射を施行した場合の線量分布図
　　A：100％ dose　B：80％ dose（腫瘍辺縁）　C：60％ dose
　　D：40％ dose　　E：20％ dose

25 mmの病変に対するSTIの線量分布を示したが、2～3 mm外側では15 Gy、5～7 mm外側では10 Gyとなる。15 Gyの照射線量は、1回2 Gyの分割照射では約60 Gy相当となり、仮定した慢性の合併症に関する耐容線量と同等である。つまり、許容できないと考えられる線量が照射されるのは標的容積の外側2～3 mmにあたるごくわずかな体積であることがわかる。よって標的容積の数mm外側に重要な神経組織が存在しないと考えられる場合は許容できる線量であろう。

ここで問題点は、標的病変に対する効果を考えると、定位手術的照射 20 Gyの照射は図2の$\alpha/\beta=10$のグラフより読み取ると、1回2 Gyの分割照射に換算すると50 Gy相当にしかならず、治療線量として十分でないと考えられる点である。しかし、20 Gyという線量はあくまで辺縁線量であり、その内側ではさらに高線量が照射されていること（図3）を考慮すると、標的病変への効果の点からも適当な線量であると考えられる。

これまで多くの施設で、この程度の線量での定位手術的照射が施行され、治療効果の点でも合併症発生頻度の点でも大きな問題点が挙げられてないことを考え、20 GyをSRSの最大線量と考えた。1回20 Gy 定位手術的照射の慢性効果のBEDを計算すると、

$$\text{BED} = 20\,(1+20/2) = 220\,\text{Gy}_2$$

となり、どのような照射法においても$220\,\text{Gy}_2$を越えないことが照射スケジュールの最低条件と考えた。

4. 分割照射の意義

定位照射を分割で行う定位放射線治療が広く行われるようになってきたが、1回で行う定位手術的照射に比べると、定位放射線治療では分割回数に応じた手間と時間がかかる。これを超過する有用性が定位放射線治療にあるのかどうかを検討した。

a. 病変の分類

Larsonは定位照射の照射標的の性質と形態を以下のように4分類している[10]（図4）。

A）Late-responding target embedded within late-responding normal tissue（category A）

代表的疾患は脳動静脈奇形（AVM）である。標的病変と正常脳組織のα/β値は、どちらも2 Gy程度と考えられる。標的病変は正常組織に複雑に入り組んでおり、同じ線量が照射されることが予測される。

B）Late-responding target surrounded by late-responding normal tissue（category B）

代表的疾患は髄膜腫（meningioma）ある。標的病変と正常脳組織のα/β値は、どちらも2 Gy程度と考えられる。標的病変と正常組織の境界は比較的明瞭で、標的病変に集中して照射することが可能である。

C）Early-responding target embedded within late-responding normal tissue（category C）

代表的疾患は低悪性度神経膠星状細胞腫（low grade astrocytoma）である。標的病変のα/β値は10 Gy、正常脳組織のα/β値は2 Gyと考えられる。標的病変と正常組織の境界は不鮮明で、辺縁では同じ線量が照射されることが予測される。

D）Early-responding target surrounded by late-responding normal tissue（category D）

代表的疾患は転移性脳腫瘍である。標的病変のα/β値は10 Gy、正常脳組織のα/β値は2 Gyと考えられる。標的病変と正常組織の境界は比較的明瞭であり、標的病変に集中して照射することが可能

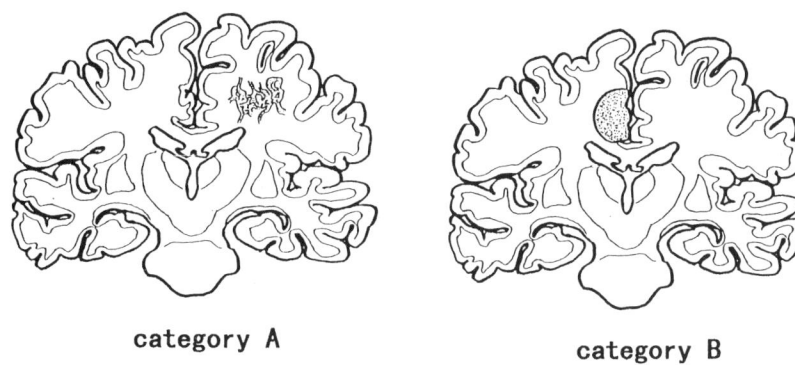
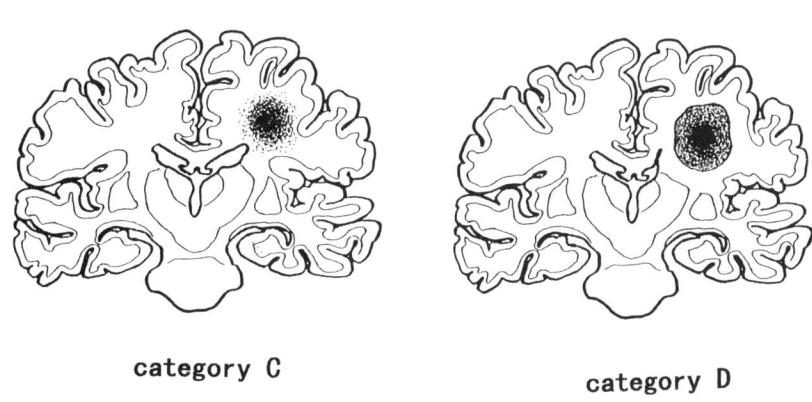

図4 定位放射線照射の標的病変の分類 (Larson D. A, 1993)

A) Late-responding target embedded within late-responding normal tissue (category A)
   代表的疾患は脳動静脈奇形 (AVM) である。標的病変と正常脳組織の α/β 値は，どちらも 2Gy 程度と考えられる。標的病変は正常組織に複雑に入り組んでおり，同じ線量が照射されることが予測される。
B) Late-responding target surrounded by late-responding normal tissue (category B)
   代表的疾患は髄膜腫 (meningioma) ある。標的病変と正常脳組織の α/β 値は，どちらも 2Gy 程度と考えられる。標的病変と正常組織の境界は比較的明瞭で，標的病変に集中して照射することが可能である。
C) Early-responding target embedded within late-responding normal tissue (category C)
   代表的疾患は低悪性度神経膠星状細胞腫 (low grade astrocytoma) である。標的病変の α/β 値は 10Gy，正常組織の α/β 値は 2Gy と考えられる。標的病変と正常組織の境界は不鮮明で，辺縁では同じ線量が照射されることが予測される。
D) Early-responding target surrounded by late-responding normal tissue (category D)
   代表的疾患は転移性脳腫瘍である。標的病変の α/β 値は 10Gy，正常脳組織の α/β 値は 2Gy と考えられる。標的病変と正常組織の境界は比較的明瞭であり，標的病変に集中して照射することが可能である。Larson らは神経膠芽腫 (glioblastoma) もこのカテゴリーに分類しているが，glioblastoma では周囲の浮腫の範囲が広くこの領域の中にも腫瘍細胞が存在するとの報告もあり，カテゴリーCに分類するべきと思われる。

である。Larson らは神経膠芽腫 (glioblastoma) もこのカテゴリーに分類しているが，glioblastoma では周囲の浮腫の範囲が広くこの領域の中にも腫瘍細胞が存在するとの報告もあり，カテゴリーCに分類するべきと思われる。

表1 定位放射線照射の標的の4カテゴリー別の，α/β値と，正常組織線量/標的線量

Category	α/β value of target	normal tissue dose/target dose
A	2	100%
B	2	80%
C	10	100%
D	10	80%

b. 分割照射の有用性の検討

4つのカテゴリーの病変のα/β値，正常組織線量の標的線量に対する割合を表1のように仮定した。仮定した"正常組織線量の標的線量に対する割合"をもとに，正常脳組織の照射線量が220Gy_2を越えないように計算した分割照射のスケジュールを表2に示す。

表2で示したスケジュールによって得られる治療効果を比較するために，仮定したα/β値を用いてBEDを計算し，結果を図5に示した。カテゴリーAの病変では，正常組織が病変と同じ線量が照射されα/β値も正常組織と同じであり，分割照射の場合も正常脳組織の照射線量が220Gy_2を越えないように計算したので，グラフは当然横に一直線となる。カテゴリーBの病変では，照射線量を増大できる点では定位手術的照射の意義があるとも考えられるが，分割回数を増やすとBEDは低下する。このことからカテゴリーA・Bの病変では定位照射を手間をかけて分割する意義は少なく，これまで行われてきた1回照射が推奨されると考えられる。これに対して，カテゴリーC・Dの病変のα/β値は10であるため，分割回数を増やすとBEDが上昇しており定位放射線治療が有用であると考えられる。特にカテゴリーDでは，照射線量が増大できることが可能で定位照射の有用性が強調される。

5. 理想的な分割回数の算出

カテゴリーC・Dでは定位放射線治療の有用性が示されたが，理想的な分割スケジュールを算出した。

a. 放射線合併症の低リスク群

照射容積の近傍に，放射線照射による合併症のリスクの高い神経組織が存在しないと考えられる場合のSRTのスケジュールを算出した。正常脳組織の照射線量が220Gy_2を越えないように計算した，分割照射のスケジュールでのBEDを表3に示した。これまで行われてきた1回2Gyで30回，計60Gyの外照射の急性効果のBEDを計算すると，

$$BED = 60(1+2/10) = 72Gy_{10}$$

である。これを凌駕するための照射スケジュールは，表3より4分割照射以上と考えられる。分割回数を増やせば増やすほど急性効果のBEDは増大していくが，定位照射の手間や時間を考えると過度の分割照射は難しく，6.9Gy×7回，6.1Gy×9回，5.1Gy×12回などの照射が考えられる。

b. 放射線合併症の高リスク群

聴神経腫瘍や脳幹部腫瘍など近傍に重要な神経組織が存在する場合は，正常組織の障害をできる限り回避するために照射線量を減らさざる終えない。通常の外照射では1回2Gyで25回（計50Gy）程度

表2 慢性障害のBEDが，1回で20Gyの定位手術的照射施行時の慢性障害のBEDである220Gy₂となるように設定した定位放射線治療のスケジュール

Categories A and C

Number of fractions	Dose/fraction	Total dose
1	0.00	20.00
3	11.15	33.45
6	7.62	45.72
9	6.06	54.54
12	5.14	61.68
15	4.51	67.65

Categories B and D

Number of fractions	Dose/fraction	Total dose
1	25.00	25.00
3	13.94	41.81
6	9.53	57.15
9	7.58	68.18
12	6.42	77.04
15	5.63	84.38

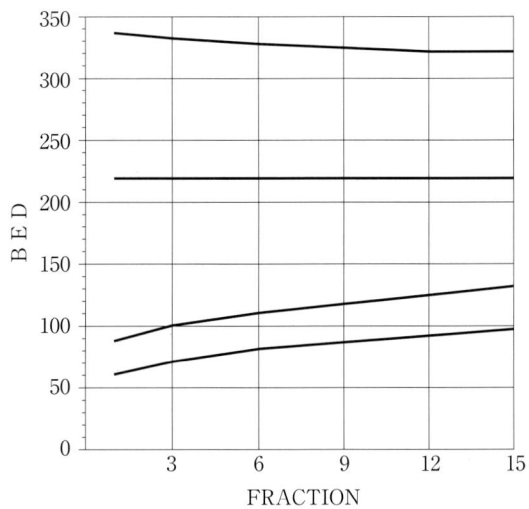

図5 表2で示した分割照射のスケジュールによって得られる治療効果を比較するために，表1で仮定したα/β値を用いて計算したBED値

の照射が行われてきたが，SRSでは1回で15Gy程度の照射が行なわれてきた。この定位手術的照射のlate effect BEDを計算すると，15（1 + 15/2）= 127.5Gy₂となる。正常組織の照射線量がこれを越えないように計算した分割照射のスケジュールを表4に示した。この程度の線量だと，残念ながらearly effect BEDはかなり小さい。1回2Gyで25回の外照射のearly effect BEDを計算すると，

表3 慢性障害のBEDが，1回で20Gyの定位手術的照射施行時の慢性障害のBEDである220Gy₂となるように設定した定位放射線治療のスケジュール

Number of fractions	Dose/fraction	Total dose	Early-effect BED
1	20.00	20.00	60.00
2	13.87	27.74	66.22
3	11.15	33.45	70.75
4	9.54	38.16	74.56
5	8.43	42.15	77.68
6	7.62	45.72	80.56
7	6.99	48.93	83.13
8	6.48	51.84	85.43
9	6.06	54.54	87.59
10	5.71	57.10	89.70
12	5.14	61.68	93.38
15	4.51	67.65	98.16

表4 慢性障害のBEDが，1回で15Gyの定位手術的照射施行時の慢性障害のBEDである127.5Gy₂となるように設定した定位放射線治療のスケジュール

Number of fractions	Dose/fraction	Total dose	Early-effect BED
1	15.00	15.00	37.50
2	10.34	20.68	42.06
4	70.5	28.20	48.08
6	5.60	33.60	52.41
8	4.73	37.84	55.74
10	4.15	41.50	58.72
12	3.72	44.64	61.25
14	3.38	47.32	63.31
16	3.12	49.92	65.50
18	2.89	52.02	67.05
20	5.14	54.20	68.89

50（1 + 2/10）= 60Gy₁₀であり，これを凌駕するスケジュールとして12分割以上が推奨され，3.7Gy×12回，3.1Gy×16回，2.9Gy×18回などの照射が考えられる。

6. その他の因子

a. 生物学的因子

　　ひとつは放射線照射後の腫瘍の再増殖の因子である。一般には再増殖は数週間で開始されるので，過度に分割回数を増やして治療期間が数週に及ぶと，この因子も加味しなくてはならない。他の因子

は再酸素化の因子である。低酸素細胞は放射線感受性が低く，照射を分割することによって腫瘍中心部の低酸素細胞を徐々に再酸素化することが可能である。これは非常に重要な因子であるが，数値に表して理論的に考察することは難しい。CTなどで中心部に壊死が認められるような腫瘍では，分割回数をあまり減らさない方がよいであろう。

b. 臨床的因子

　腫瘍の大きさが重要な因子となる。腫瘍が小さければ，正常組織の障害の面から考えると線量は増やすことが可能であるが，制御しやすさの面から考えると線量を減らせるという考え方もある。腫瘍の放射線感受性も大きな因子である。高感受性腫瘍では線量を下げることが可能である。患者さんの全身状態による治療計画の変更も必要である。全身状態が不良で対症的治療の場合は，分割回数を減らして短期間で治療を行うべきであろう。

7. 問題点

　BEDは，放射線照射による効果がLinear-Quadratic model（LQ model）で近似できるという仮定のもとで算出できる値である。これまで通常の外照射で行われてきた放射線治療は，1回線量数Gyの分割照射でLQ modelが適応されてきたが，今回議論したような1回20Gy程度の高線量領域でLQ modelが適用可能かどうか問題の残る点である。また，BEDの計算に際しα/β値をはじめ，いくつかの仮定が必要であった。本報告ではG＝1としたが，特に中枢神経系でこの妥当性は明らかでない。よって現段階では，今回求められた照射回数と照射線量のスケジュールよりは，少し低めに設定した総照射線量で治療を行う方が無難かもしれない。また，実際の臨床施行にあたっては酸素効果の影響だけでなく，reassortmentなどの因子も考慮せねばならず非常に複雑であることが予測される。

　最後に定位放射線治療の導入にあたっては，照射ごとの照射野の再現性の正確さが大きな問題となる。安全のために標的体積を大きく設定せざるを得ない場合は，容積効果のために耐容線量が低下しtherapeutic gain（治療効果比）が減少する[11]。照射時の患者固定法をはじめとする物理的な精度管理が重要な問題である。

[参考文献]

1) Brenner, D. J., Hall, E. J.: Fractionated high dose rate versus low dose rate regimens for intracavitary brachytherapy of the cervix. Br. J. Radiol **64**・133〜141, 1991.
2) 茂松直之, 伊東久夫, 久保敦司・他：線量率効果の理論的考察と臨床応用．—高線量率と低線量率の比較—. 臨床放射線, **40**・651〜656, 1995.
3) Flickinger, J. C.: An integrated logistic formula for prediction of complications from radiosurgery. Int Radiat Oncol Biol Phys, **17**・879〜885, 1989.
4) Flickinger, J. C., Schell, M. C., Larson, D. A.: Estimation of complications for linear accelerator radiosurgery with the integrated logistic formula. Int Radiat Oncol Biol Phys, **19**・143〜148, 1990.
5) Lea, D. E., Catcheside, D. G.: The mechanism of the induction by radiation of chromosome aberrations in tradescantia. J. Genet, **44**・216〜245, 1942.
6) Barendsen, G. W.: Dose fraction, dose-rate and iso-effect relationships for normal tissue

responses. *Int. Radiat Oncol. Biol. Phys*, **8**・1981～1997, 1982.

7) Fowler, J. F. : The linear-quadratic formula and progress in fractionated radiotherapy. *Brit J. Radiol*, **62**・679～694, 1989.

8) Dale, R. G. : The application of the linear-quadratic model to fractionated radiotherapy when there is incomplete normal tissue recovery between fractions per day. *Brit J. Radiol*, **59**・919～927, 1986.

9) Dale, R. G., Huczkowski, J., Trorr, K. R. : Possible dose-rate dependence of recovery kinetics as deduced from a preliminary analysis of the effects of fractionated irradeation as varying dose-rate. *Brit J. Radiol*, **61**・153～157, 1988.

10) Larson, D. A, Flickinger, J. C., Loeffler, J. S. : The radiobiology of radiosurgery. *Int. J. Radiat Oncol. Biol. Phys*, **25**・557～561, 1993.

11) Lo, Y. C., Ling, C. C., Larson, D. A. : The effect of setup uncertainties on the radiobiological advantage of fractionation in stereotactic radiotherapy. *Int. J. Radiat Oncol. Biol. Phys*, **34**・1113～1119, 1996.

（茂松直之）

I-B 治療にともなう障害

　定位照射では病変に限局した良好な線量分布が得られ，周囲の正常組織の線量を少なくできることから一般の放射線治療と比べて副作用が少ないことが特徴である。全身的な副作用は皆無といってもよい。しかし，局所には高線量が照射されるため，症状をともなう放射線壊死や局所的な障害による症状が出現する場合もある。一般の放射線障害と同様に急性障害と晩発性障害に分類でき，障害の評価にはRTOG（Radiation Therapy Oncology Group）のcentral nervous system toxicity criteria[1]が使用される。

　定位照射の方法としてはガンマナイフとリニアック，あるいは1回照射（Stereotactic Radiosurgery）と分割照射（Sterotactic Radiotherapy）があるが，障害の発生頻度や発現時期など大勢には大きな差がないと考え，特に断りのない限りまとめて示した。今後，治療法による差が明らかにされてくる部分もあるかもしれない。

　全脳あるいは局所に通常の外照射を行った患者に対して定位照射を加える場合も多いが，過去の放射線治療は定位照射による障害を特に増加させないとする報告が多い。

(1) 急性障害

　急性反応により生じる障害であり，病理組織学的には脳浮腫である。治療後1週間以内，多くは24時間以内に生じている。一過性の反応であり，致命的な障害はまれである。

　頭蓋骨に照射した際に2～8週後に見られる脱毛などは亜急性と分類すべきものであるが，便宜的に急性障害に分類した。

1. 脳浮腫

　治療部位には照射による浮腫を生じるが，線量分布が優れているため周囲にまで影響を及ぼすことは少なく，予防的なステロイド投与も必ずしも必要としない。しかし，時にRTOGのcentral nervous system toxicity criteriaでGrade 3以上の症状を呈するものがみられる。Shawらは102例の治療例中4例（4%）でGrade 3以上の脳浮腫を生じ，うち3例は治療後早期に出現し，1例は遅発性に出現したと

報告している。1例は脳浮腫のため治療1か月後に死亡している。Shawらの解析では治療容積と線量の不均一性が障害の発生に有意に相関していたとしているが、その他の線量や原疾患の種類などの因子は相関がなかったとしている[1]。

2. 嘔気，嘔吐

10～15％程度に認められている。1～12時間後，多くは6時間以内に生じているが，まれに24時間後に生じたとの報告もある。その発生頻度は第4脳室の付近にある最後野（area postrema）にある嘔吐中枢への線量と相関しており，2.5Gy以下では通常認められていない。施設によっては治療前に最後野の線量をあらかじめ計算し，線量の多い場合は予防目的で治療1時間前にステロイドを投与している[2]。

3. 痙攣

5％前後の頻度で，治療後24時間以内に生じている。その多くは，もともと痙攣発作の既往を持ち，抗痙攣剤を服用中であった。そのため，その原因が定位照射によるのか，抗痙攣剤を治療のために休薬したためか不明な場合も多い。既往のあるものでは十分な薬物投与が望ましい。

痙攣の既往のある患者には脳波を検査し，focal seizure activityのあるものは治療後1日の観察入院を勧める。

4. 四肢筋力低下

運動野（motor cortex）に定位照射をされたもので認められることがある。治療後12～36時間以内に生じ，その後24時間以内に症状が消失している。定位照射治療患者の約2％に認められている。治療6週後に発症し12か月後に症状が消失した遅発性に生じた症例の報告[3]もある。

5. 失語症

左側頭葉の病巣に対し，定位照射を施行した際に一過性の失語症が認められることがある。治療1～2時間後に発症し，12時間前後で症状は消失したと報告[3]されている。大脳皮質の言語野の一過性の浮腫によると考えられる。

6. 脱毛

頭蓋骨や頭蓋骨直下の脳実質に照射された場合には，頭皮への線量が多くなり局所的な脱毛がみられる。頭皮に4～6.8Gy以上の線量が照射された時，定位照射後2～8週後に生じ，4か月程度で元に戻る。その経過は通常の照射の時と同様である。

（佐藤導直，茂松直之）

(2) 晩発性障害

治療後数か月以上経過してから生じる障害で，主なものは放射線壊死と脳神経障害である。病理組織学的には血管の変性による脳実質の凝固壊死と白質の脱髄変化の混在したものであり，不可逆的な変化であり，多くは進行性の病態を示す。

1. 放射線壊死

治療に手術が必要となることがあり最も重大な副作用の1つである。定位照射2～22か月後に治療例の4～6％に認められている。通常の外照射では半年から3年後までの間に多いとされており，定位照射の方がやや早く出現する傾向がみられる。また，発生頻度については全例18か月経過が観察できたとすれば，計算上10％の頻度になるであろうと推測している[2]。

線量（辺縁線量，最大線量）や治療容積との相関は必ずしも明らかでない。8例の放射線壊死のうち，4例で原発病巣の治療としてMethotrexateの静注投与をしていたとの報告[2]があり，化学療法が誘因のひとつとなっている可能性は考えられる。症状は通常の外照射で生じた場合と同様で，局所の症状（運動障害，知覚障害など），痙攣，脳圧亢進症状である。

CT上は治療野に一致した境界の比較的明瞭な低吸収領域がみられ，不均一な造影効果を示す。MRI上も同様の局所の変化がみられるが，より広い範囲の白質の浮腫が認められる。しかし，CT，MRI上は再発病巣との鑑別が困難な場合も多く，PET，SPECTが有用であるとされる[4]（図1）。治療はステロイドを中心とした薬物治療であり，場合により手術による切除が必要となる。

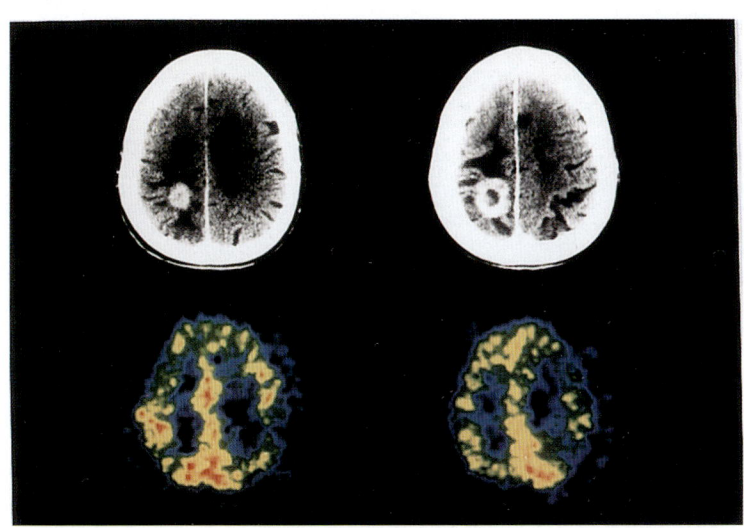

図1　放射線壊死の症例
子宮癌脳転移に対し全脳照射後の再発に対し，ライナック分割照射にて3Gy×9回の定位照射を施行され，その5か月後に頭痛と意識障害で発症した。CT上はリング状の造影効果がみられ再発病巣との鑑別が困難であったが，メチオニンPETで異常集積が認められず，放射線壊死と診断された。

2. 脳神経障害

　照射部位により脳神経障害のみられることがある。この代表的なものは聴神経腫瘍に対する治療を行った際の顔面神経麻痺，三叉神経障害である。他の疾患でも治療部位が脳神経近傍，たとえば橋などであれば生じうる。

　定位照射治療後，数か月から2年以内，平均は5～6か月で生じる。その頻度は聴神経腫瘍に対して定位照射を行った場合，様々な程度のものを含めて，顔面神経麻痺が15～35％，三叉神経障害は8～30％程度である[5)～8)]。辺縁線量で20Gy以上照射したものでは約1/3で顔面神経麻痺が生じたため，最近は15Gy以下の照射が多くなり，その発症頻度は減少した[9)]。

　脳神経障害の多くは12か月以内に症状の改善する一過性のものであるが，一部は持続性の障害となる。

　リスクファクターとしては線量の他，腫瘍の大きさ，照射された神経線維の長さ，アイソセンターの数，手術の既往などが挙げられている[6),10)]が，諸説があり議論の余地を残している。

3. 交通性水頭症

　定位照射治療後1～2年後に放射線壊死に関連して生じてくる。その機序は不明であるが，腫瘍からの血漿蛋白の漏出により髄液中の蛋白増加が放射線壊死を促進するためと考えられている。

　その頻度は聴神経腫瘍の治療後で長期に経過観察のできたものでは3～8％に生じるとされている。治療前から脳室の拡大傾向のあった患者でその危険が高いことを示唆する報告もある。ほとんどの症例でシャント術を必要としている（図2）。

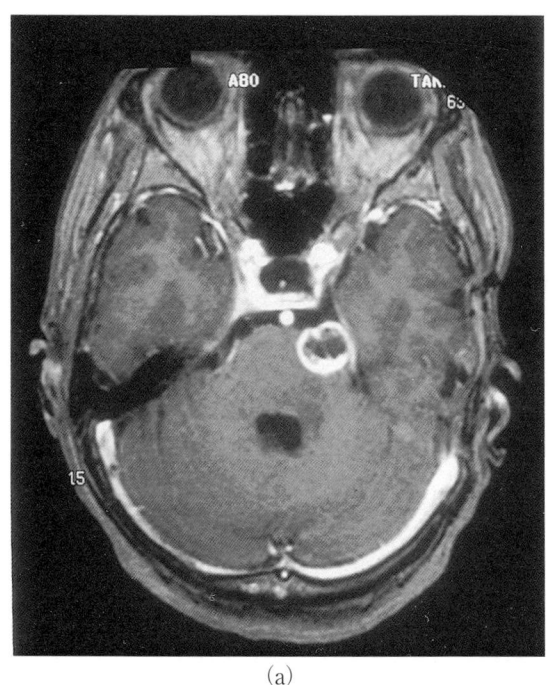
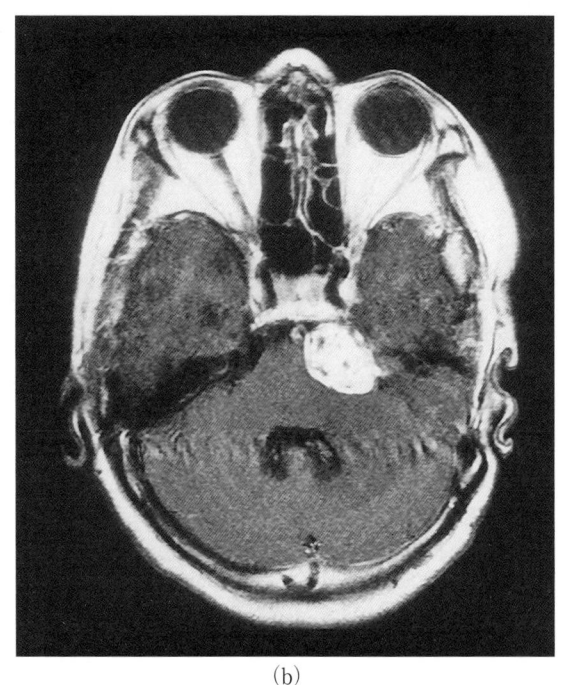

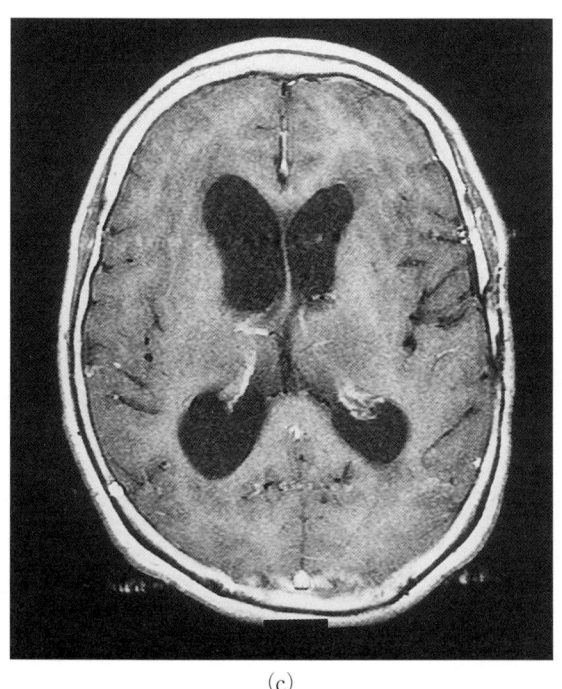

図2 交通性水頭症を来した症例
定位照射後に水頭症を来した左聴神経腫瘍の症例である。写真は治療前のものであるが，すでに第4脳室に軽度の拡張が認められ，また，腫瘍はcystic componentを持っていた。辺縁線量で15Gyをライナック1回照射法で治療16か月後に水頭症を生じ，シャント術を要した。

[参考文献]

1) Shaw, E, et al.：Radiosurgery for the treatment of previously irradeated recurrent primary brain tumors and brain metastases. *Int. J. Radiation Oncology Biol. PHYS.*, 34, 647～654, 1996.
2) Alexander, E.：STEREOTACTIC RADIOSURGERY. 176～180, 200～201,
3) Loeffler, J. S., et al.：Stereotactic radiosurgery of the brain using a standard linear accelerator；a study of early and late effects. Radiotherapy and Oncology, 17, 311～321, 1992.
4) 佐藤導直, 徳植公一, 秋根康之, 秋元哲夫, 荻野　尚, 築山巌, 小野良裕, 柄川　順：転移性脳腫瘍に対する1日2回照射法についてのpilot study.日放腫会誌, 4, 223～227, 1992.
5) Mendenhall, W. M., et al.：Linear Accenlerator-Based Stereotactic Radiosuegery for Acoustic Schwannomas. *Int. J. Radiation Oncology Biol. Phys*, 28, 803～810, 1994.
6) Ito, K.,et al.：Analyses of Neuro-Otological Complications after Radiosuegery for Acoustic Neurinomas. *Int. J. Radiation Oncology Biol. Phys*, 39, 983～988, 1997.
7) 坂本　徹・他：聴神経鞘腫に対するリアニック分割定位的放射線療法．耳喉頭頸, 69, 772～776, 1996
8) Kobayashi, T., et al.：The Early Effects of Gamma Knife on 40 Cases of Acoustic Neurinoma. Acta Neurochir（suppl）, 62, 93～97, 1994.
9) Lunsford, L. D., et al.：The evolution of technique in stereotactic radiosurgery of acoustic tumars. Acta Neurochir, 122, 164, 1993.
10) Linskey, M. E., et al.：Cranial Nerve Length Predicts the Risk of Delayed Facial and Thigeminal Neuropathies after Acoustic Tumor Stereotactic radiosurgery. *Int. J. Radiation Oncology Biol. Phys.*, 25, 227～233, 1993.

（佐藤導直，茂松直之）

(3) 長期にわたる障害

　定位照射では，AVM，聴神経腫瘍，髄膜腫などの良性疾患を対象としており，照射後長期を経て発症する晩発性障害が問題となる。しかし，今のところ，照射後10〜20年という単位での長期追跡結果でまとまった報告は見られない。表1にAVMに対する各種の機器を用いた定位照射後の放射線障害に関する報告を表示した[1),2),4)〜6),8)〜10),14),16),17)]。頻度は2.7〜19.8％であるが，発症時期としては著者の報告以外は治療後5年以内である。しかし著者は治療後5年以上を経過して起こってくる晩発障害を4例経験している（うち2例は報告済み）[12),14)]。さらに過半数は無症候性ではあるが，遅発性囊胞形成の報告も散見されている[3),7),11),14)]。現在多数の症例が定位照射を受けている状況を考えると，たとえ頻度こそ低くとも今後無視し得ない問題となると思われる。また，さらに低頻度ではあるが，放射線治療である以上，年余を経て悪性腫瘍が発生することも報告されてきている。

　定位照射後長期を経て発症する障害に関しては，いまだ系統的な検討はなされておらず，したがってその発生機序の解明も今後の研究を待つところである。著者は，少数例の病理学的検索や画像診断での経験ではあるが，target volume近傍に存在する正常な動脈に，10Gy程度の低線量でも照射後2〜3年で狭窄が起こっていることを報告している[13),15)]。基本的にはこのような虚血が基盤にあり，それに照射されたAVMや脳腫瘍そのものや，あるいはそれらが長期を経て繊維性の瘢痕組織となったところから（そういう組織は脳・血液関門が存在しない），浮腫液が漏出して脳浮腫を起こし，最終的には神経組織の壊死や脱髄を起こすものと考えている。かなりの飛躍を容赦していただければ，もしかするとこのような浮腫液には，何か壊死を増強させる因子が含まれていることさえ想像させる例も経験している。

　前述のように定位照射後長期を経て発症する障害に関しては，いまだ頻度も少なく，発生機序の解明も不十分である。したがって本稿では著者が経験したAVM，髄膜腫，転移性脳腫瘍に対する治療後に発症した晩発障害を例示する（図3〜9）。

表1　AVMs：Delayed Complications

Authors	Total No.of AVM patients	No.of complications	Latency periods (months)
Steiner et al.	100	35 (3.5%)	4〜56 (mean;9.9)
Lunsford et al.	227	10 (4.4%)	4〜18
Yamamoto (Y) et al.	121	6 (5.0%)	<60
Yamamoto (M) et al.	40	3 (7.5%)	19, 66, 84
Yamamoto (M) et al.	885	24 (2.7%)	4〜24 (mean;12.2)
Present study	53	6 (11.3%)	9, 19, 66, 78, 84, 146
Friedman et al.	158	5 (3.2%)	11〜15
Colombo et al.	180	9 (5.0%)	2〜18
Loefler et al.	16	2 (12.5%)	6 and 7
Souhami et al.	33	3 (10.0%)	6, 7 and 9
Steinberg et al.	86	17 (19.8%)	3〜33 (mean;13.4)
Kjellberg et al.	75	8 (10.7%)	not available

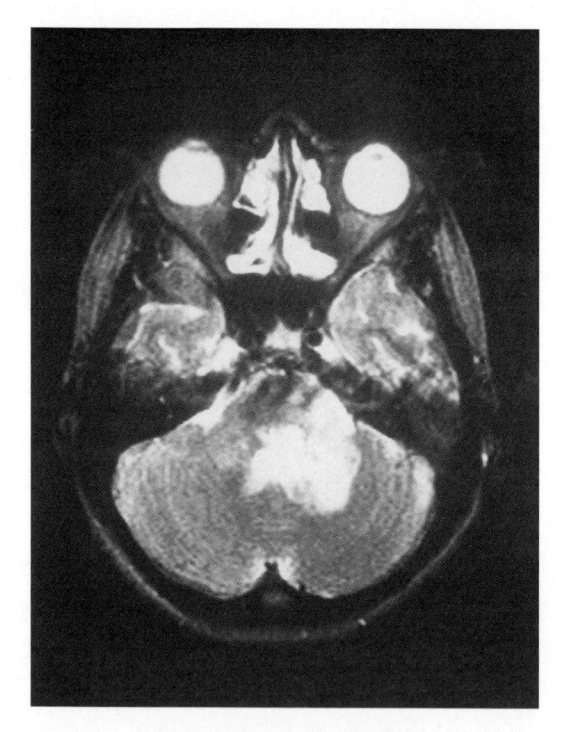

図3 MRI, T2強調画像
脳幹下部のsmall AVMに対するガンマナイフ治療19か月に生じた脳幹から小脳に広がる脳浮腫。ステロイド治療により改善したが，顔面神経麻痺が残った。

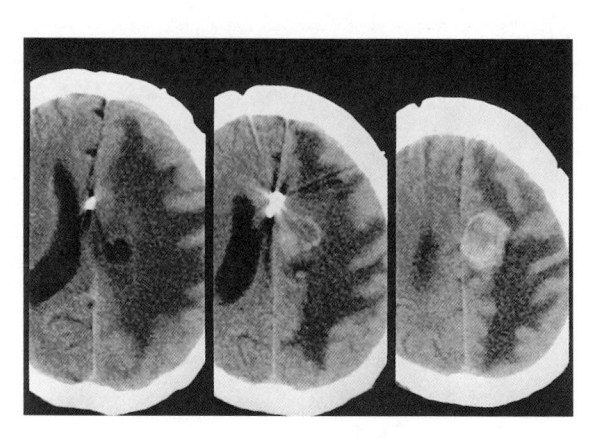

図4 CTスキャン（plain）
脳梁のAVMに対するガンマナイフ治療84か月に生じた，白質の広範な放射線治療により片麻痺を起こした。また照射された病巣に一致して高吸収を呈するmass lesionを認め，造影剤によりわずかにenhancementが見られた。放射線障害により生じた脳腫瘍を疑い手術を薦めたが，患者は希望せず保存的治療とした。

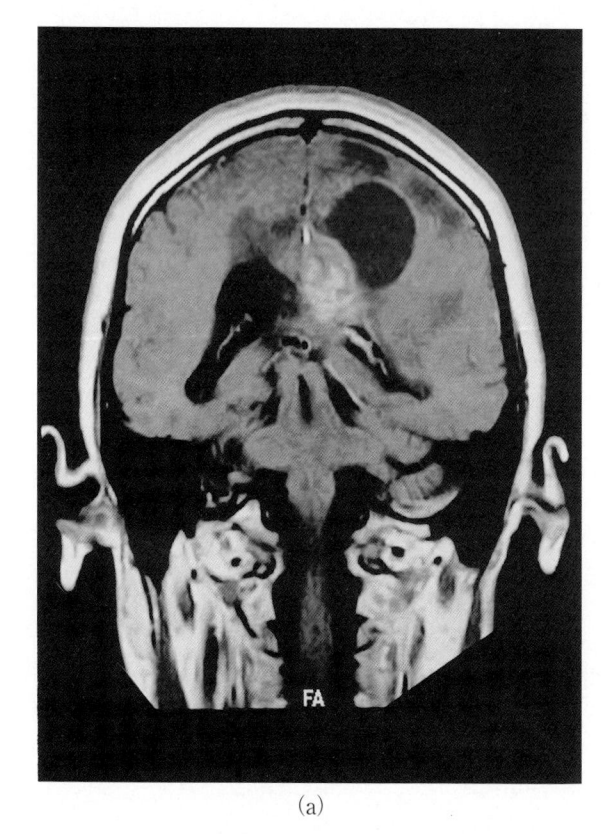

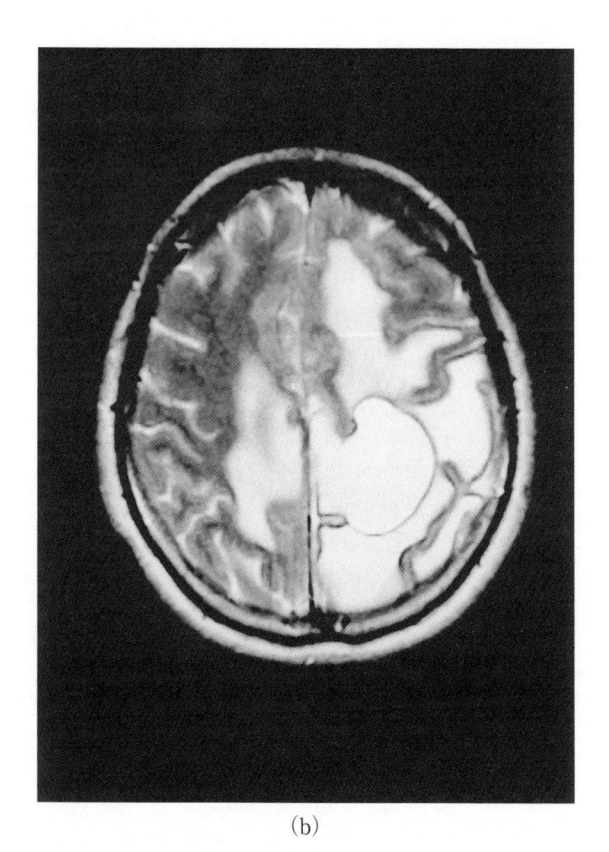

(a) (b)

図5 MRI, Gd-enhanced-T1強調前額断層像（a）とT2強調軸断層像（b）
脳梁のAVMに対するガンマナイフ治療146か月に生じた，白質の広範な放射線障害と嚢胞形成，および照射された病巣に一致して高吸収を呈するmass lesionを認め，造影剤により著明なenhancementが見られた。頭蓋内圧のコントロールが困難となり，手術により嚢胞のevacuationとmass lesionの組織診を行った。病理診断結果は線維性の組織で，腫瘍は否定された。

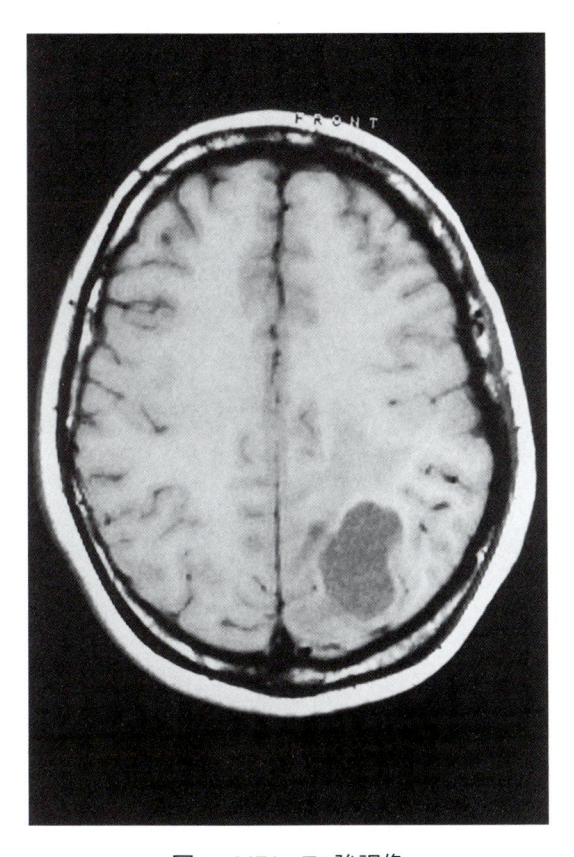

図6 MRI，T1強調像
頭頂部のAVMに対するガンマナイフ治療57か月後に生じた囊胞形成。79か月後まで徐々に増大したが，幸い無症状で経過し，その後縮小しつつある。

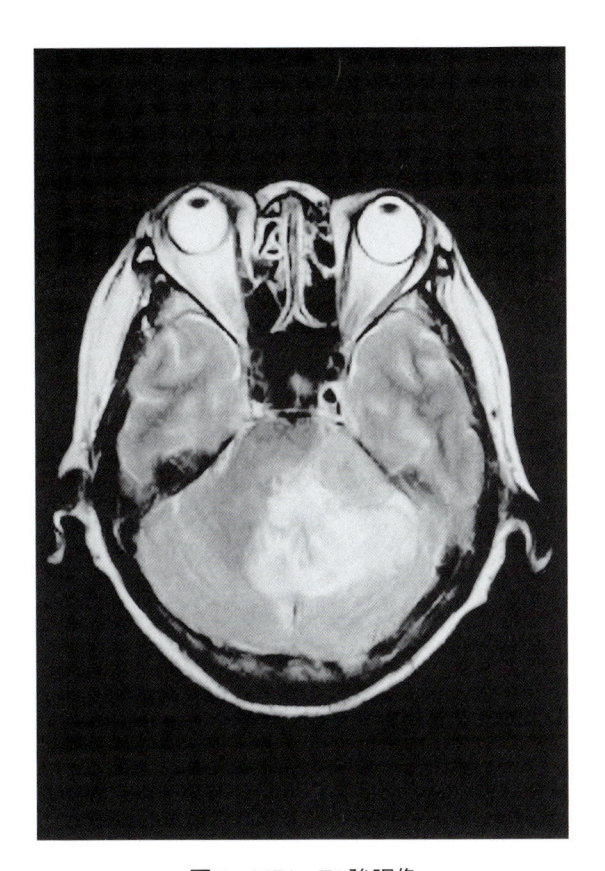

図7 MRI，T2強調像
テント縁髄膜腫に対するガンマナイフ治療10か月後に生じた小脳の広範な脳浮腫。小脳症状を呈したが，ステロイド治療により軽快した。

(a)

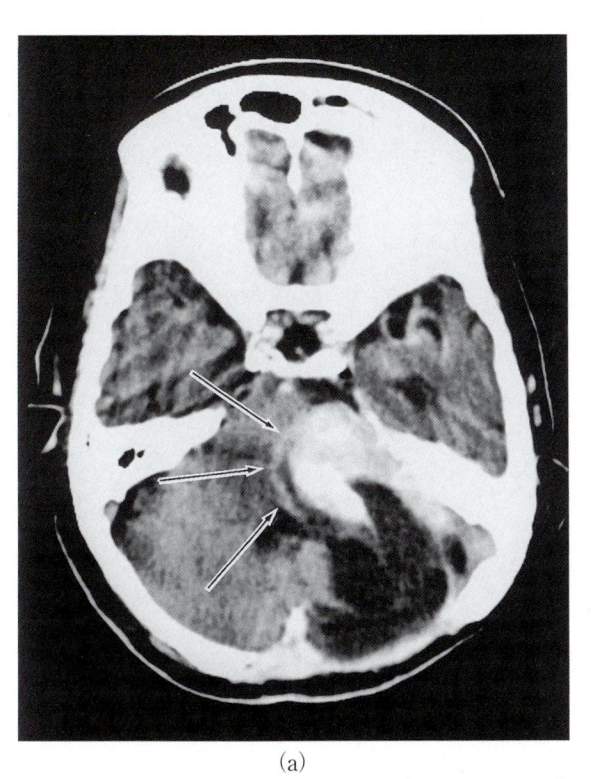

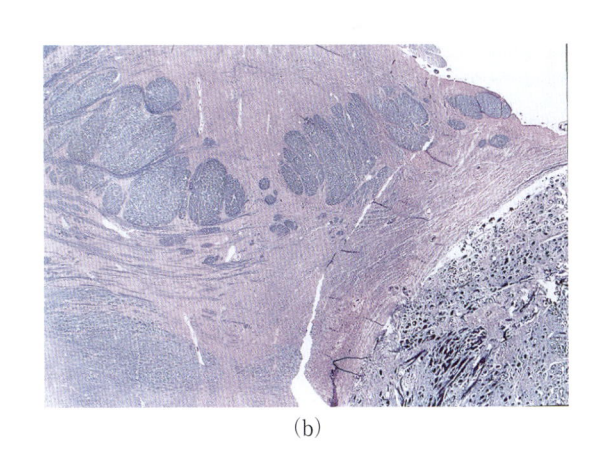

(b)

図8 CTスキャン（a：enhanced）と剖検所見（b：Luxol fast blue，×11.9）
小脳橋角部髄膜腫（術後再増大）に対するガンマナイフ治療12か月後に生じた脳幹の放射線障害（脳幹のenhanced zone：→）。高齢でこれにより生じた歩行障害がもとで寝たきり状態となり，ガンマ・ナイフ治療42か月後に肺炎で死亡。剖検により腫瘍近傍の脳幹に著明な脱髄を認めた。

(a)

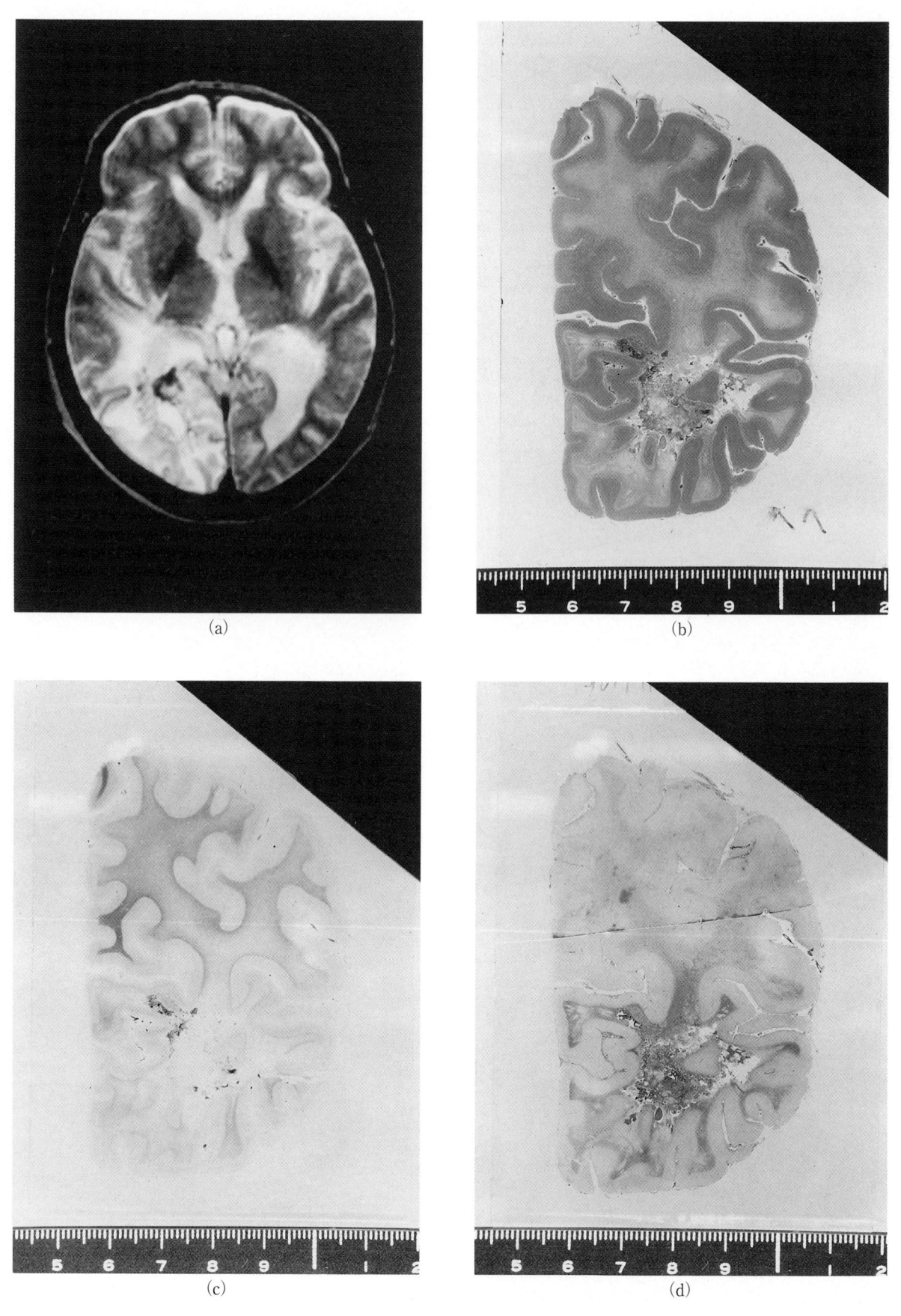

(b)

(c)

(d)

図9 MRI, T2強調像 (a) と剖検所見 (b ; HE, c ; Klüer-Barrera, d ; Holzer)
肺癌の脳転移に対するガンマナイフ治療36か月後頃から徐々に広がった白質の放射線障害。徐々にADLが低下し、ガンマナイフ治療61か月後に肺炎で死亡。剖検により白質の広範な脱髄とmicrocyst formationを認め、gliosisはむしろ乏しい。

[参考文献]

1) Colombo, F., Benedetti A., Pozza, F., Marchetti, C., Chierego, G.：Linear accelerator radiosurgery of cerebral arteriovenous malformations. *Neurosurgery*, 24, 833～840, 1989.
2) Friedman, W. A., Bova, F. J., Mendenhall, W. M.：Linear accelerator radiosurgery for arteriovenous malformations ; The relationship of size to outcome. *J. Neurosurg*, 82, 180～189, 1995.
3) Kihlstrom, L., Guo, W. Y., Karlsson, B., Lindquist, C., Lindquist, M.：Magneticresonance imaging of obliterated arteriovenous malformations up to 23 yearsafter radiosurgery. *J. Neurosurg*, 86, 589～593, 1997.
4) Kjellberg, R. N., Hanamura, T., Davis, K. R., Lyons, S. L., Adams, R. D.：Bragg-peak proton-beam therapy for arteriovenous malformations of the brain. NEngl J. Med., 309, 269～274, 1983.
5) Loeffler, J. S., Rossitch, E. Jr., Siddon, R., Moore, M. R., Rockoff, M. A, Alexander, E. Ⅲ.：Role of stereotactic radiosurgery with a linear accelerator intreatment of intracranial arteriovenous malformations and tumors in children. Pediatrics, 85, 774～784, 1990.
6) Lunsford, L. D., Kondziolka, D., Flickinger, J. C., Bissonette, D. J., Jungreis, C. A., Maitz, A. H., Horton, J. A., Coffey, R. J.：Stereotactic radiosurgery for arteriovenousmalformations of he brain. *J. Neurosurg*, 75, 512～524, 1991.
7) 中邨裕之, 朴　永俊, 城倉英史, 高橋　康, 吉本高志：AVMに対するガンマナイフ治療後の囊胞形成；6例の報告. 名古屋, 第6回日本定位的放射線治療研究会, 抄録集, p56, 1997.
8) Souhami, L., Olivier, A., Podgorsak, E. B., Pla, M., Pike, G. B.：Radiosurgery of cerebral arteriovenous malformations with the dynamic stereotacticirradiation. *Int. J. Radiation Oncology Biol Phys*, 19, 775～782, 1990.
9) Steinberg, G. K., Fabrikant, J. I., Marks, M. P., Levy, R. P., Frankel, K. A., Phillips, M. H., Sher, L. M., Silverberg, G. D.：Stereotactic heavy-charged particle Bragg peakradiation for intracranial arteriovenous malformations. *N. Engl J. Med*. 323, 96～101, 1990.
10) Steiner, L., Lindquist, C., Steiner, M., Radiosurgery. In: Symon, L., ed. Advances and technical standards in neurosurgery. Wien ; Springer-Verlag, 19～102, 1992.
11) 田中孝幸, 小林達也, 木田義久：脳動静脈奇形に対するガンマナイフ治療後囊胞形成を生じた2例. 脳卒中の外科, 26, 15～19, 1998.
12) Yamamoto, M., Ban, S., Ide, M., Jimbo, M.：A diffuse white matter ischemic lesion appearing seven years after stereotactic radiosurgery for cerebralarteriovenous malformation ; A case report *Neurosurgery*, 41, 1405～1409, 1997.
13) Yamamoto, M., Ide, M., Jimbo, M., Ono, Y.：Middle cerebral artery stenosiscaused by relatively low dose irradiation with stereotactic radiosurgery forcerebral arteriovenous malformation: Case report. *Neurosurgery*, 41, 474～478, 1997.
14) Yamamoto, M., Jimbo, M., Hara, M., Saito, I., Mori, K.：Gamma knife radiosurgery for cerebral arteriovenous malformations ; Long-term follow-up resultsfocusing on complications occurring more than 5 years after irradiation. *Neurosurgery*, 38, 906～914, 1996.
15) Yamamoto, M., Jimbo, M., Ide, M., Kobayashi, M., Toyoda, C., Lindquist, C., Karlson, B.：Gamma knife radiosurgery for cerebral arteriovenous malformations ; An autopsy report focusing on irradiation-induced changes observed innidus-unrelated arteries. *Surg. Neurol*, 44, 421～427 1995.

16) Yamamoto, M., Tanaka, T., Boku, N., Fukuoka, S., Hosoda, H., Hirai, T., Inoue, H., Hamazaki, M., Fujino, H., Izawa, M., Tsuzuki, T., Iwai, Y., Kobayashi, T., Jokura, H. : Gamma knife radiosurgery for cerebral arteriovenousmalformations ; A multi-institutional study in Japan. In DouglasKondziolka (ed) ,Radiosurgery, vol. 2, 1997, Basel, Karger, 147～156, 1998.

17) Yamamoto, Y., Coffey, R. J., Nichols, D. A., Shaw, E. G. : Interim report on theradiosurgical reatment of cerebral arteriovenous malformations ; The influence ofsize, dose, time and technical factors on obliteration rate. *J. Neurosurg,* **83**, 832～837, 1995.

〔山本昌昭〕

I-C

定位照射のための神経解剖学

　定位的放射線照射は，ガンマナイフあるいはライナックメスと称されるように，高エネルギー放射線を集中照射することで，ナイフあるいはメスを神経組織に加えるような辺縁のシャープな病巣を作ることが可能である。このため定位照射では病巣の正確な形を把握して，これに一致した線量分布を作ることが最も大切である。また，この際に病巣に接する神経組織の把握も必要となる。このことは，定位照射のプランニングでは脳神経外科の手術プランニングと同様の注意，留意が必要であり，すなわち脳神経外科手術のための神経解剖が必要となる。また，健常者の神経解剖ばかりか，病巣にともなう神経解剖的知識が必要となる。たとえば聴神経腫瘍での腫瘍と顔面神経や聴神経の解剖学的位置関係などに代表されるように，脳神経外科の手術所見から得られた病態解剖の知識が必須となる。

　一方，神経組織は部位により放射線に対する耐容性に差があることから，前述の形態的手術解剖学的所見に加えて，各神経組織の耐容性の差を考慮に入れる必要がある。したがって，手術病態解剖に精通した経験ある脳神経外科医と，放射線病態解剖学に精通した放射線科医が共同して，プランニングにあたる必要があると考える。

1. 神経解剖

　脳は，いわゆるeloquent areaとsilent areaがある。すなわち，前者は，特に運動野，言語野，聴覚野，視覚野，頭頂葉連合野，基底核，視床，脳幹などを含み，手術的操作を加えることがこれまで困難とされていた部位で，また現在でも操作を加えることにより，その後遺症が患者さんの生命を脅かしたり，または術後のADLを大きく下げると考えられる場所である。一方，後者は術後の障害がないか，または比較的軽度とされる場所で，前頭前野，側頭葉先端部などがこれに入る。しかしながら実際には silentの概念は，脳神経外科手術創世期の考え方であり，運動機能や感覚機能などの一次性機能障害は目立って明らかであるのに対して，その障害がわかり難い（難かった）部位と考えるべきで，すなわち高次脳機能に属する場所といえる。したがって，近年高次機能障害も注目されるようになり，必ずしもこれらの部位はsilentとは称せなくなった。しかしながら，高次脳機能障害は比較的広範囲な脳の障害により生じることから，定位放射線治療に関しては，なおsilent areaと考えてもよい。また，脳実質ではないが，脳から出て脳槽内を走行し頭蓋外に至る各脳神経もeloquent tissureである。

　こういったeloquent areaでのプランニングでは，CT，MRIのthin sliceを各方向より撮影し，脳構造と病巣との関係を詳細に把握する必要がある。また，機能障害を予防するという観点からは，形態

的構造の把握ばかりでなく機能的構造の確認がより有用であり，近年発展しつつある機能画像MRI（functional MRI），脳磁図（magnetoencephalography：MEG）などの機能的診断法を今後積極的に取り入れる必要があろう。

一方，神経組織ではないが，動脈および静脈洞を中心とした皮質静脈などの血管にも留意する必要がある。動脈の閉塞は血流領域の脳梗塞を生じるが，一般的に正常動脈壁は，脳血管奇形などの異常血管壁に比べて放射線抵抗性が高いとされる。また，静脈灌流障害にも留意する必要がある。すなわち，上矢状洞に接する髄膜腫などでは腫瘍にともなう浮腫が照射により増強し，腫瘍に接する皮質静脈や，静脈洞の閉塞を起こし両側性に静脈灌流障害による神経障害を生じることがある。

この他，頭皮，眼球などは，プランニングの上で注意が必要である（Ⅰ-B章参照）。

2. プランニング上特に重要な組織とその放射線感受性

プランニングをする上で注意すべき神経組織と障害時の症状と，目安となる耐容線量（1回照射での）を示す。耐容線量は臨床的な経験より得られた数値であるが，病態すなわち浮腫や圧迫の程度により必ずしもこの値があてはまるとは限らない。また，特に脳神経では，画像上十分にこれらの組織を描出できないため，実際に照射された線量が確認できない点からも，正確な耐容線量が決定できない。また，照射される体積や，脳神経では照射される長さによっても異なるとされる[1]。

a. 皮膚

大脳表面の病変，特に髄膜腫，転移性脳腫瘍などでは，耐容線量を超える等線量曲線が病巣直上の頭皮膚を被うこととなる。比較的大きな病巣では，耐容線量を越える線量が皮膚にかかることなり，皮膚の壊死の可能性が生じる。これを防ぐため，症例によっては病巣直上の皮下に生理食塩水を注射して皮膚を頭蓋骨より膨隆させ，皮膚への線量を減量させることもある。

b. 大脳半球

病巣周辺の大脳皮質および大脳白質の障害を考慮する必要がある。一般に，大脳白質は，大脳皮質よりも感受性が高いとされる。運動野や言語野などのeloquent areaの障害では，運動麻痺や言語障害を示すこととなる。なお，病巣がeloquent areaそのものでなくとも照射障害により，白質を中心に浮腫が広がるため，この影響で病巣に隣接したeloquent areaの障害を呈することもある。

c. 脳幹

脳幹は前後径が3cm程度であるが，この中に大脳半球の機能を凝縮しているといえる。したがって神経機能の密度が高く，小さな病巣でも大きな障害を示す。また，部位による神経機能局在が決まっているため，障害レベルによりそれぞれ特徴的な神経症状を呈する。

脳幹内の病変として，脳血管奇形（脳動静脈奇形や海綿状血管腫），転移性脳腫瘍などが定位放射線照射の適応となる。

また聴神経腫瘍や頭蓋底髄膜腫は，脳幹と接してこれを圧排しているため，辺縁線量に注意がいる。

d. 脳神経

各脳神経は，脳幹より出て脳幹周囲のくも膜下腔を走行し，頭蓋底の脳神経孔を通過して頭蓋外に至る（図1）。この経路のいずれの部位でも障害の可能性がある。各脳神経により耐容線量が異なるの

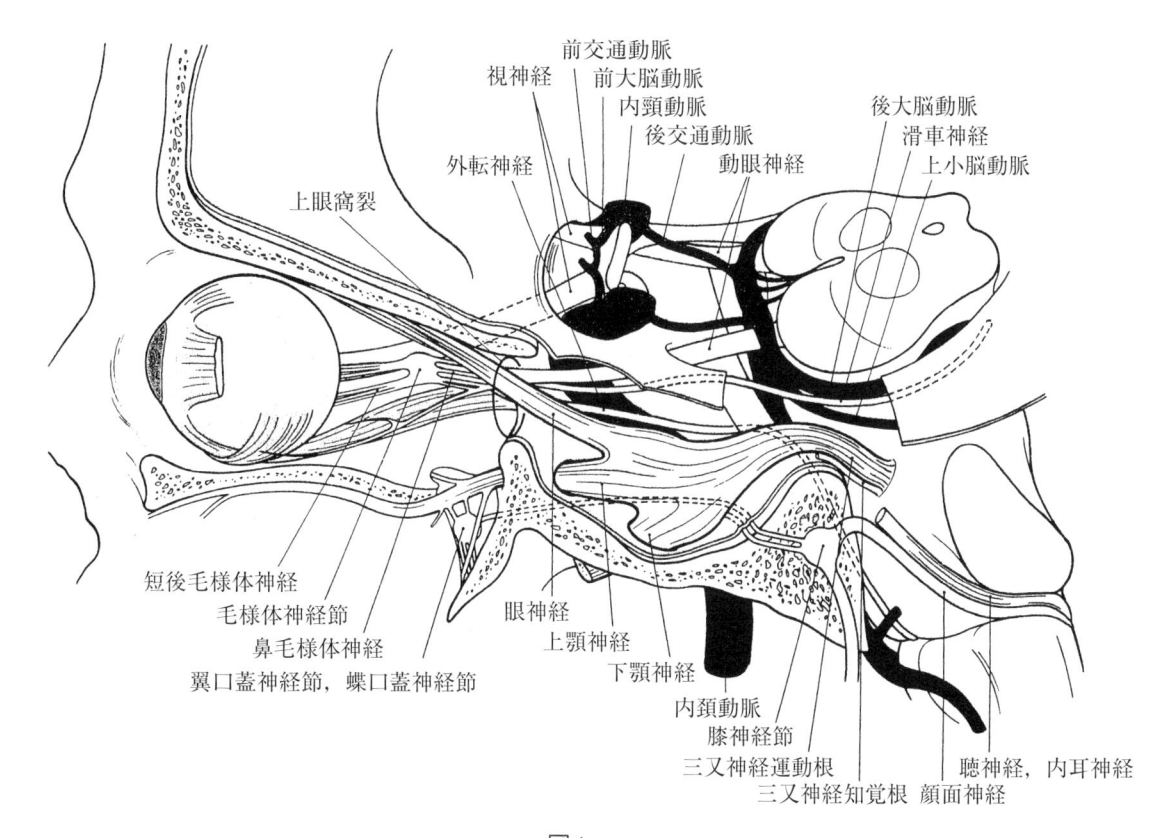

図1
（臨床のための神経機能解剖学：中外医学社）

で注意が必要である。

d-1. 視神経，視交叉，視索

　網膜から発した視神経は，眼球後部の眼窩内を通り，視神経管を通過して頭蓋内に入る。頭蓋内ではすぐに左右の視神経が交差して視神経交叉をつくり，再び左右に分かれて視索となり視床に至る。視交叉周辺の病巣，すなわち下垂体腺腫，頭蓋咽頭腫，鞍結節部髄膜腫，蝶形骨縁髄膜腫，海綿静脈洞髄膜腫などで障害が問題となる。他の脳神経に比較して耐容線量が低いため，手術後定位放射線治療を予定している場合には，手術の際に視神経や視交叉と病変との間に隙間ができるような方針で手術を行うと効果的なプランニングが可能となる。他の脳神経と異なり，MRIのthin sliceにより画像上で視神経の確認が容易であり，プランニングでは視神経の線量を充分検討する必要がある。8～10Gy程度が耐容線量とされる[2)～4)]。

d-2. 動眼，滑車，外転神経

　いずれも眼球運動に関わるため，わずかな障害により複視を来たすこととなる。脳幹を出て脳幹周囲のくも膜下腔を通過した後，海綿静脈洞内を走行して上眼窩裂から眼窩内へ至る。正常では海綿静脈内では外側壁の中を通過するが，海綿静脈洞の病態により脳神経の位置は異なる点に注意が必要である。

　これらの神経は錐体部先端から脳幹前面の病変（髄膜腫，三叉神経鞘腫，脊索腫など）や，海綿静脈洞部病変（海綿状血管腫，髄膜腫，脊索腫，進展型下垂体腺腫など）で問題となる。これらの神経は病変の周辺にあることが多いが，腫瘍に取り囲まれている場合も多い。海綿静脈洞病変では，海綿状血管腫，海綿静脈洞髄膜腫では腫瘍の中に，三叉神経鞘腫，脊索腫ではその表面にあることが多い。腫瘍の表面に存在する時には，辺縁線量が神経の被曝線量となるが，腫瘍の中に存在するときにはそ

れ以上の線量となり，プランニングの際に正確な被曝線量を推測することが困難な時もある。耐容線量は症例により異なるが，最近の海綿静脈洞に対する照射の経験からは，30Gy程度まで障害が生じないとの報告もある[2]〜[4]。

d-3. 三叉神経

障害により顔面の知覚障害を示す。脳幹より出て小脳橋角槽を進み，錐体骨の上で三叉神経節（ガッセル神経節）を形成した後，前頭，上顎，下顎の三枝に分かれてそれぞれ上眼窩裂，卵円孔，正円孔を通過して頭蓋外へ出る。

三叉神経鞘腫は，小脳橋角槽より発生するroot typeと神経節部に発生するganglion typeがあるが，神経そのものが腫瘍化している。聴神経腫瘍では，中型以上の症例では，腫瘍の前方で三叉神経と腫瘍が接する。聴神経腫瘍での三叉神経障害の経験から，三叉神経の耐容線量は12〜15Gy[5]とされている。しかしながら海綿静脈洞部への照射の経験からは，19Gy程度とされる[4]。

d-4. 顔面神経，聴神経

顔面神経は聴神経（蝸牛神経と上，下前庭神経よりなる）と共に脳幹より発して内耳道に入る。内耳道内では，前上方に顔面神経，下方に蝸牛神経，後上方に上前庭神経，後下方に下前庭神経が存在する。聴神経腫瘍は，大部分が下前庭神経より発生する。したがって，顔面神経は腫瘍の前方に存在する。画像上は顔面神経と聴神経を腫瘍より鑑別して確認することは不可能であるが，ともに腫瘍の表面に存在すると仮定してプランニングされる。聴神経腫瘍の経験から，顔面神経12〜15Gy，聴神経10〜15Gy[5]〜[7]が耐容線量と考えられる。

e. 下垂体

機能性下垂体腺腫への治療の経験から，30〜50Gy程度の高線量まで，下垂体組織は耐え得るとされている[8],[9]。実際には，周辺の視神経や他の脳神経への線量が照射の制限となることが多い。

[参考文献]

1) Linskey, M. E., Flickinger, J. C., Lunsford, L. D. : Cranial nerve length predicts the risk of delayed facial and trigeminal neuropathies after acoustic tumors stereotactic radiosurgery. *Int. J. Radiat. Oncol. Biol. Phys*, **25**, 227〜233, 1993.

2) Tishler, R. B., Loeffler, J. S., Lunsford, L. D., Duma, C., Alexander, E. III, Kooy, H. M., Flickinger, J. C. : Tolerance of cranial nerves of the cavernous sinus to radiosurgery. *Int J. Radiat Oncol. Biol. Phys* **27**, 215〜221, 1993.

3) Leber, A. L., Bergloff, J., Pendl, Gerhard : Dose-response tolerance of the visual pathways and cranial nervwes of the carvernous sinus to stereotactic radiosurgery. *J. Neurosurg* **88**, 43〜50. 1998.

4) Morita, A., Coffey, R. J., Foote, R. L., Schiff, D., Gorman, D. : Risk of infury to caranial nerves after gamma knife radiosurgery for skull base meningiomas ; experience in 88 patients. *J. Neurosurg* **90**, 42〜49, 1999.

5) Kondziolka, D., Lunsford, L. D., McLaughlin, M. R., Flickinger, J. C. : Long-term outcomes after radiosurgery for acoustic neuromas. *N. Engl J. Med.* **12**, 339, 20, 1426〜1433, 1998.

6) Thomassin, J. M., Epron, J. P., Regis, J., Delsanti, C., Sarabian, A., Peragut, J. C., Pellet, W. : Preservation of hearing in acoustic neuromas treated by gamma knife surgery. Stereotact Funct *Neurosurg*, **70** Suppl. 1, 74〜79, 1998.

7) Vermeulen, S., Young, R., Posewitz, A., Grimm, P., Blasko, J., Kohler, E., Raisis, J. : Stereotactic radiosurgery toxicity in the treatment of intracanalicular acoustic neuromas ; the Seattle Northwest gamma knife experience. Stereotact Funct *Neurosurg,* **70** Suppl. 1, 80〜87, 1998.
8) Landolt, A. M., Haller, D., Lomax, N., Scheib, S., Schubiger, O., Siegfried, J., Wellis, G. : Stereotactic radiosurgery for recurrent surgically treated acromegaly ; comparison with fractionated radiotherapy, *J. Neurosurg,* **88** ・ 6, 1002〜1008, 1998.
9) Ikeda, H., Jokura, H., Yoshimoto, T. : Gamma knife radiosurgery for pituitary adenomas ; usefulness of combined transsphenoidal and gamma knife radiosurgery for adenomas invading the cavernous sinus, *Radiat Oncol. Investig,* **6** ・ 1, 26〜34, 1998.

〔大平貴之〕

I-D

定位照射の放射線物理学

　定位放射線照射では，一般的に行われている放射線治療においてはそれほど問題とならなかった物理現象も吟味しなければならないことがある。たとえば，照射野辺縁での吸収線量の評価などである。本章では，定位放射線照射で使用する小さい照射野での物理現象およびそれに必要な知識を簡単に述べる。一般的な放射線物理学とは趣をやや異にするため，それらに関する詳細は他の成書を参考にされたい[1)~3)]。

1. X線発生装置

　一般的なライナックの構造を図1に示す。加速管の一方より入射した電子は，加速管の側方より注入するマイクロ波の電界を利用して加速管内で一定のエネルギーまで加速される。小型の加速管では直線型に配置することもあるが，加速管が長いものでは偏向磁石により加速した電子を曲げ，ライナック装置が大きくなり過ぎないような配置にしている。装置によっては直接90°偏向することもあるが，安定した出力を得るために4分の3回転（270°）させることが多い。光速と同程度に加速した電子を透過形の金属製ターゲットに衝突させ，X線を発生させる。X線発生効率は約10％程度であり，残りは熱に変わる。放射線治療で使用するX線エネルギーの出力分布は，X線強度の指向性を補正するために本体内蔵の平坦化フィルタで調整し，出力時に一様分布となるよう工夫されている[4)]（図2）。

　放射線治療に用いるビーム形状・大きさは，対象部位に合わせてコリメータと遮蔽金属ブロックなど，あるいはマルチリーフコリメータを用いて決定する。使用するエネルギーは4～15MVが一般的であるが，電子の加速エネルギーが同じでも各装置の構造，材質によって入射面での線質は異なり，施設ごとの基礎データの取得が重要となる。装置は常に安定したX線出力が得られるよう維持管理されている[5)]。

　なお，光子エネルギーの表示は，光子の個々のエネルギー（keVあるいはMeV）ではなく，その装置の加速電圧（kVあるいはMV）で表される。

2. 光子（X線，γ線）と物質との相互作用

　入射した光子ビームが物質と相互作用する過程は複雑である。苦手と思われる方は線香花火をイメ

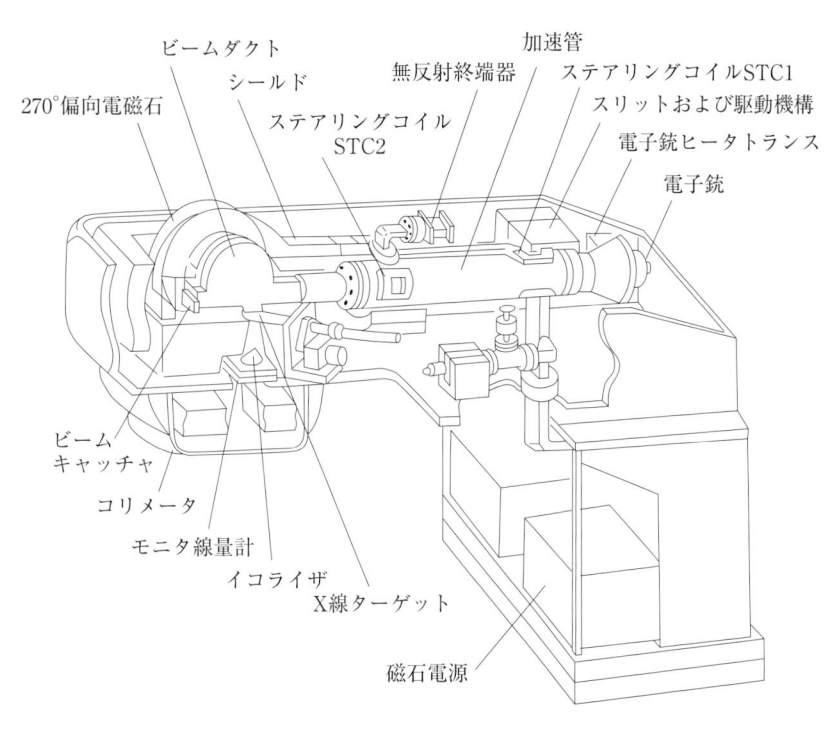

図1 診療用ライナック加速部の構造例（三菱電機，資料）

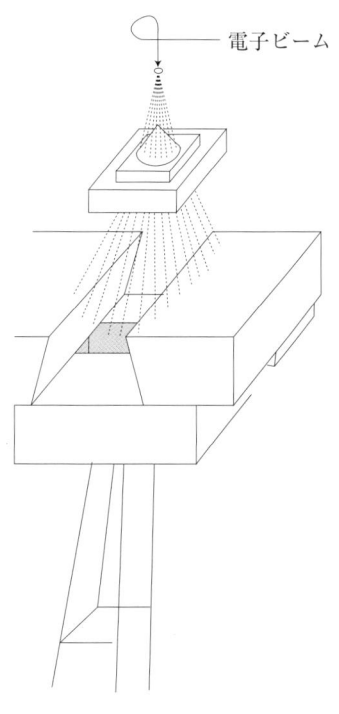

図2 照射ビームの形成

ージするとわかりやすい。火の玉からパチパチと火花を散らす様子は，光子が作用して様々な方向にエネルギーを与えている状態とよく似ている。光子ビームは最終的に何億個という粒子を生成し，物質と相互作用する。光子ビームの物理学的性質を理解するためには，1つの光子が物質とどのように相互作用するかを理解すればよい。光子と物質との相互作用を図3に示す。光子の束として見た場合，

図3 高エネルギー光子（X線，γ線）と原子との5つの相互作用[16]

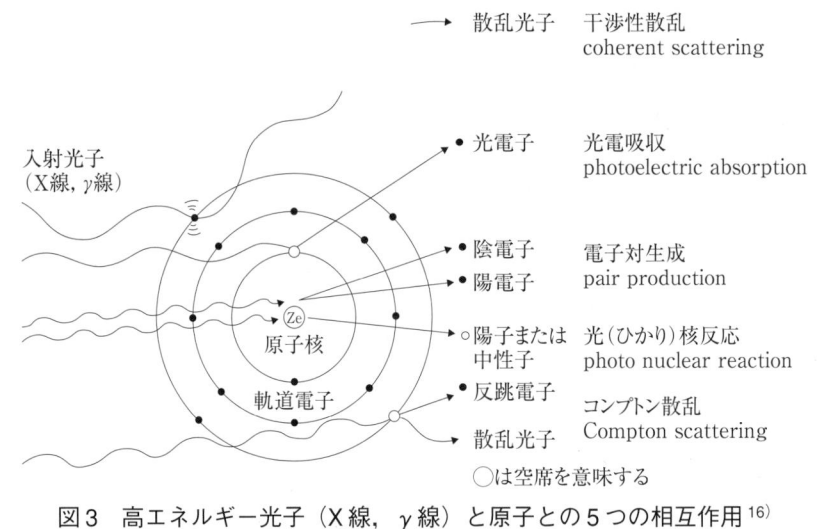

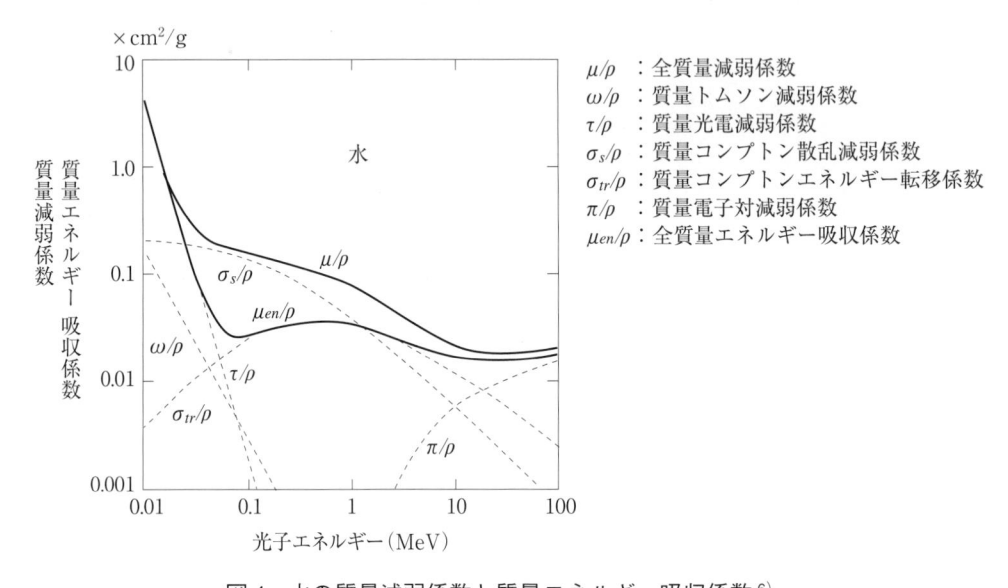

図4 水の質量減弱係数と質量エネルギー吸収係数[6]

　これら5つの相互作用のすべてが起こっているが，それぞれが起こる確率は光子のエネルギーに依存している。放射線治療に使用されているエネルギー領域ではコンプトン散乱の割合が最も多く，エネルギーが高くなるほど電子対生成の割合が多くなる（図4）。
　光電吸収とコンプトン散乱は，本質的には衝突過程であり，電子対生成はアインシュタインのいうところの質量とエネルギーの等価性の実証である。干渉性散乱は，生物学的な放射線効果に寄与しない。さらに核との相互作用（光核反応）も考えなければならないが，臨床上無視できる程度なのでここでは省略する。
　光子は，光電吸収，コンプトン散乱，電子対生成などの相互作用により二次電子を発生させる。入射した光子は，一次吸収エネルギーのほとんどを二次電子に与え，その二次電子が電離や励起を起こし，物質にエネルギーを付与する。電子は効率良く電離を起こすため，エネルギー付与の観点から光子の相互作用よりもっと重要である。その電子は，軌道電子との衝突（衝突損失），制動放射（放射損

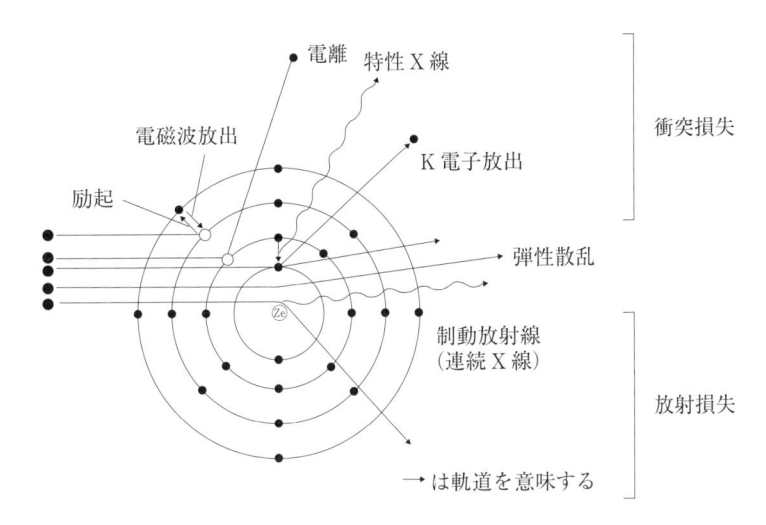

図5 高エネルギー電子と原子の相互作用
図3で発生した二次電子は，このような相互作用を行い物質にエネルギーを付与する。
ここで発生したX線は再び物質と図3の相互作用を行い電子を発生し，この相互作用を繰り返す。
加速器でのX線の発生はこの相互作用によるものである。

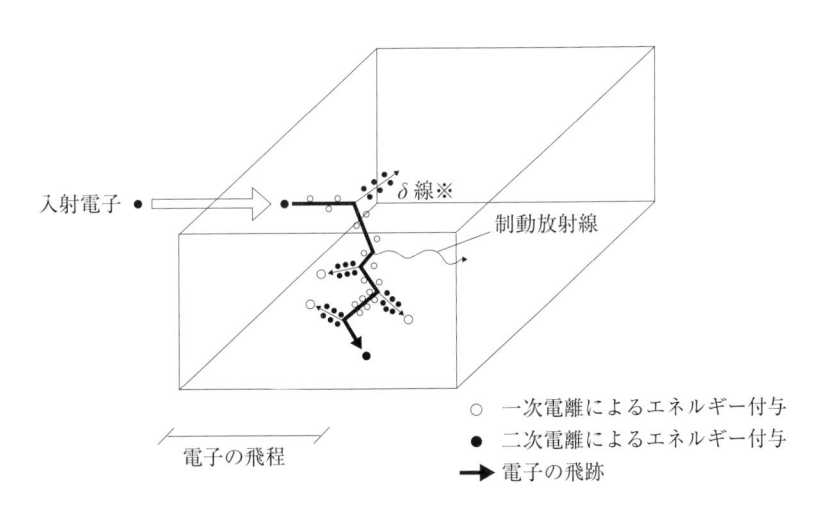

図6 電子の相互作用とエネルギー付与
※δ線：電離によって放出された比較的エネルギーの高い二次電子をいう。

失），チェレンコフ放射*などの相互作用を繰り返し，エネルギーと飛程の分布を有しながら多重衝突によって何度も方向を変え，確率的にエネルギーを失っていく（図5, 図6）。その電子の飛程は光子と異なりはっきりとしており，エネルギー損失の公式を基にして計算できる[3]。

このように入射ビームに光子を用いた場合は，発生した二次電子と物質との相互作用についても十分考慮しなければならない。1個の電子と物質の相互作用が理解できたならば，多数の電子が起こした相互作用の結果を巨視的に捉えることが必要である。臨床ではその結果を巨視的に捉えて効果を把握

---

*物質中の光速度は真空中の光速度より小さい。物質中を光より大きい速度を持った荷電粒子が走ると，前方に円錐形の波頭を持った光が出ることをいう。水中に置かれた原子炉の炉心の周りが青く光って神秘的に見えるのはこの効果による。放射線治療で使用するエネルギー領域では常に起きている。

――― 電子線　------ 光子　▬▬▬ 電離・励起

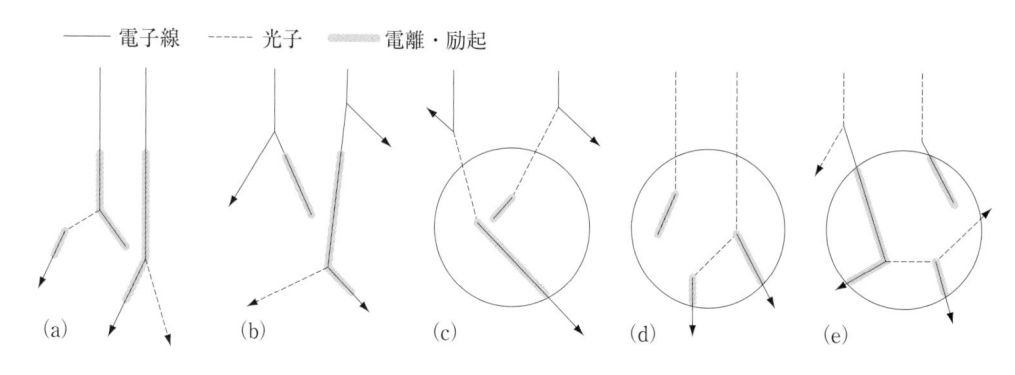

(a)　(b)　(c)　(d)　(e)

図7　吸収線量[1)]
領域内にエネルギー付与する過程を示した。吸収線量の寄与に
区別はないが，領域外での相互作用も考慮しなければならない。

する場合が多く，次に述べるような概念を指標として用いている。

3. 吸収線量と照射線量

"放射線"は本来，放射線の種類，エネルギー，方向，強度などのパラメータで表現されるべきものである。しかし，放射線が物質に与える効果をこのようなパラメータで表現することは非常に難しい。そこで定量的な予測，評価，制御に役立つ共通の物理量として利用されるものが吸収線量（単位：$J \cdot kg^{-1}$ 特別単位Gy）という概念で，ある領域内に付与された平均エネルギーがどのくらいかを表す指標である。しばしば使われる"何Gy照射"という表現は，"目標とする点における吸収線量は何Gy"ということである。これは，非常に簡単かつ便利な表現でありX線，電子線などすべての電離放射線に適用できる。また，対象物質に制限はない。なお，放射線治療の場合は人体組織を水等価（エネルギー吸収が水と同じ）と考えており，断りのないかぎり水の吸収線量として表示している（図7）。

一方，電離という作用の大きさを表す照射線量（単位：$C \cdot kg^{-1}$　昔はレントゲンRが使われており，現在でも慣用的に用いられることがある）は，光子が空気という標準物質に与える電離作用に着目した量であり，二次電子平衡（後述）が成立していれば，吸収線量と比例関係にある。すなわち照射線量は放射線治療装置の光子の出力線量を表す指標であり，同時に吸収線量を求めるための測定量にもなるといえる。この概念を用いて線量測定に必要な電離箱検出器の校正が行われている。

こうなると照射線量表示の方が何となく良さそうな気がするが，照射線量は対象物質を空気に置き換えて計算する必要が生じる。一方，吸収線量は一次放射線の強さや線質が変化したり，物質の組成や密度が変化する場所（二次電子平衡不成立領域）では，複雑な変化を示す。そのため治療の場における放射線量を表現する方法としては，対象物質に制限のない吸収線量という物理量の方が素直でわかりやすい。

4. 二次電子平衡

吸収線量を厳密に直接測定することは非常に困難なので，"二次電子平衡"という概念を利用する。二次電子平衡とは，ある領域内で発生した二次電子の初期運動エネルギー（カーマ）とその領域内に付与されたエネルギー（吸収線量）の比が一定の場合をいう（図8）。光子のスペクトル分布と物質の組成がわかっていれば，計算によって照射線量を吸収線量に換算することができる。これは，一次放射線の状態変化が無視でき，また，相互作用を起こす物質の組成や密度も変化しない条件が設定され

図8 二次電子平衡

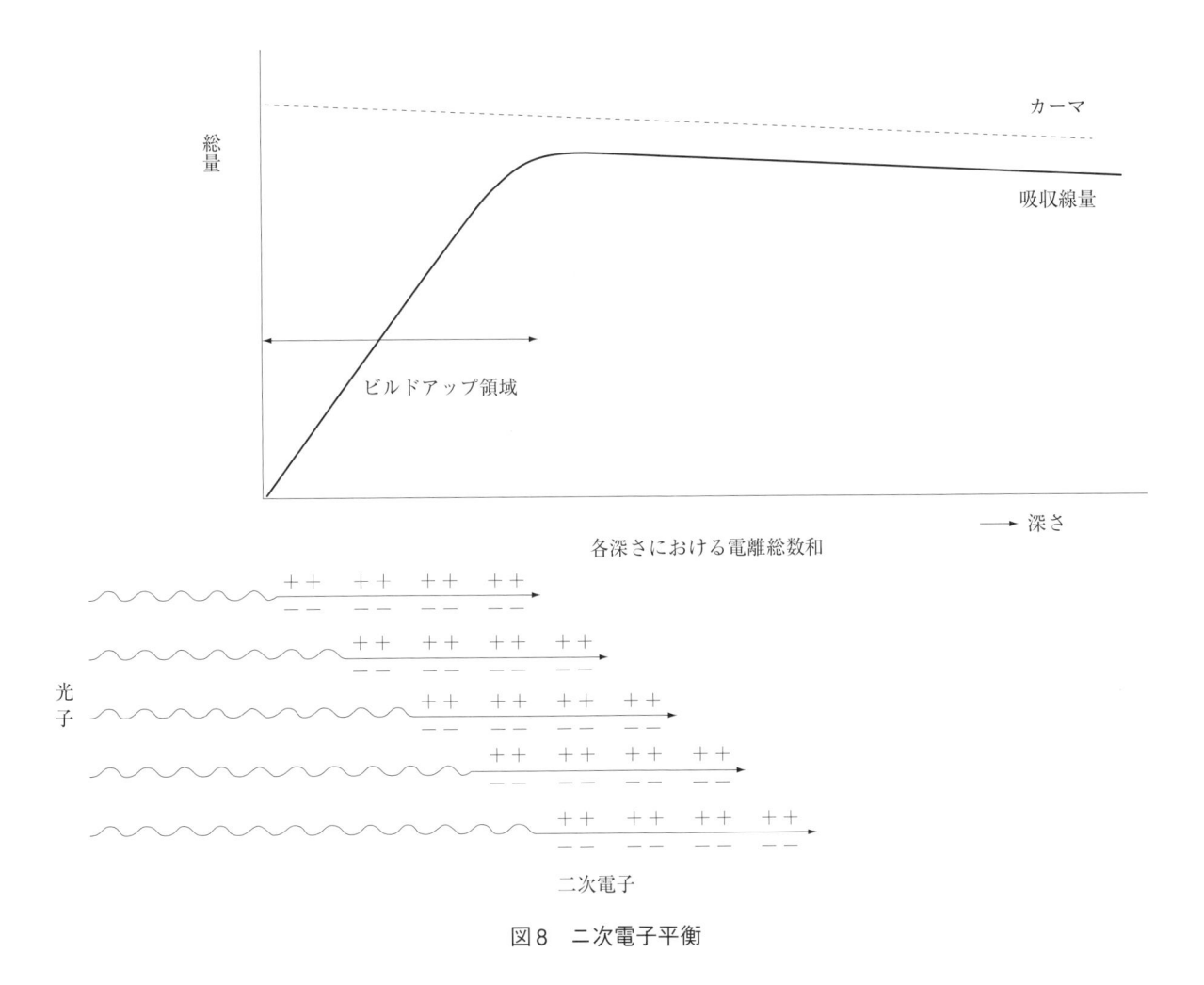

ている場合にのみ成立する。実際の線量測定および校正はこの概念を利用したものであり，この条件を乱さないよう計測器の開発などが行われ，測定技法が確立されている[8)～9)]。

二次電子平衡は，一様均質で無限に大きな媒質中に放射性同位元素が均等な濃度で分布している場合を除いて，厳密な意味で成立することはない。近似的に成立していると見なされるためには，二次電子の最大飛程程度の距離を半径とする領域の内部で前述した条件を満たすことが必要である（表1）。

人体では骨を除き物質の組成[7)]はほとんど変わらないが，密度が異なることから二次電子平衡不成立領域はいたるところに存在する。ビルドアップ領域（表面近くでまだ二次電子平衡が成り立たない，低線量領域），異種物質の境界およびその近傍，皮膚面，軟組織と骨の境界，照射野の半影部分などがそうである。また，定位放射線照射で用いられる小さな照射野も横方向の二次電子平衡が成立しなくなる。このような部位での吸収線量は，治療計画装置などのコンピュータを用いて近似的に算出している。二次電子平衡不成立領域では現在のところ厳密な絶対測定ができないことから，その測定手法・評価方法について議論が交わされている。

5. 定位放射線照射での物理現象

定位放射線照射で使われるビームの大きさは3×3cm程度以下が多く，"Narrow beam"，"微小線束"

表1 電子線の最大飛程[1]

Energy (MeV)	Water (cm)	Air (cm)	PMMA (cm)
0.10	0.01431	13.47	0.01235
0.50	0.1766	165.6	0.1525
1.00	0.4367	407.6	0.3785
1.25	0.5717	531.8	0.4960
2.00	0.9785	900.4	0.8504
3.00	1.514	1376	1.317
4.00	2.037	1832	1.772
5.00	2.550	2274	2.219
6.00	3.052	2701	2.657
7.00	3.545	3118	3.087
8.00	4.030	3524	3.509
9.00	4.506	3920	3.925
10.00	4.975	4309	4.334
15.00	7.219	6145	6.299
20.00	9.320	7839	8.145

"極小照射野"と呼ぶことが多いが明確な定義はない。

1つの光子と物質との相互作用は前述したとおりであるが、粒子の束（ビーム）としてみると大きな照射野と比べ小さな照射野では、吸収線量の分布に変化が生じてくる。具体的には、

1）照射野内における線量の均一部分が少なくなり、場所による線量変化が大きくなる。
2）深部量百分率・組織最大線量比・軸外線量比・照射野サイズ間の相対線量が大きく変化する。

などの現象が起こり、小さな照射野ほどその変化は大きい（図9、10）。

これは、照射野が小さくなるにしたがい、横方向の二次電子平衡が成立しにくくなるためである。その原因は二次電子のエネルギーのほとんどが相互作用点の斜め前方に伝播されること、照射野の大きさに比べ二次電子の飛程が相対的に大きくなることによる。また、直接入射する光子数と散乱しながら入射する光子数の割合が変化することも一因である。このように、定位照射で用いる小さな照射野では、"横方向の二次電子平衡"成立の有無が、吸収線量に大きく影響している。それぞれの物質における二次電子の発生と伝播、そして、それぞれの物質の二次荷電粒子に対する質量衝突阻止能値の相違などを考慮する必要がある。そのためには加速器の構造、ビームの性質、照射部位の組成、人体入射後の粒子の挙動などを正確に把握しておかなければならない。また、正確な線量評価（実測データの取得）は欠かせず、その精度についても十分吟味しなければ治療の質の向上は望めない。

6. 定位放射線照射時の照射条件

a. 使用するエネルギー・出力

一般の放射線治療では、使用するエネルギーは装置などでの制限がないかぎり、目的の位置と体表面からの距離（深さ）でほぼ選択される。しかし、定位放射線照射でのエネルギーの選択は横方向の二次電子平衡を考え、なおかつビーム形状・大きさを十分考慮したものでなければならない。入射す

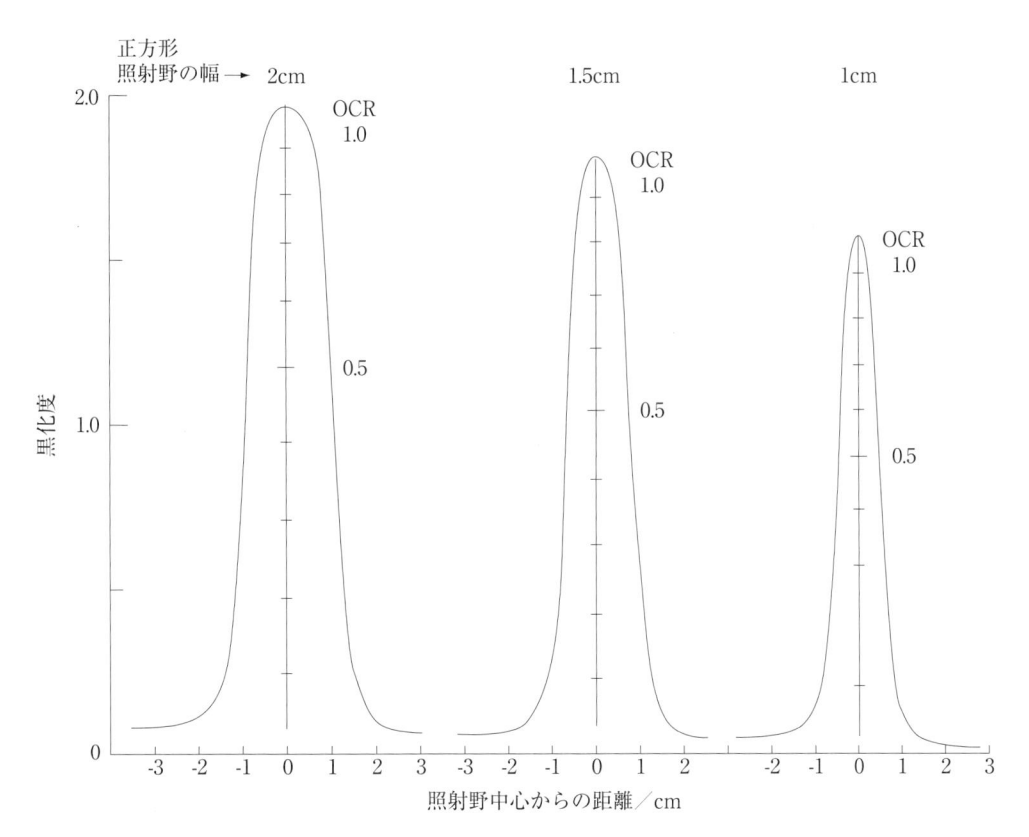

図9　0.5cm×0.5cm光ビームで測定したMevatron KD2 10MVX線小照射野，3cm深部におけるOCR曲線[9]

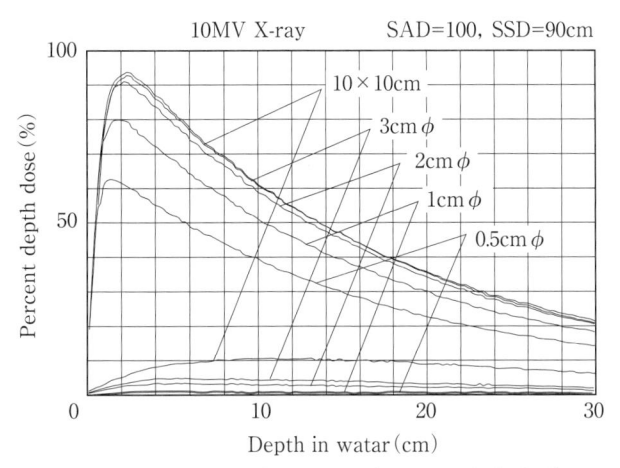

図10　照射野の相違による深部量百分率曲線[13]

るビームは出力分布が一様で，横方向の二次電子平衡が近似的に成立し，急峻な線量勾配を維持できることが理想である。

　時間あたりの出力線量（線量率）は装置の性能に依存し，使用するエネルギーにもよるが，3.0Gy/分程度である。高いエネルギーを使用できる装置では，線量率の高いことが多い。

b. ビーム形状・大きさ

ビーム形状は矩形より円形の方が理想とする線量分布を形成しやすい。ビームの大きさは最大3cm程度で，照射対象領域の大きさ・形状に依存するので，それに合わせて本体固有の可変コリメータあるいは付加コリメータを変化させて決定する。装置の精度や幾何学的な観点から，可変コリメータと付加コリメータ併用によるビーム形状，大きさを決定することが望ましい。特に汎用型の装置では，回転照射時に可変コリメータにわずかなズレを生じる可能性があり，照射精度の低下を招く恐れがある。可変コリメータにて照射野をやや大きめに設定し，それを付加コリメータにて整形し補うことで精度が確保できる。

また，ビーム形状を整形するときは，半影によるビーム辺縁の線量勾配への影響を考慮することが必要である。幾何学的条件が異なれば，ビームのエネルギー分布やビームに含まれる散乱線量の割合が変化するなど，深部線量や線量分布計算に変化をきたす可能性がある。なお，201個のコバルト60線源を半球状に配列するガンマナイフでは，線源1個あたりの強度分布は一様分布と見なしてよく，半影についても幾何学的に考慮されている。このガンマナイフは位置精度に優れ，ライナックのように回転にともなう誤差や精度の悪化が生じる可能性はない。しかし，コバルト線源が比較的大きいこと，線源からコリメータおよび照射中心までの距離がライナックに比べてはるかに短いため，半影が大きく，ライナックの線量分布とはかなり異なる。

c. 設定線量

一般的に，目的とする部位への投与線量，すなわち吸収線量を決定し，過不足なく照射するために様々なファクター（組織最大線量比，不整形照射野，不均質補正など）の補正を行い，DMU (dose monitor unit：モニタ線量計の指示値）を設定する。基準点において1MU ≒ 0.01Gyとなるよう常時点検・調整されており，その値を評価するための線量測定が特に大切であるのはいうまでもない。どのような場合でも，最低3種類以上の係数が絡んでいるのが現状である。定位放射線照射ではほとんどの場合，多方向からの照射を行い吸収線量を合算するので，目的とする部位の吸収線量の設定・評価が難しくなる。必ずしも照射中心と辺縁が同じ値とはならず，評価点を決めた上でDMUを設定しなければならない。

7. モンテカルロシミュレーション（Monte Carlo simulation）

定位放射線照射で問題となる物理現象の把握は，モンテカルロ法を用いてシミュレーションすることにより容易となる。理論的な解析ができ，特に二次電子平衡不成立領域には最適である。モンテカルロ法とは，フォンノイマンにより開発され，各物理現象を理論的・確率的に捉えて厳密に計算する方法である。コンピュータの進歩とともに急速に進展し，放射線の物質中での挙動を取扱うほとんどの場合に用いられている。

モンテカルロシミュレーションは，放射線（粒子）が，ある領域内で衝突を繰り返して吸収，散乱などを行っている様子を位置，方向，速度（エネルギー）について追跡・記録し，必要とするデータを求めるものである。各衝突過程では相互作用の確率が考慮されている。計算形状，物質データ，入射粒子に関する初期データなどの入力を必要とするが，理想的な計算ができ，実測が難しい量の算出も可能である[2),12)～14)]。この方法は，体内での粒子挙動の確認だけでなく，特定の物理量を得ることが

でき、吸収線量やその評価に用いる検出器の特性把握に利用することで、治療精度向上に寄与できる。なかでも定位放射線照射の照射領域や肺野での吸収線量やエネルギースペクトルの算出は重要であり利用価値が高い。5.で述べたように、横方向の二次電子平衡成立の有無が吸収線量の評価を大きく左右する。その評価は、光子と電子のエネルギーの分布がどのような割合で存在しているのか把握すればよく、高い精度での予測が可能である。

このような検討は、定位放射線照では必要であるが、一般の放射線治療ではエネルギー分布の推定がやや不十分でも全体としてはあまり問題とならないことが多い。

治療計画はモンテカルロ法を利用することが最も望ましいが、現在のところ加速器の一部の構造がブラックボックスとなっていること、物質の正確なデータが得られないこと、計算データが膨大な量となること、計算時間が長いことなどの理由により、放射線治療計画装置にいまだ導入されていない。しかし、数年以内に治療計画装置に導入され、放射線治療のさらなる精度向上が期待できるようになると思われる。また、モンテカルロシミュレーションは、放射線治療計画装置での利用以外にも、検出器の特性、治療装置の特性の把握や線量測定精度の確認などに有用であり、応用分野が広く利用価値が高い。

以上、放射線治療における現場で実際に必要とされる概念を述べた。定位放射線照射においては治療システムや線量評価に、高い精度が要求される。したがって単に装置の性能や物理現象の把握するだけでなく、基本的な理論をよく理解していることが大切である。

[参考文献]
1) 多田順一郎：わかりやすい放射線物理学．オーム社, 1997.
2) 中村尚司：放射線物理と加速器安全の工学．地人書館, 1995.
3) Johns, H. E., Cuningham, J. R.：The Physics of Radiology 4th edition, Thomas, 1983.
4) Kazamark, C. J, Nunan, Craig. S., Tanabe, E：Medical Electron Accelerators, McGraw-Hill, Inc., 1993.
5) 日本放射線腫瘍学会研究調査委員会 編：外部放射線治療装置の保守管理プログラム．通商産業研究社, 1992.
6) 岡島俊三：医学放射線物理学．東京, 南山堂, 1980.
7) 日本医学放射線物理学会：医学物理データブック．日本医学放射線物理学会医学物理データブック委員会, 1994.
8) 日本医学放射線学会物理部会：放射線治療における高エネルギーX線および電子線の吸収線量の標準測定法．通商産業研究社, 1986.
9) 日本医学放射線物理学会測定委員会 編：Stereotactic radiation surgery beams（極小照射野）線量測定マニュアル．放射線医学物理, suppl. 42, 1994.
10) 日本放射線技術学会：放射線治療技術マニュアル．日本放射線技術学会出版委員会, 1998.
11) ICRU Report 37："Stopping Powers for Electrons and Positrons", 1984.
12) 杉山治男：モンテカルロ法による高エネルギー電子及び光子の物質透過に関する研究．電子技術総合研究所研究報告第724号, 電子技術総合研究所, 1972.
13) 加藤秀紀：モンテカルロ計算の放射線技術への応用．日本放射線技術学会, 52・2, 306〜316, 1996.
14) Nelson, W. R., Hirayama, H., Roger, D. W. O.：The EGS4 code system, SLAC-265, 1985.

15）日本放射線技術学会：光子減弱係数データブック．日本放射線技術学会計測部会, 1995.
16）井上俊彦，稲邑清也：医用放射線科学講座；放射線治療学．医歯薬出版, 10, 1998.

（橋本光康）

I-E

微小線束の線量測定

　高エネルギーX線を用いた放射線治療で，照射野が小さくなると照射野内の線量均一部が少なくなり，線量評価精度を高めることが困難になる。これは，横方向の二次電子平衡が成り立たなく，照射野内で半影の占める割合が大きくなることに起因する。このような特性を示す放射線束を微小線束と言い，その吸収線量の測定では，検出器の大きさが線量評価に常に影響する。したがって，放射線場の擾乱や検出器の実効中心を考慮し，可能なかぎり小さい検出器を使用して絶対線量と相対線量分布の評価をする必要がある[1),2)]。

　日本医学放射線物理学会より，線量測定法の統一を図り刊行された高エネルギーX線および電子線の吸収線量の標準測定法[3)]（以下，標準測定法）を用いた場合，小さな照射野での線量測定には適用できない点がある。ここでは微小線束の絶対線量測定と線量分布測定における問題点を指摘し，それらの測定の標準化に向けての実際を述べる。

1. 微小線束の電子平衡と検出器

a. 標準測定と電子平衡

　放射線治療における吸収線量の標準測定法は，Bragg-Grayの空洞原理を基礎として成り立っている。荷電粒子が空洞内を通過するとイオン対を作るが，電離箱を用いて測定を行う場合，空洞に十分な電圧が加えられているとイオン対は再結合することなく各電極に達する。電離電荷を測定するには空洞内で生じた二次電子によって生成されたイオンを測定する必要があるが，図1に示すように，二次電子によって空洞外で生成されたイオンは，空洞（電離箱内）に電圧を加えても収集されないことになる。このような過程において，全てのイオンを収集するのは困難である。

　空洞外で発生した二次電子が空洞内に入射しイオン対を生成したとき，図2に示すように空洞内で発生した二次電子により空洞外に生成されたイオン対数と等しいときに電子平衡が成立する。したがって，電離箱を用いて測定する場合には電離箱壁を薄くし，空洞内に入射する荷電粒子は周囲の媒質から生成されたものとし，電離箱壁からの荷電粒子の発生を無視できるものとしなければならない。または，電離箱壁を厚くし，周囲の物質からの荷電粒子の影響を無視できるようにする必要がある。

b. 検出器

　微小線束の場合，図3に示すように線束の径と検出器の大きさとの関係により，括弧内に表す横方

56   定位照射―その技術と臨床―

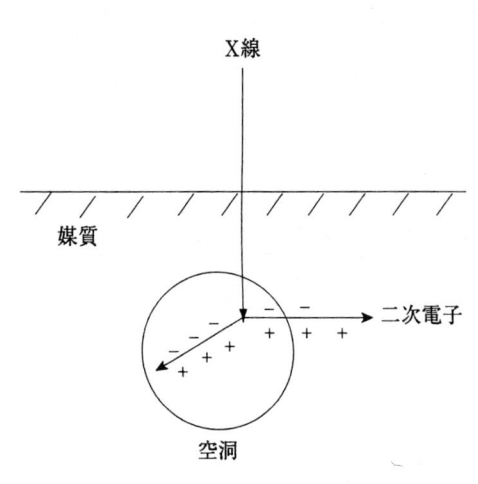

図1　二次電子放出過程

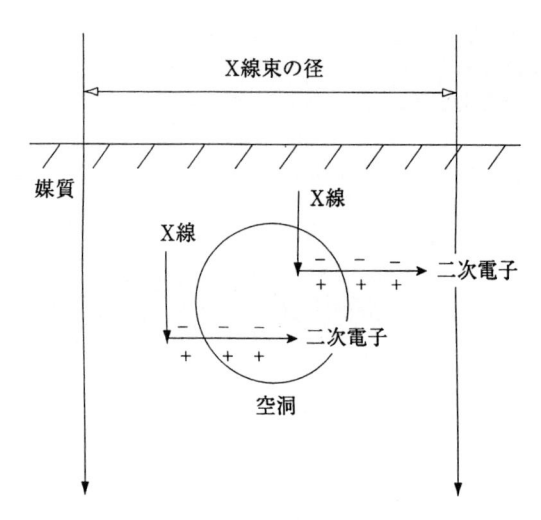

図2　二次電子放出過程
　　（二次電子平衡成立時）

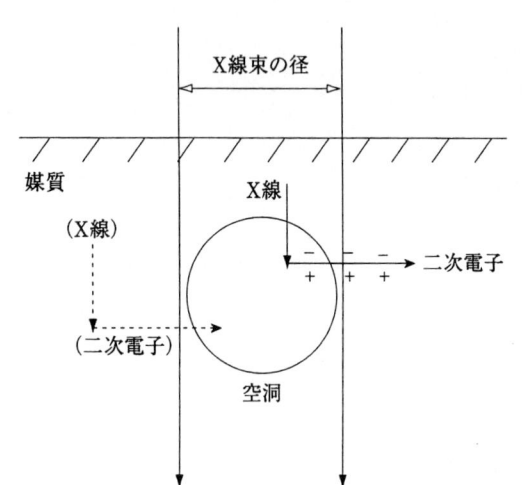

図3　二次電子放出過程
　　（微小線束，二次電子平衡不成立時）

表1　推奨する絶対線量および線量分布測定のための測定器#

線量計	絶対線量	絶対線量	備　考
3mm φ × 3mm 以内の電離箱	可	可	照射野2×2cm²以上，それ以下は補正が必要
Si, ダイヤモンド半導体検出器	可	可	プラスチック被覆で検出部幅1.5mm以下の検出器
熱ルミネセンス線量計	可*	可*	検出部幅1.5mm以下の素子*シートは除く
フィルム	不可	不可	黒化度は1mm φ 又は1×1mm²以下の光ビームで測定すること

#極小照射野の測定マニュアルより

向からの二次電子の存在がなくなる。したがって，空洞内に入射する二次電子数が空洞内から放出される二次電子数より少なくなり，両者により生成されるイオン対数が異なり二次電子平衡が成立しなくなる。このため，使用する検出器は小さい方が好ましく，使用できるものは多種類あるが絶対線量の測定の点から電離箱，シリコン半導体検出器，熱ルミネセンス線量計（thermoluminescent dosimeter：TLD）などが挙げられる。また線量分布の点から，フィルム，ダイヤモンド検出器が利用されている[4]。これらの検出器はそれぞれの特徴を有するため，標準測定法の関係から電離箱による絶対線量の測定が中心となり，それと各特徴を生かした他の検出器との組み合わせが好ましい[5]。

　日本医学放射線物理学会測定委員会から定位放射線照射の測定用に刊行された，極小照射野の線量測定マニュアル[6]（以下，測定マニュアル）に推奨されている各検出器の特徴を表1に示す。

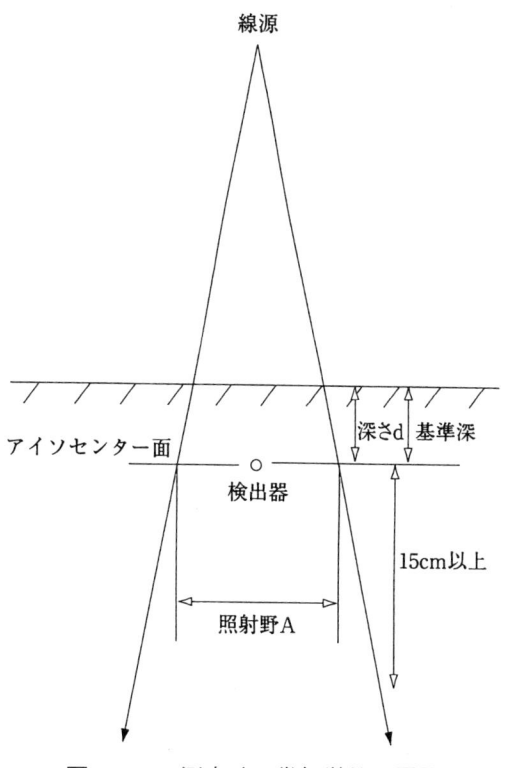

図4 TPR測定時の幾何学的配置図

2. 微小線束の諸特性の測定

a. 組織ピーク線量比の測定

　定位放射線照射（stereotactic irradiation：STI）での深部線量分布には組織最大線量比（tissue maximum ratio：TMR，組織ピーク線量比：TPRと同義）が用いられ，微小線束の線量評価を行う上で重要である。また，測定マニュアルに推奨されているように，1×1 cm^{2}以下の照射野では散乱線の付加がほとんどないので，照射野0×0 cm^{2}に相当する一次線のTMRを測定することも有用である。

1）TMRの測定

　定位照射では，ライナックの架台角度は0°，90°または270°など様々な角度が考えられるが，基本的に架台角0°での測定について述べる。また，検出器はきわめて小さい電離箱を用いた場合を想定し，測定の幾何学的配置図を図4に示す。

（1）微小線束の中心軸上のアイソセンター面に検出器を設置する。使用するファントムは水または水等価ファントムとし，後方が15 cm以上の厚さになるように検出器はその内部に埋没させる。

（2）表面からの深さが，使用するエネルギーでの基準深になるように検出器から線源側へファントムを重ねる。適当なモニタ線量を設定した後，X線を照射し線量計の指示値を読み取る。

（3）さらにファントムを重ね，各深さに同様の照射を行い指示値を得る。

（4）照射野をA，深さをdとしたときのTMR（d, A）は次式で与えられる。

$$\mathrm{TMR}(d, A) = \frac{\text{照射野A, 深さdの線量計指示値}}{\text{モニタ線量}} \div \frac{\text{照射野A, 基準深の線量計指示値}}{\text{モニタ線量}}$$

58　定位照射—その技術と臨床—

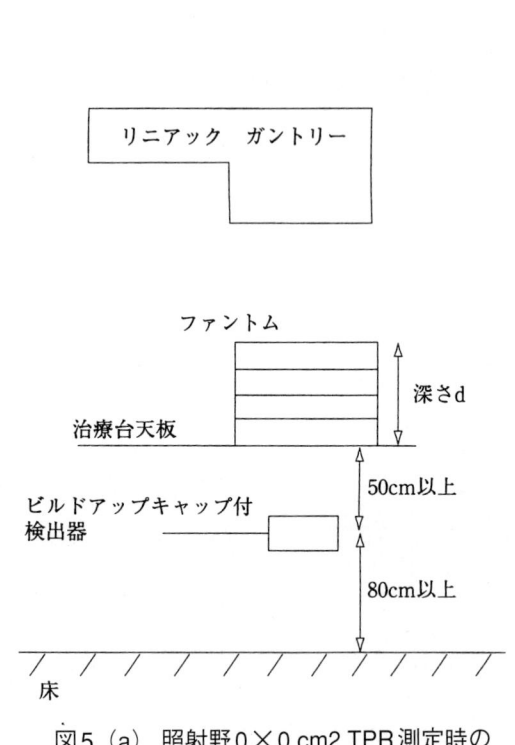

図5（a）照射野0×0 cm² TPR測定時の幾何学的配置図

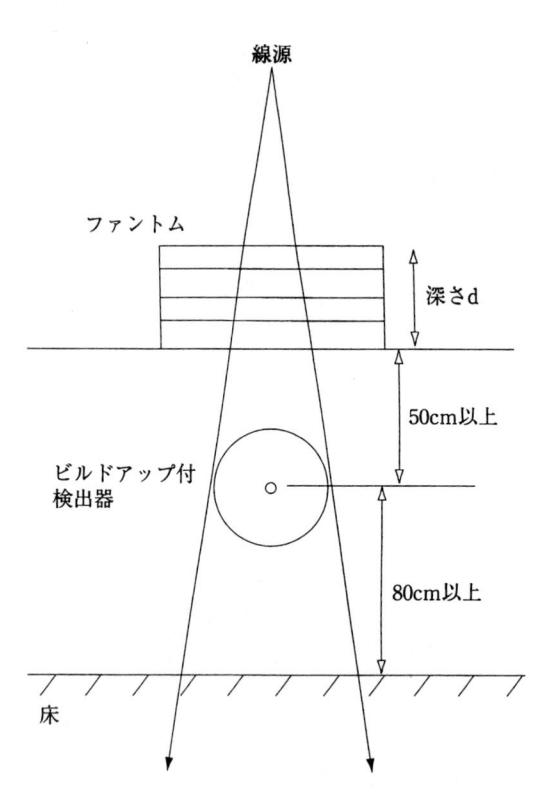

図5（b）照射野0×0 cm² TPR測定時の幾何学的配置図

(5) 例として，AAPM Report 54による6 MV X線のTMRを付録1に示す。

2）照射野0×0 cm²のTMRの測定

照射野0×0 cm²は，散乱線の付加がないという考え方から一次線の減弱曲線の測定として用いる。この場合，検出器がファントムや床などからの散乱線の影響がないような幾何学的配置を取ることが重要である。その配置図を図5（a），（b）に示す。

(1) 電離箱線量計の検出部に，使用するX線エネルギーに対するビルドアップキャップを装着する。
(2) 架台角度を0°とし，電離箱を床上80cm以上に設置する。
(3) 治療台天板は線源と検出器の間に位置させるが，検出器からの距離を50 cm以上離すことが必要であり，ファントムを重ねることを考慮した上で最上位にする。
(4) 照射野は，ビルドアップキャップを含めた電離箱の検出器が入る最小とする。
(5) 適当なモニタ線量を設定した後，X線を照射し線量計の指示値を読み取る。
(6) 治療台天板上にファントムを重ね，各深さに同様の照射を行い指示値を得る。
(7) ビルドアップキャップのみの電離箱の指示値をTMR1.0とし，各深部での値からTMRを計算する。
(8) 深さをdとしたときの照射野0×0 cm²のTMR（d, A = 0×0）は次式で与えられる。

$$\mathrm{TMR}(d, A = 0\times 0) = \frac{\text{深さdの線量計の指示値}}{\text{モニタ線量}} \div \frac{\text{ビルドアップキャップのみの指示値}}{\text{モニタ線量}}$$

3）照射野0×0 cm²のTMRの検討

前項において一次線の減弱曲線を測定するとき，最小の照射野がビルドアップキャップを含めたものであることによる影響を考慮する必要がある。また，床や治療台天板からの散乱線にも注意を要する。したがって，各照射野でのTMRから外挿して得られた照射野0×0 cm²のTMRと比較することが重要である。

(1) 標準測定法にしたがって得られた各照射野のTMRの値から，ファントム厚を媒介変数にして横軸に正方形照射野の一辺の長さ（または照射野面積）を取り，縦軸はTMR値としたグラフを描く。
(2) それぞれの曲線の外挿値から照射野0×0 cm²のTMR値を求める。
(3) 照射野を媒介変数にして横軸にファントム厚を取り，縦軸を対数で表示したTMRとした片対数グラフを描く。
(4) 照射野が小さくなるほどTMR曲線の傾斜は急になり，照射野0×0 cm²のものが最も急峻になることを確認する。
(5) この外挿法で得られた照射野0×0 cm²のTMR値と前項の測定で得られたTMR値を比較する。
(6) 例として，付録2に測定マニュアル中の10 MV X線のファントム厚を媒介変数にし，正方形照射野一辺の長さの関数にして表したTMRを示す。

b. 照射野係数（field factor：FA）の測定

ライナックからの出力線量は，照射野10×10 cm²における吸収線量を基準とし，各照射野における吸収線量を決定するために照射野係数が重要となる。微小線束の測定では，照射野と検出器の大きさが影響するため注意が必要であるが，検出器をきわめて小さいものを用い標準測定法にしたがって照射野係数を測定する。測定時の幾何学的配置図を図6に示す。

(1) ライナックの架台角を0°とし，微小線束の中心軸上のアイソセンター面に検出器を設置する。
(2) 使用するファントムは，水または水等価ファントムとし，後方が15 cm以上の厚さになるように検出器はその内部に埋没させる。
(3) ファントムを重ね，検出器の深さを校正深になるようにして適当なモニタ線量を設定した後，X線を照射し線量計の指示値を読み取る。
(4) 次に各照射野ごとに同様の照射を行い指示値を得る。
(5) 照射野Aおよび10×10 cm²のモニタ線量あたりの線量計の指示値をM（A），M（A = 10×10）とし，照射野Aおよび10×10 cm²の校正深におけるTMRをTMRc（A），TMRc（A = 10×10）とすると，照射野係数FAは次のようになる。

$$F_A = \frac{M（A）}{M（A = 10 \times 10）} \times \frac{TMRc（A = 10 \times 10）}{TMRc（A）}$$

(6) 例として，AAPM Report 54による6 MV X線のoutput factor（この場合，照射野係数と同意）を付録3に示す。

c. 軸外線量比（off center ratio：OCR）の測定

微小線束の横方向の線量分布には，同一深部の中心軸からの軸外線量比（OCR）を測定して評価される。これにより，線量計の位置精度や設置の再現性の検討や幾何学的照射野の検討が可能となる。

基準線量計はもとより，各検出器では照射野内に包括させるのは困難であり，正確な位置精度を得

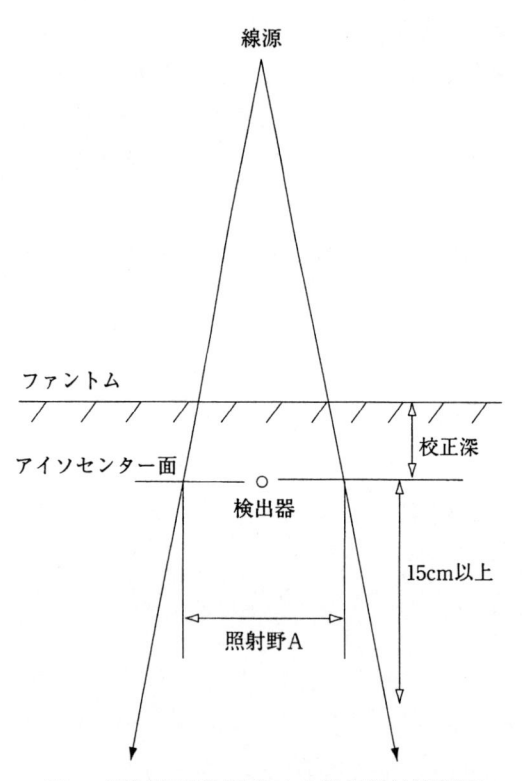

図6　照射野係数測定時の幾何学的配置図

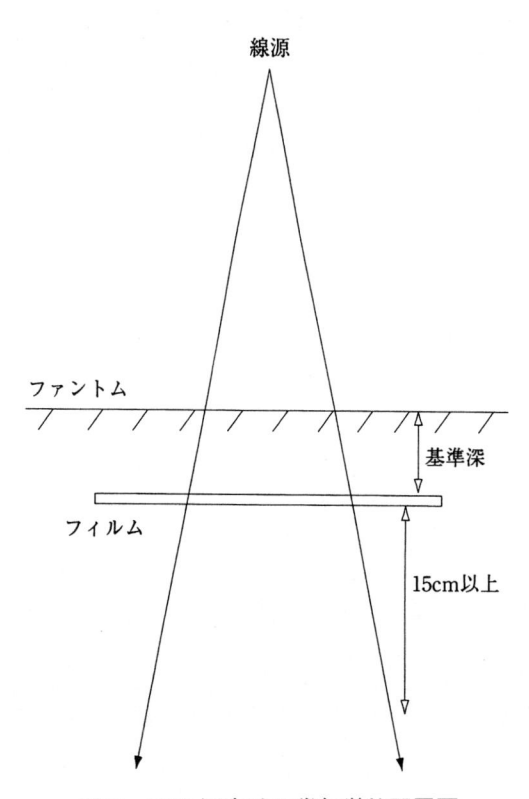

図7　OCR測定時の幾何学的配置図

るには問題がある。そこでOCRの測定に関して，位置の分解能の優れたフィルムの使用が有効であるため幾何学的配置図を図7に示し，手順を以下に述べる。

(1) 微小線束に対し垂直な平面上のファントムにフィルムを設置し，後方が15cm以上の厚さになるようにする。
(2) ファントムを重ね基準深とし，適当なモニタ線量でX線を照射しフィルムを現像する。
(3) 黒化度は，直径1mm以下または1×1mm以下の光ビームをもつ濃度計を用いて測定する。
(4) この値を線量—黒化度特性曲線を用いて吸収線量分布に変換し，ビームの中心軸に対するOCRとして表示する。
(5) 各深部においてフィルムを設置し，それぞれのモニタ線量で照射した後，同様に測定を行いOCRを表示する。
(6) 例として，AAPM Report 54による6 MV X線のビームプロファイル（OCRと同意）を付録4 (a) ～ (c) に示す。

微小線束の諸特性を測定するこにより，二次電子の飛程に関係して照射野の境界領域での線量の著しい減少が現れる。したがって，検出器の位置の精度が測定結果に影響を及ぼすことになる。電離箱を用いる場合，標準測定法で定められているように，電離箱の集電極が同一線量内に包括されることを前提としているため，必然的に容量の小さい線量計が必要になる。

微小線束の線量測定において，吸収線量の絶対測定と相対測定，そして線量分布の評価が重要である。本章で示した諸特性について，数種類の検出器を用いて測定し，それぞれの検出器の特徴を十分に把握した上で，微小線束を評価し線量決定をする必要がある。

付録1 コリメータの直径，12.5mm，22.5mm，30.0mmにおける深さ1.5cmから20cmでの6MV X線のTMR値。照射野の直径，30.0mmから12.5mmの減少にともない，深さ10cmの間で8％のTMRの減少が現れている。

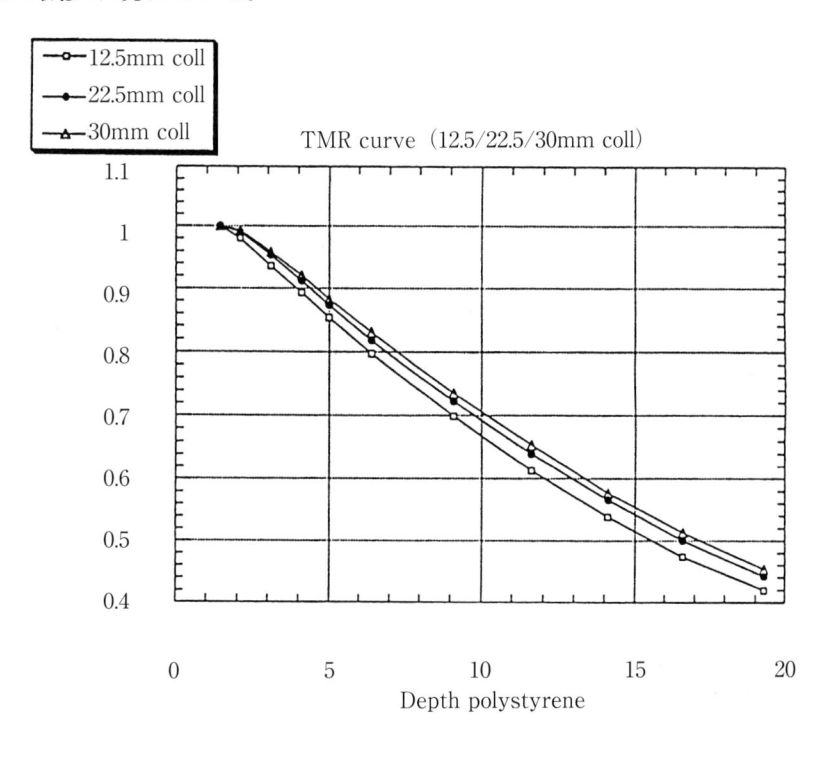

付録2　深さを媒介変数にし，正方形照射野一辺の長さの関数にして表したTMR。

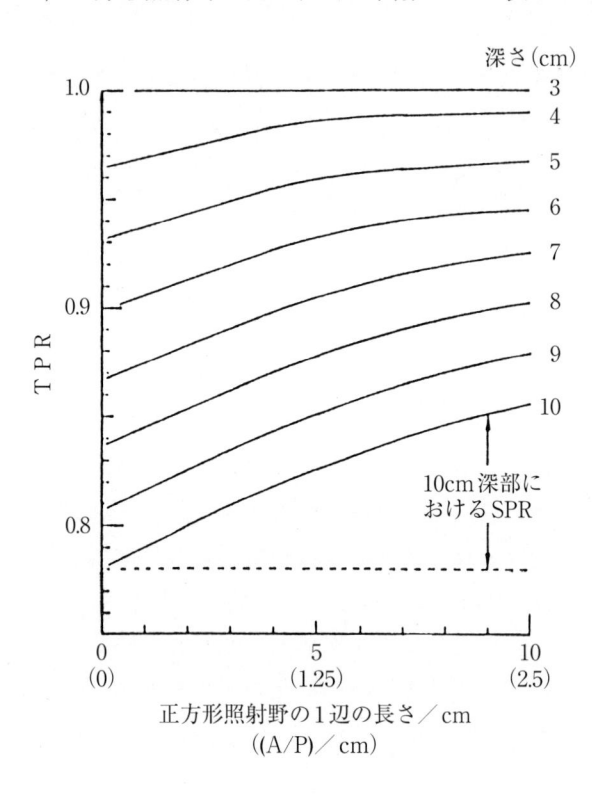

正方形照射野の1辺の長さ／cm
((A/P)／cm)

付録3　アイソセンター位置でのコリメータ直径12.5〜40.0mmを用いて得られた6MV X線の照射野係数。

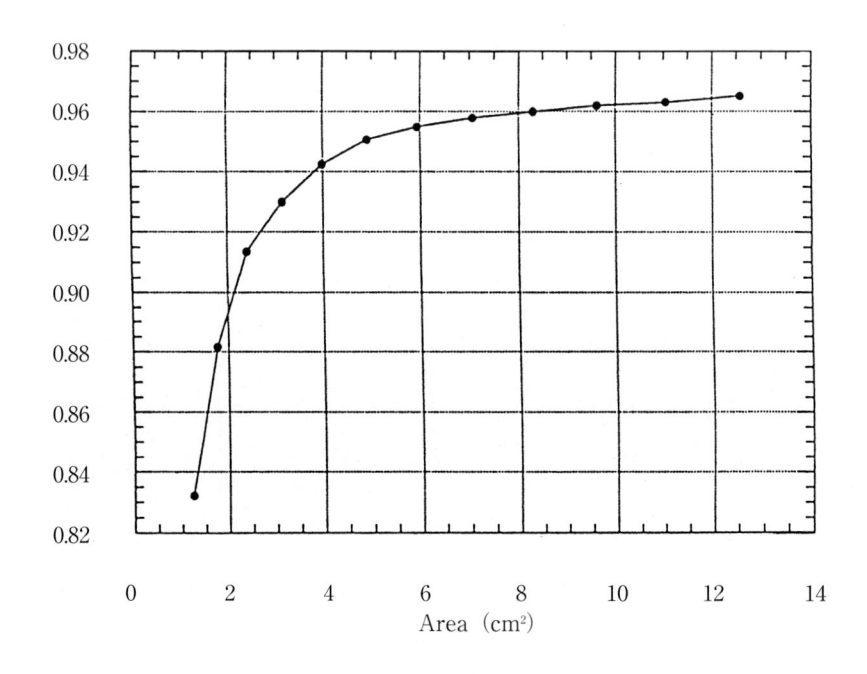

Area (cm²)

付録4　直径12.5, 22.5, 30 mmの照射野におけるOCR曲線。
　このOCR曲線は，Welhofer, Lumisys laser film digitizer, Truvel film scannerの3通りのシステムを用いて測定した。これら3つのデータはおよそ同じ値を示し，読み取り装置によって現実のビームデータと代わることはない。

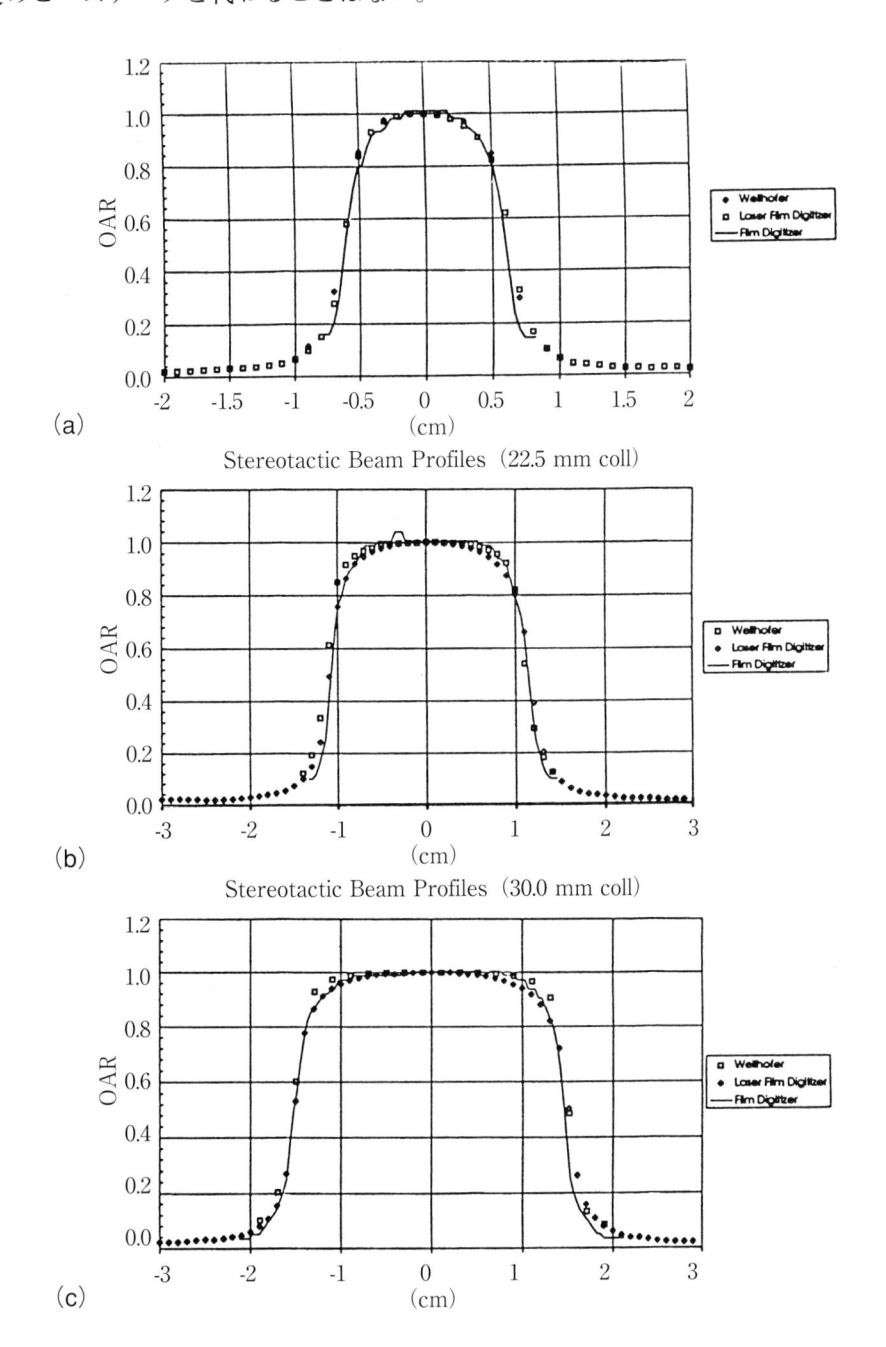

(a) Stereotactic Beam Profiles（22.5 mm coll）

(b) Stereotactic Beam Profiles（30.0 mm coll）

(c)

[参考文献]
1) 平岡 武, 小俣 要, 福村明史, 入船寅二, 大谷浩樹：小照射野治療のための線量測定．日本放射線技術学会雑誌, **51**・12, 1764～1769, 1995.
2) Steve, W.：The Physics of Three-Dimentional Radoation Therapy-Conformal Radiotherapy, Radiosurgery and Treatment Planning, Institute of Physics Publishing Bristol and Philadelphia, 1993.
3) 日本医学放射線学会物理部会：放射線治療における高エネルギーX線および電子線の吸収線量の標準測定法．通商産業研究社, 1989.
4) 津田政行, 入船寅二, 大谷浩樹：高エネルギーX線の線量分布測定を目的としたTVS-EPフィルムの特性．**17**・3, 143～150, 1997.
5) Hiroki, O., Toraji, I., Hidetoshi, S., Masahiro, F., Yoshiyuki, N., Kenichi, F., Takeshi, H.：Dosimetric Characterization of Radiosurgery X-ray Beams with Film and Ditectors. Bullitin of Tokyo Metropolitan College of Allied Medical Sciences, **10**, 31～37, 1997.
6) 日本医学放射線物理学会測定委員会 編：Stereotactic radiation surgery beams（極小照射野）線量測定マニュアル．放射線医学物理, suppl. 42, 1994.

（大谷浩樹）

I-F 定位照射の医療経済

放射線治療に関わる経済的諸問題の研究方法は次のようなものがある。

1. 費用最小分析（cost-minimization analysis）

いくつかの治療法の治療効果（副作用を含んだ評価）が同等であると仮定して費用のみを比較検討する。最も単純な方法であり，新しい治療法の導入に際して最初に検討されることである。しかしながら，がんの臨床においては効果，有害事象，QOLなどがすべて同じ治療成績であることは仮定上とはいえ前提とし難い。

2. 費用効果分析（cost-effectiveness analysis）

一定の効果を受けるために必要な費用を算出して比較検討する。ある明確な目的（たとえば白血球減少の予防効果など）を持った評価を行う場合に有効な方法である。通常は生存率と費用の関係を比較する方法が使われる。

3. 費用有用性分析（cost-utility analysis）

費用を生存年のみでなく，QOLで調整された余命 Quality Adjusted Life Year（QALY）で評価する方法で，1.0QALYあたりの費用を比較する。治療後まったく健康状態での1年の余命を1.0QALYとし，治療後の後遺症で0.5と評価される健康状態で2年生きた場合の1.0QALYと同等の評価となる。この評価法は今後の経済評価の主流となると考えられる。

4. 費用便益分析（cost-benefit analysis）

治療の結果（生存期間，再発率，合併症，QOLなど）のすべてを金額で評価して比較検討する。人間の健康状態をすべて金額に換算することに対する心理的抵抗を無視すれば実用的方法である。

1. 健康保険制度の特徴と放射線治療

医療行為の経済評価は医療制度のあり方により，国ごと，時代ごとに異なってくる。またその評価は医療に対する各人の立場（経営者か，主治医か，患者か，保険の支払者かなど）によって異なってくる。分析に用いられる数字の一部は哲学的，倫理的問題（特にQALYの測定など）を含んでおり，

表1 リアニックによる定位放射線の高度先進医療費の実際

(円)

施設名	機器使用料	人件費	消耗品費	その他	合計
A大学	489,390	106,184	25,824	707	622,105
B大学	116,690	62,562	0	2,857	182,109
C大学	449,500	145,100	5,400	0	600,000
D大学	58,871	41,536	18,836	259	119,502
E大学	274,390	60,305	116,600	19,300	470,595
モデル1*	690,000	50,954	0	38,993	779,947
モデル2*	644,000	85,407	6,011	38,993	774,411
平均	388,977	78,864	24,667	14,444	506,953

＊：モデルはJASTRO健保委員会の試案
モデル1は定位手術枠使用の場合，モデル2はシェルによる固定の場合。

すべての立場の人の同意を得ることは困難な事柄である。

さてわが国の医療経済の基本は，わが国独特の診療報酬制度である。現在の診療報酬制度は国民皆保険の上に成り立つ。すべての医療行為は1点10円の点数で値段が決まっている。歴史的に見てわが国の医療は，欧米と異なり個人の診療所を中心に制度化されてきた経緯があり，医療行為の点数設定は診療所中心の診療報酬体系が原形となっている。したがって医師などの行う診療サービス（doctor's fee, 医師の技術料に相当）とキャピタルコスト（hospital feeに相当，土地・建物，施設などの資本的経費）の区別が行われず，これらすべてを診療報酬でカバーするというシステムから成り立っている。しかしながら病院主導型となった現在の医療施設の現状にはそぐわないシステムとなってきている。

そのため放射線治療，とりわけ定位放射線照射のようなきわめて専門的（専門医・技師も少ない）で，しかも一定規模以上の病院でしか行われない医療行為を現行の診療報酬システムの中で，専門医師・技師の技術料を評価し，高額機器を減価償却し，かつ付加報酬（利益）を挙げることは困難となってきている。

2. 定位照射と高度先進医療

定位放射線照射は平成7年1月に長崎大学で高度先進医療の認可を受けたのを皮切りに，平成10年1月までに13施設が認可を受けている。平成8年8月〜9年7月の1年間の患者数は107名で，その費用の総額は約1億2,000万円，内訳は特定療養費（保険診療分）5,300万円，高度先進医療費用6,700万円であった。1件あたりの高度先進医療費は約62.6万円であった。これらの実績の結果，平成10年4月の診療報酬改定でライナックによる定位放射線照射は健康保険に導入され，健保点数の62,000点の根拠となった。

高度先進医療に関わる費用の内訳は機器使用料，人件費，消耗費から成り立つ。**表1**に高度先進医療の申請を行った代表的な施設における，費用算定根拠と日本放射線腫瘍学会健保委員会で行った試算の例を示す。定位照射に関わる費用の算定根拠が，各施設によって大きな差があることがわかる。機器使用料の差は固定が侵襲的であるか非侵襲的であるかで異なるとともに，放射線治療計画装置が三次元線量分布作成の可能なレベルのものとそうでないものとで差が出てくる。人件費の算定も施設ごとで異なるが，単位時間の人件費よりも関わる人数と時間の差異の方が大きく異なっているための算定差である。

表2 慶應義塾大学病院における転移性脳腫瘍およびAVMの治療費実績（平成9年度）

	入院期間	総費用（点数）	入院料（点数）
定位手術的照射（SRS） 2例平均	8.5日	83,990	13,843
手術 5例平均	31.4日	241,909	47,002

表3 孤立性転移性脳腫瘍の治療の費用と費用効果比〈文献1）より〉

	手術症例	定位手術的照射症例
合併症のない症例の費用	$27,587	$20,209
有害事象に対する費用	$2,874	$2,534
合計費用	$30,461	$22,743
費用効果比（/life yr）*	$32,149	$24,811
費用効果比の増加分（/life yr）**	$52,384	$40,648

＊Cost effectiveness　＊＊Incremental cost effectiveness（本文参照）

3. 手術との比較

　表2は慶応義塾大学病院における転移性脳腫瘍、またはAVMに対するライナックによる定位手術的照射（Sterotactic Radiosurgery：SRS）と手術例の総費用の実績である。SRSは手術の約1/3の費用であった。また入院期間も手術の約1/3であった。SRSは直接経費のみならず誘導経費（ある医療行為に追加的にかかる経費であり、手術に必要な検査、処置料など）が手術よりも少ないという費用上の利点がうかがわれる。結局、SRSは手術に比べて約1/3の費用で転移制性脳腫瘍の治療を行っていることになる。長期観察による治療成績が同じであれば、SRSは手術より3倍費用効果比が高いことになる。Rutiglianoら[1]は単発性の転移性脳腫瘍に対する従来の全脳照射単独（Whole Brain Radiation：WBR群）、手術とWBR併用療法（OP群）、およびWBRとガンマナイフによる定位照射（SR群）の3群の治療法の詳細な費用効果分析を行っている。その分析の一部を表3に示す。OP群とSR群を比較すると、総費用でも有害事象に対する費用でもSRの方が少ない費用で行われている（25.8％と22％）。また1生存年に対する費用（cost effectiveness）および従来の標準的な治療法であるWBRと比較した場合の増加費用（incremental cost effectiveness）ともに、SR群の方が優れている（それぞれ22.8％と22.4％少ない）。算定上いくつかの仮定はあるものの、費用効果比でSRの優位は明らかである。特にSRにおいては治療死（手術死）がないことは、費用効果の面からも大きな因子と考えられている。

　ガンマナイフによる定位照射での優位が明らかであるので、ライナックによる定位放射線照射の場合はライナックが多くの施設で償還期間が相当進んでいること、汎用性があること、および現在までの治療効果はガンマナイフによるものとライナックによるものの差異が認められないことから、費用効果的にはさらに優位になる。しかしながらPorterら[1]は、小さなAVMでは早期に出血の危険を脱すること、治療の成功率が高いことを考慮すると手術の方が1.0QALYあたりの費用効果は手術の方が優位であるとしている。だが手術による（手術死を含む）有害事象の評価に異論のあるところである。

　またVon-Roijenら[2]は聴神経種に対する手術とガンマナイフによる定位照射を比較して、定位照射

の方が手術に比べて58％も少ない費用ですんだことを報告している。ガンマナイフによる報告であるのでライナックの場合はさらに大きな差が出てくる。

諸家の報告を総括すれば，定位照射による治療費が手術の場合より低いことは共通しているものの，特にガンマナイフの場合の機器購入費，建物開設費用の評価が一定していないので比較は容易ではない。また年間の患者数の推定を，Rutiglianoら[3]は150例/年で計算しているが，わが国の実情から一施設で年間このくらいの症例を治療することはきわめて困難であろう。しかしながらライナックの場合はその汎用性を考えれば，経済的にははるかに優位であるといえる。

我々の施設における実績から判断すると，手術に関わる費用は手術費（麻酔費用を含む）の約45％の誘導費用（検査，処置に関わる費用）を必要としている。これに対して放射線治療は約25％の付加費用の実績を示している。

現在頭蓋内腫瘍摘出術は70,000点，脳動静脈奇形摘出術は76,000点である。手術時間を5時間として79,530点，85,530点が基準となる。それぞれに45％の付加費用が加わる。定位放射線照射は総額62,000点で，これに25％の付加費用が加わるものとする。

基本的な費用を比較すると定位放射線照射に比べて頭蓋内腫瘍摘出術は1.49倍，脳動静脈奇形摘出術は1.60倍の費用がかかると推定される。

治療結果が同じであると推定すれば，定位放射線治療が費用効果比で手術より優れていることは明らかであるが，現在のところ長期観察による治療結果の比較がなされていないので今後の問題として残る。特に手術における早期の症状軽快の利点をどのように経済評価するかが課題である。転移性脳腫瘍の場合は予後の制限されている症例が多いので，QOLの向上・維持の観点から放射線治療が今後も推奨されことになるが，費用効果の観点から定位放射線照射が勧められる。

［参考文献］

1) Porter, P. J., Shin, A. Y., Detsky, A. S., et al.：Surgery versus stereotactic radiosurgery for small, operable cerebral arteriovenous malformations ; a clinical and cost comparison. *Neurosurgery* **41**, 757～64, discussion 764～766, 1997.
2) Van, R. L., Nijs, H. G., Avezaat, C. J., et al.：Costs and effects of microsurgery versus radiosurgery in treating acoustic neuroma. *Acta. Neurochirurgica*, **139**, 942～948, 1997.
3) Rutigliano, M. J., Lunsfordm L. D., Kondziolka, D., et al.：The cost effectiveness of stereotactic radiosurgery versus surgical resection in the treatment of solitary metastatic brain tumors. *Neurosurgery*, **37**・445～453, 1995.

（土器屋卓志）

I-G 定位照射施行の実態

　我々は，定位放射線照射における国内実態調査目的で，平成8年8月と平成9年8月に我が国におけるリニアックを用いた定位放射線照射の現況を調査するために，全国アンケート調査を行った[1〜5]。このアンケートは，阿部光幸厚生省がん研究助成金計画研究班班長（前国立京都病院院長）名で発送して調査した。アンケート作成には，北海道大学の白土博樹先生と慶應大学の國枝悦夫先生の御協力を得た。

　アンケートを発送した対象は，平成8年度の調査では，日本国内の年間放射線治療新患者100名以上の放射線治療施設である約270施設に発送した。平成9年度調査では，平成8年度の調査で開始済みであった38施設と開始予定と回答した37施設の国内合計75の放射線治療施設に発送した。平成9年12月末日までに定位放射線照射を行っている国内47施設中38施設から返答を得た。症例の集計は平成8年度調査が平成8年8月末まで，平成9年度調査が平成9年8月末までであった。本報告では，このアンケートの結果を分析する。

1. アンケート調査結果

a. リニアックを用いた定位放射線照射を行っている施設数の実態調査

　平成9年度までのアンケートで，リニアックを用いた定位放射線照射を開始していると解答した施設数は，以下の47施設であった。

　平成9年度のアンケートに返答があった38施設名は，東邦大附属大森，長崎大，北海道大，宮崎医大，順天堂大，杏林大，慶應大，旭川厚生，群馬大，宮城県立がんセンター，三重県総合医療センター，神奈川県立がんセンター，東大，日鋼記念，旭川医大，社会保険中央，国立呉，神戸大，熊本大，愛知県がんセンター，倉敷中央，市立島田，金沢医大，神戸市立中央，東海大，慈恵医大，産業医大，癌研，国立がんセンター東，名古屋第一日赤，自治医大，東北大，国立がんセンター中央，防衛医大，大阪市立大，福井医大，広島大，京大（順不同，病院略）であった。

　平成8年度のアンケートでは返答されたが，平成9年度のアンケートでは返答を得られなかった9施設は，帯広厚生，青森県立中央，福井済生会，三重大，大分医大，国立東京第二，日大板橋，岸和田市民，久留米大（順不同，病院略）であり，平成8年度のアンケート返答結果を参考にした。

　参考までに，平成10年3月までにガンマナイフが導入されている国内施設は，以下の21施設である。東大，小牧市民，中村記念，日高，茅ヶ崎徳洲会総合，古川星陵，藤枝平成記念，横浜労災，新須磨，

表1 平成9年8月までの我が国におけるリニアックを用いた定位放射線照射実績

(カッコ内は平成8年8月調査結果)

悪性脳腫瘍	脳転移	1399	47.0%	(860)
	悪性グリオーマ	275	9.2%	(166)
	その他	135	4.5%	(88)
良性脳腫瘍	聴神経腫瘍	233	7.8%	(171)
	髄膜腫	145	4.9%	(98)
	下垂体腺腫	60	2.0%	(32)
	頭蓋咽頭腫	28	0.9%	(17)
	その他	72	2.4%	(53)
脳血管性病変	脳動静脈奇型	350	11.8%	(247)
	その他	40	1.3%	(30)
機能性脳病変	てんかん他	0	0	(0)
脳外病変	上咽頭癌	23	0.8%	(前回未調査)
	肺癌	80	2.7%	(前回未調査)
	肝癌	34	1.1%	(前回未調査)
	その他	108	3.6%	(91)
治療患者総数		2982		(1853)

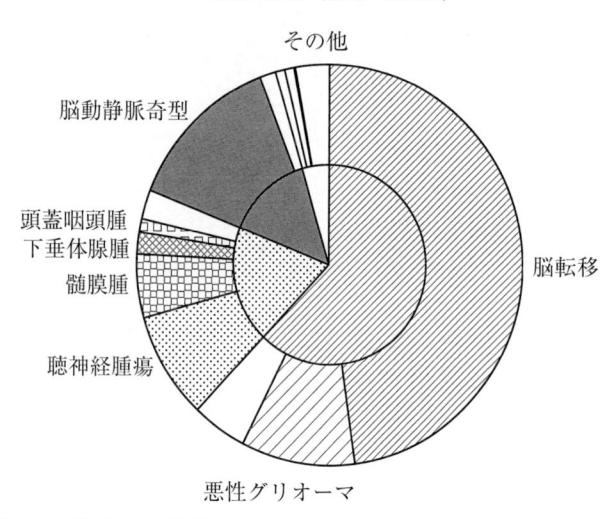

図1 平成9年8月までの日本におけるリニアックを用いた定位放射線照射実績

東京女子医大,高井,大阪市立総合医療センター,向陽,和白,関東通信,藤元,浅ノ川総合,城山,北日本脳神経外科,千葉循環器センター,岡村一心堂(導入順,病院略)。

b. 対象疾患

現在までに国内でリニアックを用いた定位放射線照射が行われた疾患の総数と内訳は,表1と図1に示す(平成9年8月末まで)。

平成9年の調査で定位手術照射(1回照射)と定位放射線治療(分割照射)の区別が明記された症例の内訳を表2と図2,図3に示す。

参考までにレクセル社の資料による平成9年12月末までの国内のガンマナイフの治療実績総数と内訳を表3,図4に示す。

表2 平成9年度調査で，1回照射か分割照射かの記載があったもの

悪性脳腫瘍	脳転移	一回照射 729, 分割照射 314
	悪性グリオーマ	一回照射 127, 分割照射 65
	その他	一回照射 117, 分割照射 54
良性脳腫瘍	聴神経腫瘍	一回照射 110, 分割照射 31
	髄膜腫	一回照射 97, 分割照射 13
	下垂体腺腫	一回照射 34, 分割照射 19
	頭蓋咽頭腫	一回照射 11, 分割照射 5
	その他	一回照射 41, 分割照射 13
脳血管性病変	脳動静脈奇型	一回照射 219, 分割照射 19
	その他	一回照射 19, 分割照射 5
機能性脳病変	てんかん他	一回照射 0, 分割照射 0
脳外病変	上咽頭癌	一回照射 6, 分割照射 20
	肺癌	一回照射 5, 分割照射 75
	肝癌	一回照射 3, 分割照射 32
	その他	一回照射 16, 分割照射 85
治療患者総数		一回照射 1534, 分割照射 750

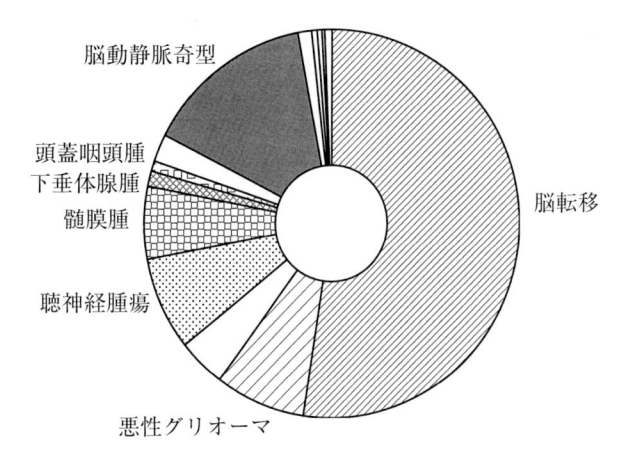

図2 平成9年度のリニアックを用いた定位放射線照射の全国調査で，1回照射の記載があったものの疾患分類

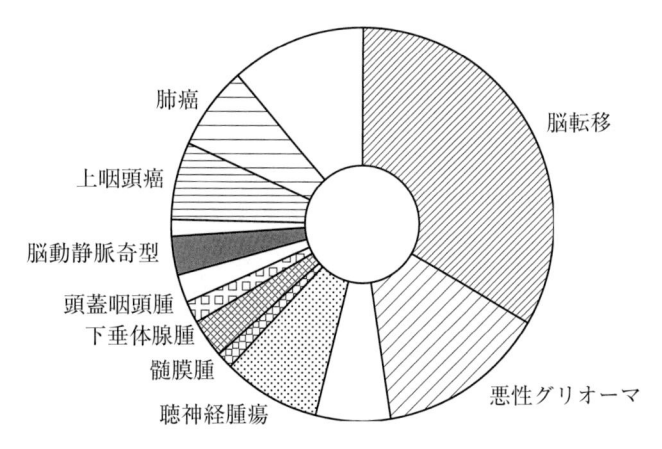

図3 平成9年度のリニアックを用いた定位放射線照射の全国調査で，分割照射の記載があったものの疾患分類

表3 平成9年12月までの我が国におけるガンマナイフを用いた定位放射線照射実績

悪性脳腫瘍	脳転移	4,322	(29.8%)
	グリオーマ	876	(6.0%)
	その他	426	(2.9%)
良性脳腫瘍	聴神経腫瘍	1,994	(13.8%)
	髄膜腫	1,632	(11.2%)
	下垂体腺腫	694	(4.8%)
	頭蓋咽頭腫	264	(1.8%)
	その他	517	(3.6%)
脳血管性病変	脳動静脈奇型	3,578	(24.7%)
	その他	112	(0.8%)
機能性脳病変	てんかん他	0	(0)
脳外病変	上咽頭癌	78	(0.5%)
	眼腫瘍	7	(0)
治療患者総数		14,500	

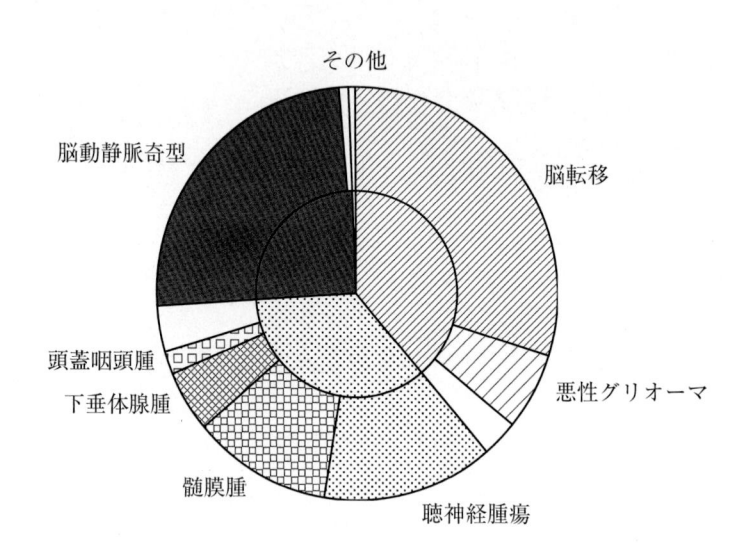

図4 平成9年12月までの日本におけるガンマナイフを用いた定位放射線照射実績

c. 固定具（カッコ内は前年度調査結果）

使用固定装置は，定位手術照射として，駒井式（瑞穂）が8施設（10施設），Fischer-STP システム（Leibinger社）が7施設（7施設），Leksell（Leksell社）が6施設（9施設），BRW（Radionics社）が6施設（6施設），RADFRAMEが1施設，自己開発が1施設（3施設）であった。定位放射線治療としては，シェルが4施設，Fischerが3施設，GTC（Radionics）が2施設，RADFRAMEが1施設，P Referenceが1施設，ユニクフレームが1施設であった。

d. 治療計画装置（カッコ内は前年度調査結果）

治療計画に用いられた装置では，Focus（CMS）が5施設（7施設），RPS-700U（三菱）が5施設（4施設），Modulex（CMS）が4施設（9施設），Fischer-STP3（Fischer）が3施設（4施設），Xknife-3（Radionics）が3施設（3施設），ライナーメスが2施設，CADPLANが2施設，Render Planが1施設，

P Referenceが1施設，自己開発が1施設（3施設）であった。

e. 人員配置（カッコ内は前年度調査結果）

定位脳照射に従事するスタッフは，各施設あたりに単純平均すると放射線治療医が1.5人（1.4人），脳外科医が0.8人（0.9人），放射線技師が2.2人（2.0人），放射線物理士が0.1人（0.1人），看護婦が0.6人（0.7人）であった。

f. Quality Assuarance

照射装置（ガントリーおよび治療台）の位置決め精度を毎回の治療ごとに確認していると返答したのは16施設で，確認していないと返答したのは13施設であった。他の9施設は，この項目に記載がなかった。

確認方法は，確認用具（マーカー）を用いてリニアックグラフィで確認しているのが10施設，リニアックグラフィを用いて視覚的に確認しているのが6施設，ファントムを用いて確認しているのが1施設，電子的照射野照合装置（EPID）を用いて確認しているのが1施設であった（回答に重複あり）。

現在の各施設の照射装置（ガントリーおよび治療台）の回転中心位置精度を質問したところ，0.5mm以内が2施設，1mm以内が12施設，1.5mm以内が1施設，1〜2mmが2施設，2mmが6施設，2〜3mmが1施設との自己申告があった。

ナロービームの線量測定は，深さ方向としてマイクロチェンバーが12施設，フィルム法が10施設，半導体チェンバーが15施設で用いられていた。OCR（Off-center ratio）は，フィルム法が24施設，半導体チェンバーが8施設，マイクロチェンバーが3施設で用いられていた（回答に重複あり）。

線量測定を行ったコリメータサイズは（複数回答可能とした），10mm以下が2施設，10mmが8施設，20mmが15施設，30mmが13施設，40mmが5施設，その他のサイズが6施設という解答であった。

2. 考察

リニアックを用いた定位放射線照射とガンマナイフを用いた定位放射線照射とを比較すると，若干の集計時期の差はあるものの，現在までのリニアックを用いた定位放射線照射患者累積総数はガンマナイフを用いた定位放射線照射の約1/5であった。そのなかで治療患者対象としては，転移性脳腫瘍が占める割合が，リニアックを用いた定位放射線照射の場合において高く，逆に血管性病変の占める割合が低いようであった。また，リニアックを用いた定位放射線照射の約1/3は分割照射法（定位放射線治療）として行われている実態が明らかになった。また，予測されたように，肺癌や肝癌などの体幹部腫瘍に対してはリニアックでのみ照射が行われていた。

定位放射線照射のための固定具や治療計画装置については，各社各々異なった特徴を持つが，それぞれに長所と短所があり，装置間の性能の評価は難しい。ただ，各固定具を用いた場合の標準的な固定精度は各施設で測定し，確認しておく必要がある。

次に，リニアックを用いた定位放射線照射に従事する人員については，放射線治療医が1名か2名，脳外科医が1名，放射線技師が2名，看護婦が0.5名という，我が国の平均的な実態が明らかになった。各施設で，放射線治療医と脳外科医との連携が比較的うまく行われているようである。しかし一方では，放射線治療の精度管理に重要な役割を果たす放射線物理士が国内の治療施設にほとんど勤務していないことや，看護婦が約半数の施設で定位放射線照射に関与していないことは今後の解決すべき課

題である。

　リニアックを用いた放射線治療において，最も重要なことはその照射装置の精度管理である。今回の調査は，すべて自己申告であったが，施設によっては装置やベッドの回転中心精度が低いと自己申告した施設もあった。今後は，明確なQAツールを作成し，リニアックを用いた定位放射線照射を行うための最低限のQA基準を保証する必要があろう。

　現在までのリニアックを用いた定位放射線照射の歴史は，国際的にもガンマナイフと比較して一歩遅れをとっている。我が国においても，現在までの治療患者総数は，ガンマナイフがリニアックの約5倍である。しかし，平成8年度と9年度の調査の間に新しく定位放射線照射を開始している施設は，リニアックを用いた施設が9施設でガンマナイフを用いた施設が3施設と，リニアックを用いて定位放射線照射を開始する施設数が多い。また，平成8年調査と9年調査を比較しても，リニアックを用いて定位放射線照射を受けた累積患者数が，わずか1年間で1.6倍に急増している。

　平成10年度の健康保険制度の改訂により，ガンマナイフとリニアックを用いた定位放射線照射は同一の63,000点となり，医療経済学的には，リニアックを用いる方が効率的であるために，今後もリニアックを用いて定位放射線照射を開始する施設が増加することが予測される。

　一方で，ガンマナイフは定位放射線照射専用器であるが，リニアックは通常外照射にも用いることができるために装置の精度保証（QA管理）が必須である。リニアックを用いた定位放射線照射の場合，各施設のQAが不十分であれば充分な定位放射線照射とはいえない。今後はQAを充分に保証したリニアックを用いた定位放射線照射の実現と検証が求められている。

　我が国におけるリニアックを用いた定位放射線照射の現況を調査し報告した。今後もますます，リニアックを用いた定位放射線照射を実施する施設が増加するものと思われ，本研究のように国内の定位放射線照射の現況とQAを定期的にサーベイすることの意義も大きいと思われた。

[参考文献]

1) 永田　靖，小久保雅樹，根来慶春，光森通英，笹井啓資，平岡真寛，阿部光幸：我が国における定位放射線照射の現況．第7回日本定位的放射線治療研究会抄録, p57, 1998.
2) 小久保雅樹，永田　靖，根来慶春，光森通英，笹井啓資，平岡真寛，阿部光幸：直線加速器を用いた定位放射線照射に関する臨床調査症例．第7回日本定位的放射線治療研究会抄録, p58, 1998.
3) 平岡真寛，永田　靖，小久保雅樹・他：高精度原体照射と定位的放射線治療の適応と精度管理に関する研究．厚生省癌研究助成金「阿部班」平成8年度報告書．
4) 平岡真寛，永田　靖，小久保雅樹・他：高精度原体照射と定位的放射線治療の適応と精度管理に関する研究．厚生省癌研究助成金「阿部班」平成9年度報告書．
5) 阿部光幸，永田　靖，平岡真寛・他：放射線治療施設の基準化に関する提案．日放腫会誌, 10, 223～232, 1998.

（永田　靖）

I-H 定位照射後の効果判定

　定位照射の治療効果は，従来の放射線治療の場合と同様で，治療前後の病巣部の大きさや活動性の変化を評価することで判定する。

　定位照射は，頭蓋内病変を中心に臨床応用が進められているが，病巣が中枢神経系の深部に存在することが多いため，これらの病変の治療効果を判定する場合，肉眼的評価は不可能であり，生検などの病理組織学的な判断にも困難をともなう場合が多い。このため，治療効果の判定は，もっぱら各種の画像診断に依存することになる。

1. 治療効果の判定に用いられる画像診断法とその特徴

　用いられる画像診断法としては，CT 検査，MRI 検査，血管造影検査，核医学検査などが挙げられる。CT 検査，MRI 検査，血管造影検査では，病変の形態学的な変化の観察が中心となる。これに対して，核医学検査では，病巣部の代謝などの機能的な変化の評価に重点がおかれる。

a. CT 検査

　頭蓋内病変の観察には，最も一般的な検査法である。X 線被曝の問題があるが，装置も広く普及しているので，容易に非侵襲的に，検査が施行できる。出血性変化や骨病変の検出にも優れているが，頭蓋骨で囲まれた後頭蓋窩の観察はアーチファクトが強く難しい。血管性病変，腫瘍性病変ともにヨード造影剤の投与により診断能が向上することが多い。画像処理技術の発展により，三次元画像や CT アンギオグラフィも短時間で作成できるようになってきた。

b. MRI 検査

　装置の進歩により，頭蓋内病変に対して第一選択の検査になりつつある。放射線被曝もなく，非侵襲的に検査を進めることができ，任意の断面からの観察が可能で，コントラスト分解能が優れているなどの長所を持っている。撮像時間もソフトの進歩により急速に短縮されつつある。ペースメーカー使用者，体内に金属（磁性体）を有している患者は検査の禁忌であるので注意を要する。

　撮像条件を変化させることで，血流を高信号に描出できるので，造影剤を使用せずに血管像を撮像することが可能である（MR アンギオグラフィ：MRA）。

c. 血管造影検査

　造影剤を用いて，血管性病変を観察する方法である。侵襲的であるが，血管性病変の評価には欠かせない検査である。DSA（digital subtraction angiography）などの開発により，侵襲性の低減および画質の改善がはかられているが，一方で，侵襲性のないMRアンギオグラフィなどの新技術への置換も進んでいる。今後は，診断のみが目的の検査ではなく，balloonやstentを用いた治療への応用を含んだinterventional radiologyに重点を移していくものと考えられる。

d. 核医学検査

　放射線同位元素（RI）で標識した物質を投与して，その体内動態を観察する検査で，画像の空間分解能は他の画像診断に劣るが，病変の活動性など機能的な面での変化がとらえられる特徴がある。脳内占拠性病変に放射線治療，特に定位照射を施行した場合，治療効果が得られた場合でも，病変の大きさの明らかな縮小が確認できない症例が少なくない。このような症例で，核医学検査の有用性が発揮される。

　利用できる施設が限られているが，陽電子放出核種を利用したPET（positron emission tomography）は，生体内物質を直接標識することが可能で，病変部の代謝の観察における有用性は高い。

2. 定位照射後に画像検査で観察される所見

　定位照射の適応となる病変は，脳血管性病変と脳腫瘍とが大半を占める。これらの疾患に定位照射を施行された際に観察される経時的な変化を理解しておくことは，治療効果の正確な判定に必要となる。

a. 脳血管性病変

　脳血管性病変で定位照射の適応となるものは，動静脈奇形が多い。動静脈奇形の治療は放射線による血管内膜の障害が内腔の血栓化をきたし，内腔の狭小化ひいては血管閉塞につながることを期待して行われるものである。このため，治療効果は遅発性に発現することが多い。Colomboら[1]の報告によれば，Linacによるradiosurgeryで治療した場合，脳動静脈奇形の治療1年後の消失率は52％，2年後で75％と報告されている（図1）。

　Yamamotoら[2]によれば，治療によりnidusが閉塞した症例では，CT画像では病変部はisodensityとなることが多く，石灰化の出現が認められることもある。血管造影でnidusの閉塞が確認されても，造影剤を用いたCT検査，MRI検査では，nidusが存在した部分に造影効果が残存する場合がある。その場合でも，経時的観察により造影効果が減弱する傾向にある。

　定位照射により動静脈奇形の治療を行った場合，病変の血流の低下が緩徐に進行するため，周囲の健常脳組織の血流動態に与える影響は小さく，手術や血管内塞栓術を施行した後に認められるnormal perfusion pressure breakthroughの発生は知られていない。

　このため，治療後に病変部周囲に認められる変化は，健常脳組織が照射されたことによって引き起こされるものである。これは主として，炎症性変化および浮腫性変化である。CT画像では低吸収域として描出され，MR画像ではT$_2$強調画像で高信号域として認識される。造影効果を示す症例も多い[3]〜[4]（図2）。

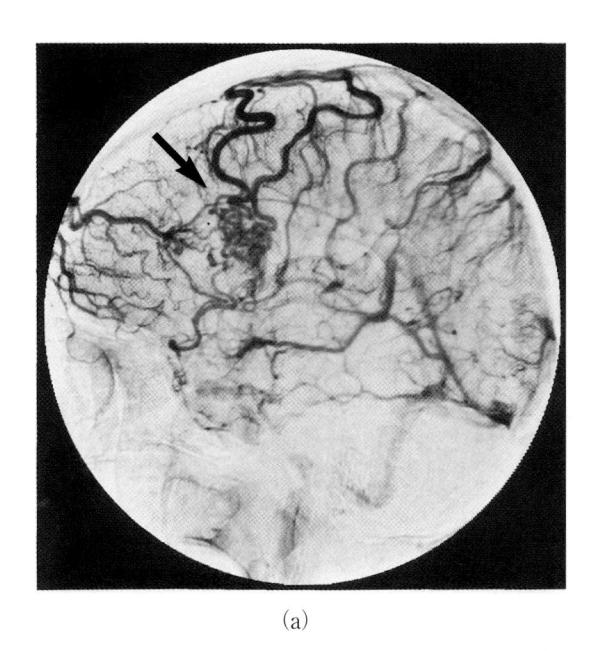

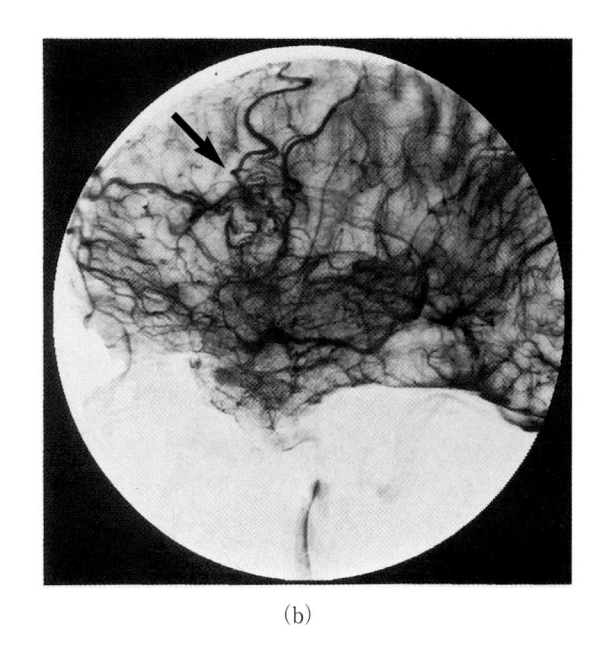

図1　46歳男性。左前頭葉脳動静脈奇形（左内頸動脈造影側面像）
　けいれん発作にて発症した症例で，治療前（a）は左前頭葉に径4cm近いnidusと上矢状静脈洞に向かう流出静脈が描出されている。
　最大線量57.5Gy，辺縁線量23Gyでlinacによる定位照射を行った。
　治療後1年5か月の経過観察（b）で，nidusは著明に縮小し，流出静脈も狭小化している。

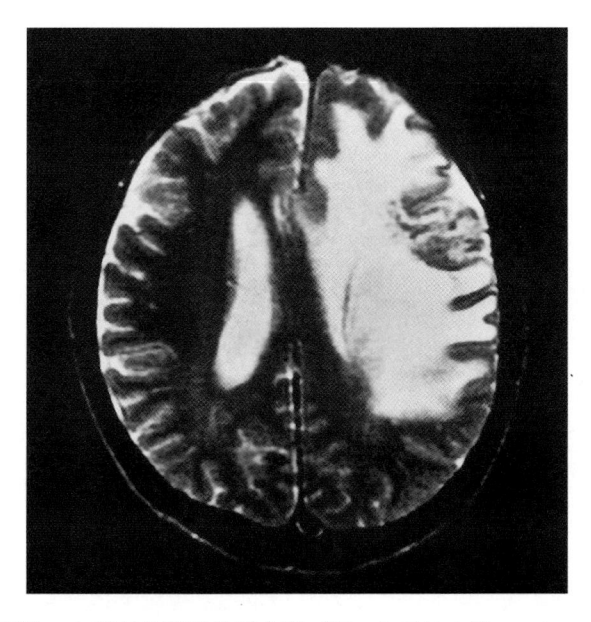

図2　46歳男性。左前頭葉脳動静脈奇形（図1と同じ症例，MRI T2強調画像）
　定位照射後2年1か月の経過観察で，左前頭葉の皮質下領域〜白質に広範な高信号領域が認められる。炎症性変化あるいは浮腫性変化が主体の放射線治療後に認められる変化である。この症例は変化が高度で，持続期間も長かった。

　Flickingerら[5]の報告では，これらの変化の出現頻度は2年間に31％であったが，半数以上は神経学的に無症状であった。変化は通常1年以内に出現するが，可逆性変化のことが多く，その内の半数以上は2年以内に変化が消失している。

b. 脳腫瘍

　脳腫瘍に定位照射を行った後に，CT検査やMRI検査などの断層画像で経過観察を行った場合，最終的に腫瘍の制御が確認された症例でも，一過性に腫瘍の大きさの増大や造影効果の増強，あるいは病巣周囲の浮腫性変化やmass effectの増強といった所見が得られることがある（図3）。一見すると腫瘍が増大しているように見えるので注意を要する。

　Bakardjievら[6]の小児の低悪性度神経膠腫に対する定位照射に関する検討では，1回1.8～2Gy，総線量52～60Gyの分割照射による治療後，約半数の患者にMRI検査でこのような変化が観察されたが，ほとんどが神経学的に無症状であり，腫瘍の増大とは関係のないものであったことが報告されている。彼らの報告によれば，画像上の変化は約1年後までに出現し，2年後までには消失するものが多かった。

　また，Panら[7]は，ガンマナイフを用いた脳腫瘍の治療の経験で，良性腫瘍の半数以上で，一過性の腫瘍の増大があり，3～9か月後に腫瘍の増大のピークを認めたと報告している。病巣周囲の浮腫性変化の増悪でステロイド剤の投与を要した髄膜腫の例も示されている。

　脳腫瘍の画像診断を行う場合，造影剤を使用して評価が行われる機会が多いが，抗浮腫治療などの目的でステロイド剤を投与されていると，造影効果の判定に影響を与えることがある[8]。治療効果の判定を行う際には，ステロイド剤の影響の少ない状態での比較が望まれる。ステロイド剤の影響は約2週間程度続くことも考慮に入れておく必要がある。

　造影剤を用いた画像では，一般に造影効果を示す領域が残存腫瘍を示し，中心部の造影効果の乏しい領域は壊死性の変化を見ているものと考えられているが，造影効果の乏しい領域は必ずしも壊死を意味しない[9]。最近，装置の進歩にともない，CT検査，MRI検査が高速に撮像できるようになったため，造影剤の投与を開始した直後にスキャンを行うと，病巣の中心部にまで造影剤が十分に分布する前に撮像が行われてしまう可能性もある。残存腫瘍の評価には造影剤の投与後10分以上経過した後の撮像が望ましい。

　また，定位照射後に造影効果を示す領域の評価も慎重に行わなければならない。腫瘍再発と放射線脳壊死との鑑別が問題となる。

　定位照射では，病巣に大線量が集中するため，病変部はフィブリン浸出をともなう凝固壊死を起こす[10]。凝固壊死を起こした領域には血管の変性が認められ，炎症処理細胞が出現する。この結果，造影剤を用いたCT検査，MRI検査では異常な造影効果が認められる。さらに，脳内では壊死組織の処理はグリア細胞が担当するが，他の組織に比べて処理能力が乏しく，反応性の増殖性変化を示すことも多いため，これらの画像検査では腫瘍再発と鑑別が難しくなる。放射線脳壊死は，治療終了後数か月頃から2～3年後にかけて発生することが多い。

　放射線脳壊死と再発腫瘍との鑑別には，塩化タリウムを用いたSPECT（single photon emission computed tomography）検査の有用性が報告されている[11]。塩化タリウム111MBqを静注後10～15分に頭部SPECT像を撮像し，病変部と対側の健常部とにROI（regin of interest）を設定し，両者の放射能比を算出する。放射能比が2.5未満の場合は，CT検査やMRI検査で異常な造影効果が認められていても，壊死性変化が優勢である可能性が強いと考えられる（図4，図5）。

　利用可能な施設は限られているが，両者の鑑別に，F-18 FDG（fluorodeoxyglucose）を用いたPET検査も有用である[12]。4時間以上の絶食を行った後，F-18 FDG 260～400MBqを静注し，40分後から撮像を行う。再発腫瘍にはF-18 FDGが集積することが多く，壊死性変化の場合には，F-18 FDGは欠損像を示す（図6）。

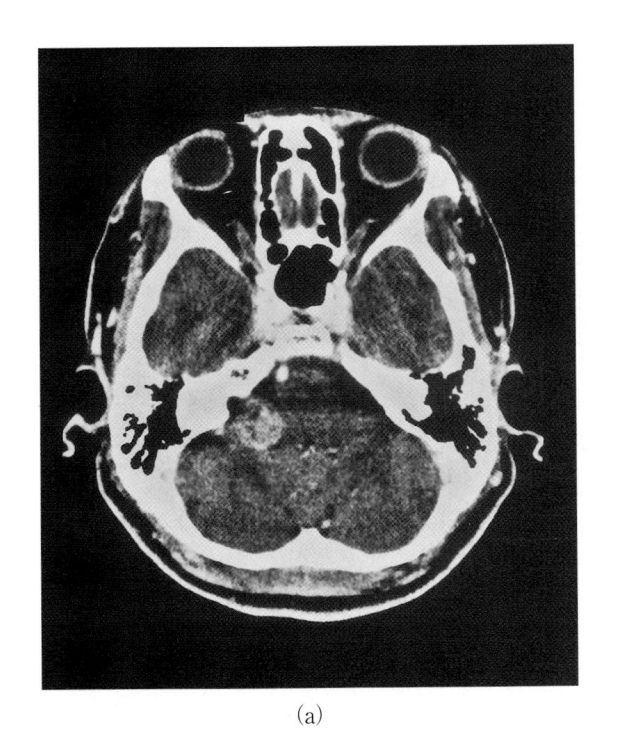

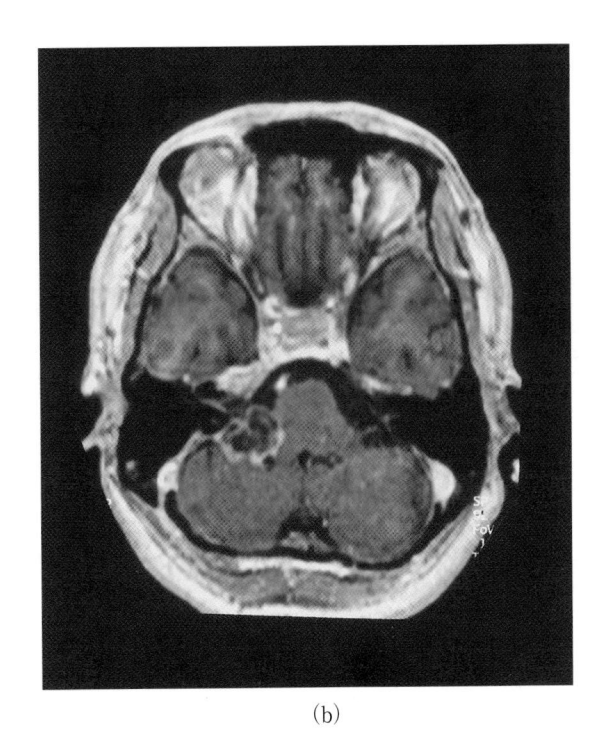

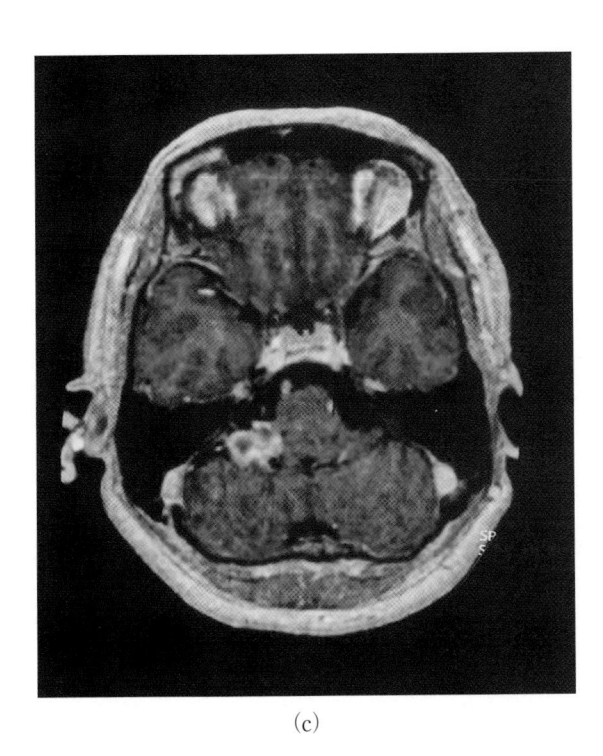

図3 53歳女性。右小脳橋角部神経鞘腫疑い（造影CTおよび造影MRI）

　最大線量28Gy，辺縁線量14Gyでγナイフによる定位照射を行った。
　治療前（a，造影CT画像）は，腫瘍の最大径は，16×14mmで，内部まで比較的均一な造影効果が認められる。
　治療後4か月の経過観察（b，造影MRI画像）では，腫瘍の最大径は，20×17mmで治療前よりも増大している。
　しかし，造影効果は腫瘍の辺縁部に限られ，中心部の造影効果は乏しい。この後の臨床経過をふまえて画像を評価すると，中心部は壊死性変化と考えられ，抗腫瘍効果が得られていると判断できるが，この時点の画像のみでは腫瘍の増大の可能性も否定できない。
　治療後1年の経過観察（c，造影MRI画像）では，腫瘍の最大径は，15×11mmで治療前よりも縮小している。まだ腫瘍が残存しているものの，治療効果が明らかになっている。この後の経過観察で，腫瘍がさらに縮小していることが確認されている。

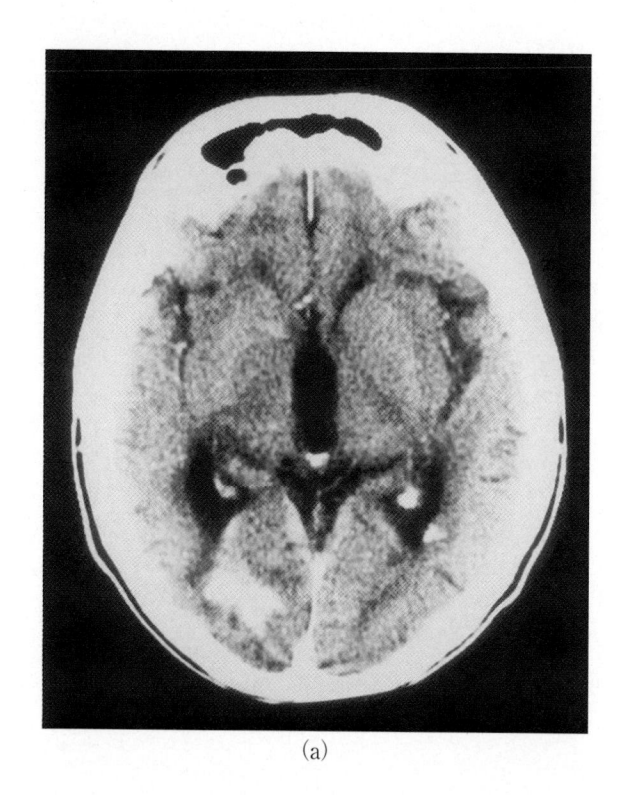

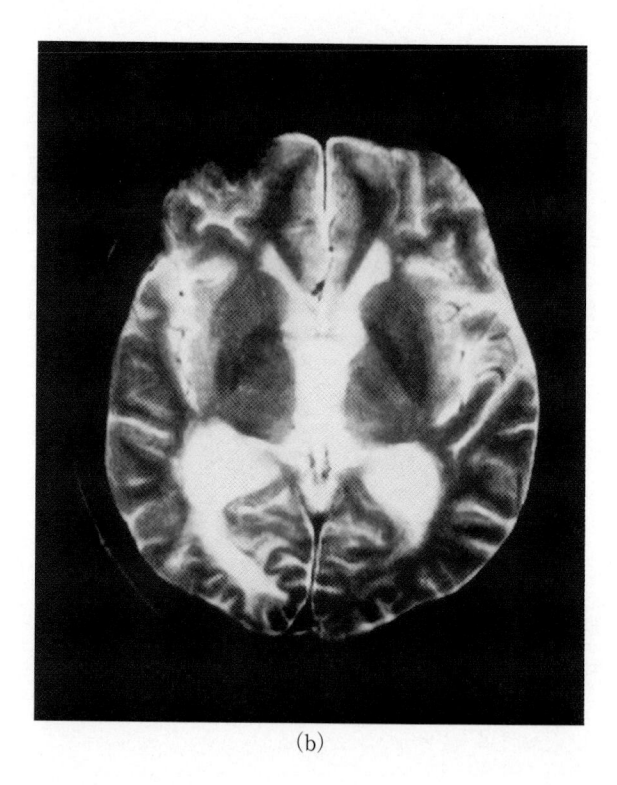

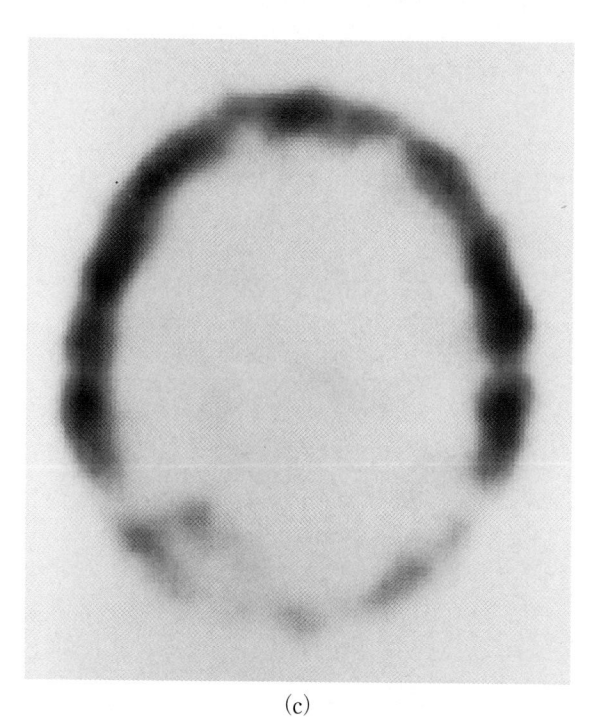

図4 32歳男性。第4脳室周囲原発神経膠腫(grade 2)

腫瘍摘出術後に,局所27Gy,全脳27Gy,計54Gyの外照射がなされている。さらに,ACNU 60mg×3回,5FU 1,000mg×3回の化学療法が加えられている。

治療後4年の経過観察で,造影CT画像(a)では,右後頭葉に不整に造影される領域が認められた。MRI画像(T2強調画像,b)では,同部に高信号領域が認められた。これらの画像診断では,腫瘍の再発と放射線脳壊死との鑑別は困難であった。しかし,同時期に施行された塩化タリウムSPECT検査(c)では,病巣部に軽度の集積を認めるのみで,健常側との放射能比は1.79と低値であり,放射線脳壊死と診断された。再手術による病理診断でも,石灰沈着をともなった凝固壊死であることが確認された。

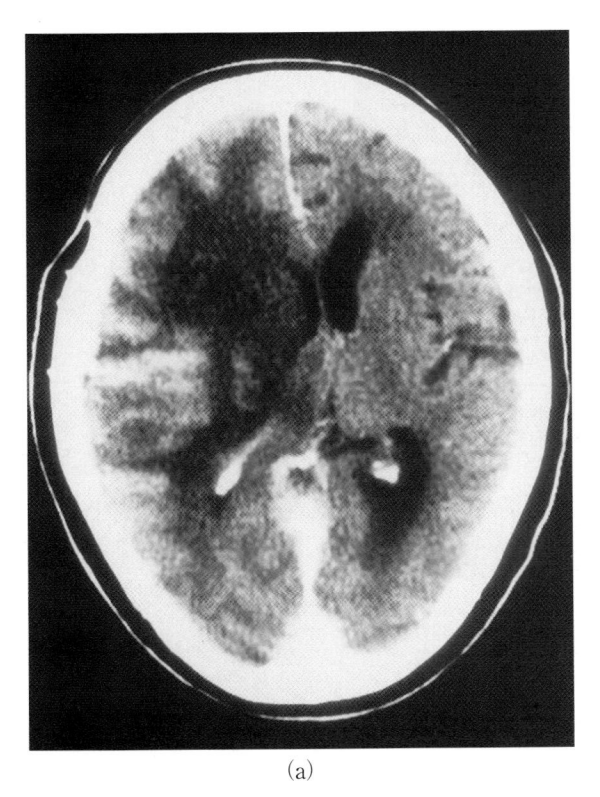

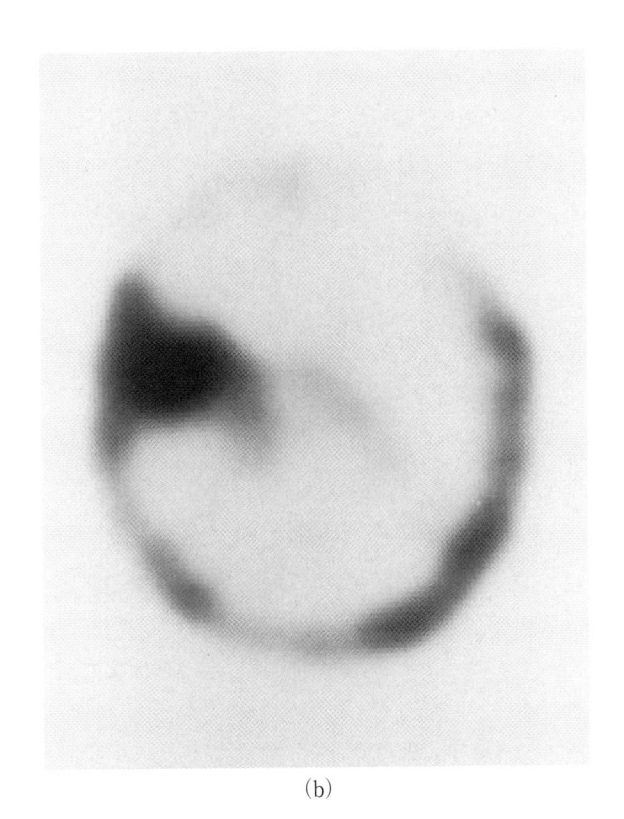

図5　64歳女性。右前頭葉神経膠芽腫

　腫瘍摘出術後に，原体照射60Gy/30回/42日と，VCR, ACNUによる化学療法が施行されている。
　治療後2か月の経過観察で，造影CT画像（a）では，右前頭葉に周囲に浮腫性変化をともなった造影効果を示す領域が認められる。CT画像からは，造影効果が弱いため，治療によって生じた壊死性変化の残存の可能性が考えられた。しかし，同時期に施行された塩化タリウムSPECT検査（b）では，病巣部に一致して強い集積が認められ，健常側との放射能比は3.56と高値であり，腫瘍再発が強く疑われた。再度腫瘍摘出術が施行され，腫瘍再発が確認された。

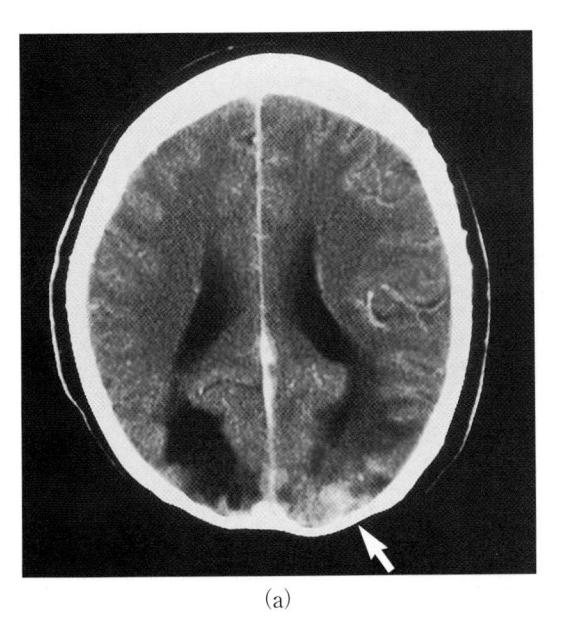

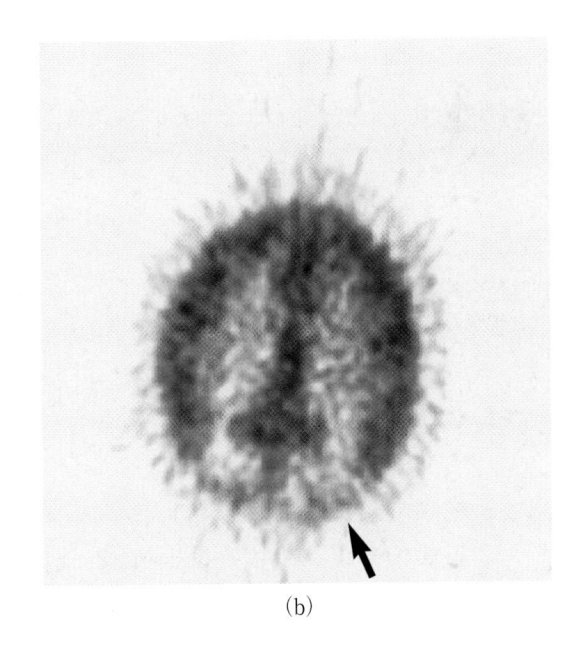

図6　65歳女性。左後頭葉転移性脳腫瘍，右後頭葉脳梗塞

　後頸部原発扁平上皮癌の既往がある症例。経過観察中に，左後頭葉に造影CT検査で異常な造影効果が認められ，塩化タリウムSPECT検査で強い集積が認められたため，転移性脳腫瘍と考えられた。このため，同部に，最大線量10Gyで，定位照射が施行された。
　治療後7か月の経過観察で，造影CT画像（a）では左後頭葉の治療部位に造影効果が残存し，腫瘍再発の疑いが考えられた。しかし，F-18 FDG PET検査（b）では同部の放射能は，対側の梗塞巣と同程度に低下していた。このため，この病巣は壊死性変化が主体と考えられ，無治療のまま経過観察されている。

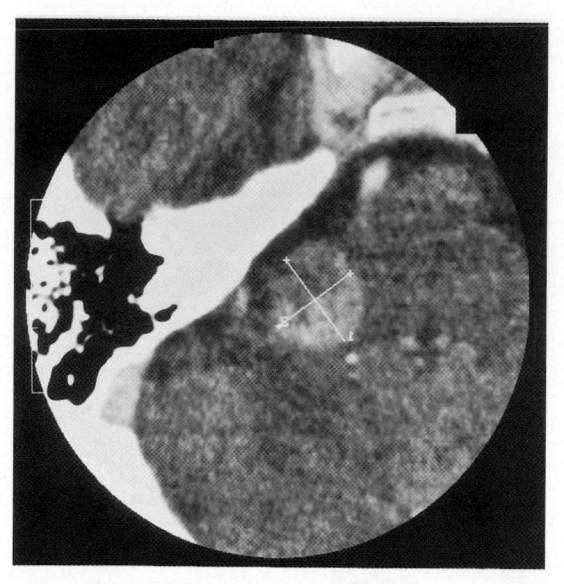

図7 病変の大きさは，腫瘍の長径とそれに直交する最大径を計測して算出する。

3. 治療効果の評価方法

a. 脳血管性病変

　治療前後の病変の大きさの変化から治療効果を評価する方法が一般的であるが，次に示す脳腫瘍の場合のような判定基準は，まだ作成されていない。しかし，脳腫瘍に対する基準を準用して，治療の有効度を記載している報告も見られる。病巣の容積の変化を観察するために，標識赤血球や標識アルブミンを用いた核医学検査も有用である[13]。MRI画像を用いた病巣部の血流速度の評価も検討されている。

b. 脳腫瘍

　画像診断により脳腫瘍の治療効果を判定する基準として，現在最も一般的なのは，脳腫瘍全国統計委員会，日本脳神経外科学会により提案されたものである。以下に，この基準に従った画像診断による脳腫瘍の治療効果の判定法を示す。

1) 対象となる病変
　　a) 画像診断により，2方向測定が可能な病変
　　b) 画像診断により，測定不能または測定困難であるが，経時的変化の評価が可能な病変

2) 効果判定の方法
　　a) 2方向測定が可能な病変
　　　治療の前後の画像から病変の大きさを求める。
　　　（病変の）大きさは，腫瘍の長径とそれに直角に交わる最大径の積の形で表す（図7）。
　　　断層画像検査で多層に描出される場合には，それぞれの断面の総和を求める。
　　　病巣が2つ以上の場合はそれぞれの病変の総和を求める。
　　　治療前後の病変の大きさから，以下の式で縮小率を算出する。

$$縮小率（\%） = [\{(A-a)+(B-b)+(C-c)+\cdots\}/\{A+B+C\}] \times 100$$
$$= 100 - \{(a+b+c)/(A+B+C)\} \times 100$$

　　　　（負の値を示した場合は増大率を意味する。）

$$\begin{pmatrix} A, B, C \cdots\cdots 治療前の病変の大きさ \\ a, b, c \cdots\cdots 治療後の病変の大きさ \end{pmatrix}$$

　　b）測定不能または測定困難な病変

　　　病変の消失や改善の程度から判断する。

3）有効度の表現

　治療の有効度は，縮小率などから以下のように判定する。

　　a）著効（complete response：CR）

　　　測定可能あるいは評価可能病変が消失し，かつその状態が4週間以上継続したもの

　　b）有効（partial response：PR）

　　　測定可能病変の縮小率が50％以上で，腫瘍にともなう二次的病変の増悪もなく，かつその状態が4週間以上継続したもの

　　　評価可能病変の改善の程度が50％以上で，腫瘍にともなう二次的病変の増悪もなく，かつその状態が4週間以上継続したもの

　　c）不変（no change：NC）

　　　測定可能病変の縮小率が50％未満あるい増大率が25％未満で，腫瘍にともなう二次的病変の増悪もなく，かつその状態が4週間以上継続したもの

　　　評価可能病変の改善の程度が"有効"の条件を満たさないが，腫瘍にともなう二次的病変の増悪もなく，かつその状態が4週間以上継続したもの

　　d）進行（progressive disease：PD）

　　　測定可能病変の増大率が25％を超えたもの

　　　評価可能病変で明らかに増悪したもの

　　　新病巣が出現したもの

　この基準は，現在最も普遍的に使用されているが，脳腫瘍の大きさの変化に重点がおかれているため，腫瘍の活動性の評価には問題が残る。造影剤を用いて，造影効果を示す領域のみを測定する方法も肺腫瘍などで提案されているが，前項で触れたように，造影効果を示す領域とviable tumorとが一致しない症例もあり，腫瘍の代謝活性などの機能的な面の評価は不十分である。

　やはり前項で触れたが，脳腫瘍の治療後，特に定位照射後のように局所に高線量を照射する治療法では，治療後早期の反応性の浮腫性変化や晩発性の脳壊死など形態学的な変化だけ観察したのでは，腫瘍の増悪と誤診しかねない変化が認められるため，核医学検査やMRスペクトロスコピーなどによる腫瘍の機能的な変化の評価も検討していく必要がある。

4. 画像検査の進め方

　定位照射に限らず，治療を行う際には，治療前後の比較検討が治療効果の判定に重要な役割を果たす。このため，治療を開始する前に治療後に起こりうる変化を予測して，十分な画像検査を行っておく必要がある。

a. 脳血管性病変

　脳血管性病変で定位照射の適応となるものの大部分は，脳動静脈奇形である。この疾患に対する定位照射が成功したかどうか判断するためには，nidusが消失したかどうかと，周囲の脳組織に障害を来たさなかったどうかの少なくとも2点について評価する必要がある。

　nidusの評価には，CT検査やMRI検査，MRA，血管造影検査が有用である。CT検査やMRI検査では，禁忌ではないかぎり，造影剤の投与が望まれる。周囲脳組織の反応性変化や障害は，MRI検査による診断が最も感度が高い。

　動静脈奇形の治療は，放射線による血管内膜の障害を契機に内腔の血栓化，狭小化を生じさせ，最終的に血管閉塞を起こさせるものである。このため，治療効果は遅発性に発現することが多く，治療効果の判定には，長期の経過観察が必要となる。これまでの報告によれば，Linacによるradiosurgeryで治療した場合，脳動静脈奇形の治療1年後の消失率は約半数，2年後で3/4程度とされている。したがって，経過観察のための検査は，自他覚症状に変化を認めなければ，月単位で計画すれば十分と考えられる。Tranchidaら[3]は，周囲脳組織に認められる炎症性反応の経過観察も考慮に入れて，治療直後，3か月後，6か月後，12か月後，18か月後のMRI検査による観察を勧めている。

b. 脳腫瘍

　脳腫瘍の定位照射の治療効果の評価には，治療を行った腫瘍の縮小の程度の確認が重要であるが，同時に周囲の健常脳組織の障害の発生の有無についても観察することが必要である。

　腫瘍の評価には，造影剤を用いたMRI検査が最も有効と考えられるが，出血性変化や石灰化病変の評価にはCT検査が必要となることもある。腫瘍性病変の経過観察の場合には，治療に対する反応が血管性病変の場合よりも短期間で観察されるので，検査の間隔は血管性病変の場合よりも短くした方がよい。自他覚症状に変化がなければ，月に1度程度の観察でよいと考えられるが，症状に変化が認められる場合には，変化に応じて検査の頻度を高めていく必要がある。

　腫瘍の治療効果の判定には，形態学的な観察だけでは判断が難しいことが少なくないので，治療前に塩化タリウム脳SPECT検査，F-18 FDG PET検査などの核医学検査を施行しておくことが望ましい。特に，治療後にCT検査やMRI検査で腫瘍部に異常な造影効果が出現した場合，これらの核医学検査が腫瘍再発と放射線脳壊死との鑑別に役立つ。病変が悪性リンパ腫の場合には，クエン酸ガリウム脳SPECT検査が有用である[14]。核医学検査は，空間分解能の低さが問題とされているが，SPECT撮像法により得られた画像をMR画像と重ね合わせることで，病巣の解剖学的位置関係を特定する技術も研究され，空間分解能の問題も克服されつつある。

　腫瘍周辺部の脳組織の変化の観察には，MRI検査が最も高感度と考えられる。放射線性脳障害では，T_2強調画像や造影剤を使用したT_1強調画像が有用である。急速な変化が観察されることは少ないので，腫瘍の反応を確認する際に同時に評価を行えばよい。

謝辞：貴重な症例を提供いただきました東京都立駒込病院放射線診療科　鈴木謙三先生（現：都立広尾病院），鎌田憲子先生，横山佳明先生，防衛医科大学放射線科　小須田茂先生，川崎市立川崎病院脳神経外科　竹中信夫先生，今西智之先生，山中湖クリニック　高橋若生先生，安田聖栄先生，井出満先生，また，放射線脳壊死について御教示いただきました日本大学放射線科　田中良明教授に深謝いたします。

[参考文献]

1) Colombo, F., et al.: Linear accelerator radiosurgery of cerebral arteriovenous malformations. *Neurosurgery*, **24**, 833〜840, 1989.
2) Yamamoto, M., et al.: Gamma Knife radiosurgery in cerebral arteriovenous malformations: postobliteration nidus changes observed on neurodiagnostic imaging. *Stereotact. Funct. Neurosurg.*, **1**, 126〜133, 1995.
3) Tranchida, J. V., et al.: Imaging of arteriovenous malformation following stereotactic radiosurgery. *Pediatr Radiol.*, **27**, 299〜304, 1997.
4) Morikawa, M., et al.: Radiosurgery for cerebral arteriovenous malformations; assessment of early phase magnetic resonance imaging and significance of gadolinium-DTPA enhancement. *Int J Radiat Oncol Biol Phys.*, **34**, 663〜675, 1996.
5) Flickinger, J. C., et al.: Radiosurgery and brain tolerance; an analysis of neurodiagnostic imaging changes after gamma knife radiosurgery for arteriovenous malformations. *Int. J. Radiation Oncology Biol Phys.*, **23**, 19〜26, 1992.
6) Bakardjiev, A. I., et al.: Magnetic resonance imaging changes after stereotactic radiation therapy for childhood low grade astrocytoma. *Cancer*, **78**, 864〜873, 1996.
7) Pan, D. H., et al.: Early effects of Gamma Knife surgery on malignant and benign intracranial tumors. *Stereotact Funct Neurosurg.*, **1**, 19〜31, 1995.
8) Byrne, T.: Imaging of gliomas. *Semin Oncol.*, **21**, 163〜171, 1994.
9) 藤井博史・他: タリウム脳SPECTが充実性病変の診断に有用であった脳腫瘍. 臨放, **42**, 353〜356, 1997.
10) 田中良明・他: 脳腫瘍に対する術中照射後の放射線壊死の検討. 日放腫, **1**, 1〜11, 1989.
11) 小須田 茂・他: Tl-201 Cl SPECTによる脳腫瘍再発と放射線脳壊死の鑑別診断. 日医放, **51**, 415〜421, 1991.
12) Ericson, K., et al.: Positron emission tomography using F-18 fluorodeoxyglucose in patients with stereotactically irradiated brain metastases. *Stereotact Funct Neurosurg.*, **1**, 214〜224, 1996.
13) Leber, K. A., et al.: Dynamic and static scintigraphic evaluation of cerebral arteriovenous malformations to evaluate radiosurgical treatment. *Stereotact Funct Neurosurg.*, **1**, 269〜277, 1996.
14) Fujii, H., et al.: Usefulness of Ga-67 brain SPECT in patients with CNS malignant lymphoma. *Ann Nucl Med.*, **10**, 391〜394, 1996.

(藤井博史, 栗林 徹)

II

装 置

A. ライナック定位照射装置
B. C-アーム型ライナック
C. サイバーナイフ
D. ガンマナイフ
E. 定位照射の精度管理
F. ネットワーク技術

II-A ライナック定位照射装置

　ライナックによる定位照射は，ガンマナイフの成功に触発されて，ガンマナイフの線量集中性，精度を追従するところから始まった。ライナック式の定位照射には，定位照射専用の装置で行うものと一般の放射線治療用のライナックを使用するものがある。汎用ライナックを使用する方法は導入が容易であり，広く普及しているが，もともと定位照射の目的で設計されている装置ではないので，専用の付加器具を取り付けてビームを絞ったり，精度管理を行うことになる。

　専用装置には，一般のライナックを改良して専用に使用しているもの，工業用ロボットアームに小型ライナックを取り付けたサイバーナイフが開発されている。また専用機ではなく，一般の放射線治療にも用いられるCアーム式のライナックもある。さらに今後は定位照射に特化したライナック装置が発達してくるであろう。

　ライナック装置ではコバルト-60などの放射性同位元素線源と比べて，小さな線源（焦点）サイズから高出力のビームが得られる。線源－アイソセンターの距離が大きく，治療対象の近くにコリメータを置くことで，照射野の辺縁で急激に線量を低下させられる。しかし，現在の装置は可動部分のほとんどないガンマナイフとは違い，ライナックでは重量のあるX線発生部分とコリメータ系を患者の周囲で回転移動させなければならず，精度と安全面で潜在的な問題があり得ることは常に留意しなければならない。

1. 装置

　定位照射には汎用ライナック装置に加えて，照射野をさらに限定するための付加型コリメータや頭部固定器具，治療計画装置などが必要になる。また，汎用のライナック装置の機械的精度は，設置時には良好であっても使用しているうちに精度が悪化してくる。そのため精度管理が重要である。

　いくつかのメーカーでは精度管理の手順や治療計画，施行方法をシステム化して，付帯装置を汎用ライナックに取り付けられるようにして供給している。

　汎用ライナックを用いた定位照射では，以下のような機器が用いられる。

a. ライナック

　通常の放射線治療に使われるライナックが使用可能である。エネルギーは4～10MV程度であれば問題ない。低いエネルギーの場合は，若干X線の吸収が強くなるが，頭部ではあまり深い位置に病変

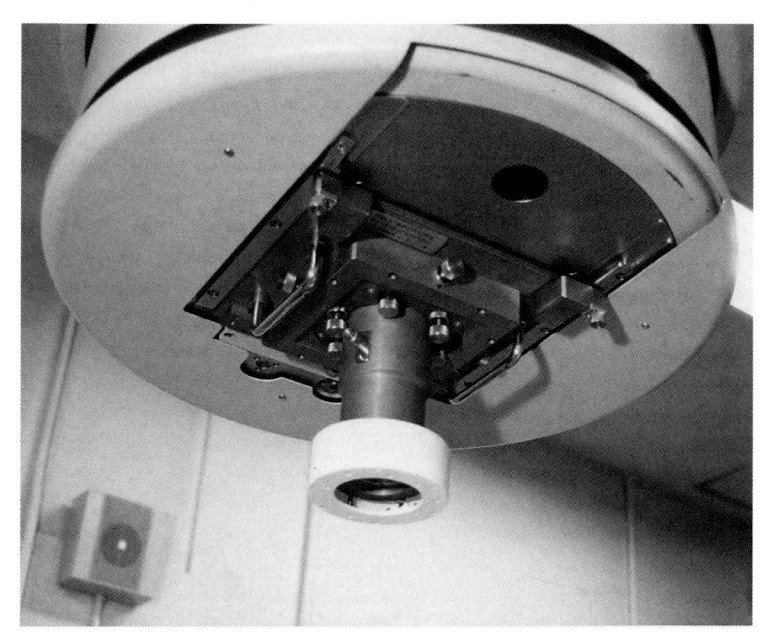

図1　円筒型付加コリメータをライナックのガントリーヘッドに取り付けた状態

がくることはないので4MVでも問題はない。15MV以上などでは，付加コリメータを使う場合には厚くする必要があり，また線量測定の点で多少難しくなるが，高いエネルギーの方がライナックの構造上，効率が良くX線を発生でき，線量率は上げられる。線量率が極端に高いと生物学的効果とも関係してくるが，通常使用している程度では臨床的に大きな影響はなく，線量率を上げることで治療時間の短縮が図れる（Ⅰ-D参照）。

　定位照射では，通常の治療で要求される30～40cmの照射野よりもはるかに狭い数cmの照射野でよい。したがって平坦化フィルターを小さく，薄くして，むしろX線の減衰が少ないものにすることができる。線量率に対して1.5～2倍の改善が期待される。使われるエネルギーによっても違うが，一般的なライナックの発生するX線の線量率は，アイソセンターの位置で3Gy/分程度になる。

b. 付加コリメータ

　ライナックからのX線ビームをさらに絞り，照射野辺縁の線量降下を先鋭にするために円筒形の二次コリメータをガントリーヘッドから突出させて取り付ける（図1）。二次コリメータの材質には，鉛やタングステンなどの比重の高い金属が用いられ，内部の穴はビームの広がりに合わせて円錐形にする。

　二次コリメータをガントリーヘッドから離し，アイソセンターに近付けるほどビームの辺縁は鋭くなるが，機構的な安定性や患者に衝突する危険を避けるために，あまりガントリーヘッドとの距離がない方が使いやすいように思われる。精度の点でも安全性の点でも，ガントリーヘッドの取り付け部位は十分に堅牢で確実でなければならない。衝突防止のための接触センサーが二次コリメータの先端に取り付けられることもある。治療計画の容易さからは，アイソセンター位置で2,3mmごとに照射野直径の違う10種類以上のコリメータを用意することが望ましい。

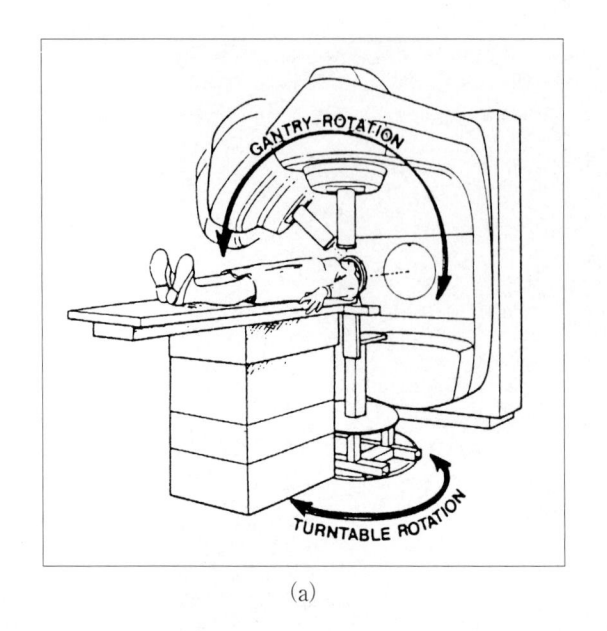

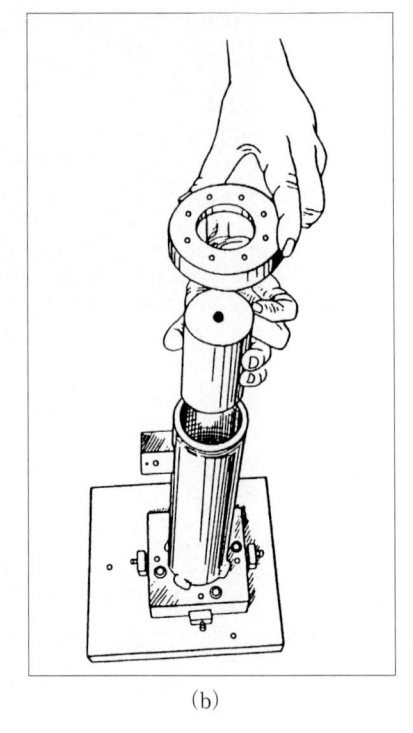

図2 ハーバード大学の初期の方法〈文献1)より引用〉
a：体部を載せる治療寝台とは独立して頭部支持台がターンテーブルにのっている。
b：ガントリーには円筒形コリメータが取り付けられる。

c. 治療台

患者を乗せる治療台は，ライナック治療装置のなかで最も誤差が生じやすく経年変化の激しい部分である。定位照射は治療台を回転させた状態で照射するが，通常の放射線治療ではあまり治療台を回転させることがない。そのため保守管理の状態によっては，予想外に誤差の大きい状態にもなりうる。

治療台の精度に影響されないような装置が使われることもある。ハーバード大学の方法[1]（図2）は独立の頭部支持台（BRW Floor stand）を旋回台の上に置くため，治療寝台に影響されず精度が良い。このシステムから発展したX-knifeでは支持台を用いておらず，治療台に患者頭部を固定するが，専用の精度管理器具によって治療台の精度を補っている。

フロリダ大学では，コリメータが連動して回転する構造の独立の頭部固定装置を開発している[2]。旋回台の上に置く独立の頭部支持台にコリメータを取り付け，回転できるようにしているため，最も精度が良い（図3）。

2. ライナック定位照射装置の特徴

ガンマナイフとライナック定位照射装置の主な特徴を表1に挙げる。一般の放射線治療用のライナックを用いる大きな利点には，定位照射のための設備投資が少なくてすむことがある。ライナック装置や照射室は広いスペースや遮蔽のためのコンクリート壁などが必要であるが，定位照射のための設備として新たに購入するものは少なく，構造的には比較的簡単なものである。また定期的な線源交換の費用も必要ない。その一方で，精度管理や操作が複雑なため，十分に熟練した要員が必要とされ，日常の精度管理の負担は大きい。

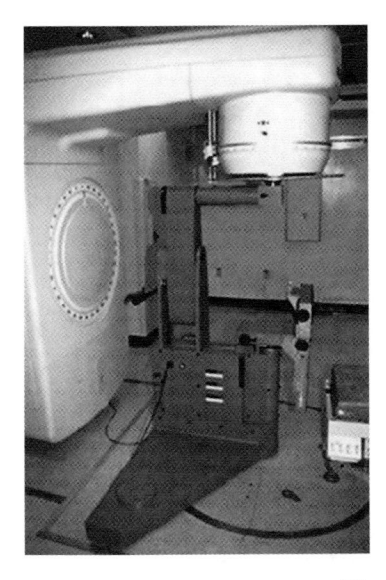

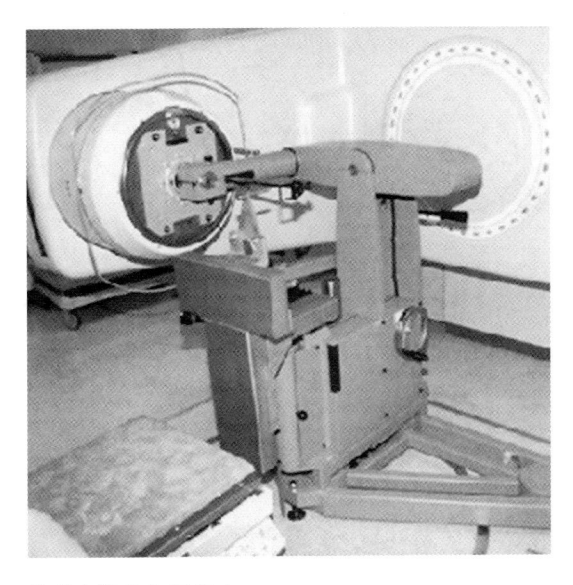

図3　フロリダ大学のシステム
ガントリー側だけでなく，頭部固定台にアイソセンターを中心に回転するコリメータが取り付けられている。ガントリーとはカップリングで疎に結合して連動する。

表1　ガンマナイフとライナック付加型装置の比較

	ガンマナイフ	ライナック付加型装置
初期投資	大	小（ライナック本体，施設を除く）
照射室	小さく遮断も簡単	広く，厳重な遮断壁が必要
線源	Cobalt 60　γ線（半減期5年）	4-10 MV　X線
線源-中心距離	約40 cm	100 cm
単一の照射体積直径	4-18 mm	5-40 mm程度
線量分布	単一では中心が突出	照射野内で比較的平坦で辺縁部の線量勾配が急峻
治療計画	複数のショットで治療することが多い	単一isocenterが多い
線量率	3 Gy程度（線源の減衰あり）	2-5 Gy／分
製造者	1社（ただし類似装置もある）	多数
精度管理	簡単	比較的複雑で施設での負担が多い

　これらのことから脳外科の単科病院などでは，しばしばガンマナイフが好まれて導入されるのに対して，放射線治療の設備，専任技師および放射線治療医が充実している比較的大きい規模の総合病院ではライナック定位照射が選ばれる傾向にある。ただし，専用装置でないために，通常の放射線治療数が多い場合には，時間的な制約などから定位照射で多くの症例を治療することが難しくなる。

3. 線量分布

　線量分布上のライナック定位照射の特徴は，ガンマナイフと比べて辺縁部での線量の下降（dose fall-off）が急激であり，中心部分では比較的なだらかなことがある。ガンマナイフでは使用する線源数が多く，線源配置としては理想的であるが，個々の線源は中心から約40cm程度の比較的近い位置に

図4 代表的な照射軌道（文献6）

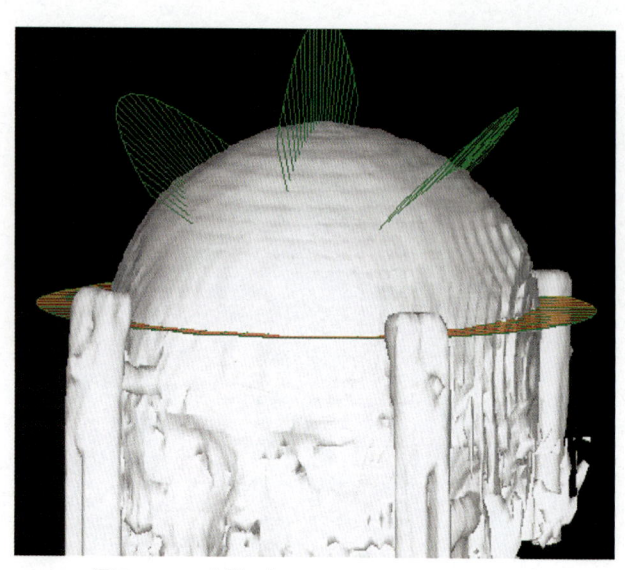

図5 アーク法（Multiple converging arcs）
アイソセンターに集束する円弧照射を立体的に行う。

あり，線源の大きさもあるためコリメータ辺縁による照射体積の辺縁部での半影の影響で線量勾配が緩やかになり，中心部は尖った形になる。

　対してライナックでは，付加コリメータが比較的照射中心に近付くのに対して，線源位置は通常照射中心から100cmの位置にあり，X線源の実効径も数mmと小さい。また，コリメータサイズも大きい。そのため半影の範囲は狭く，照射野内では比較的平坦な線量分布となる。また単一のコリメータで治療することが多い。このためもあり，ガンマナイフではしばしば，最大線量の50％となる領域を治療体積とするのに対して，ライナックでは球形の線量分布の80％領域が比較的安定して利用できる。

4. 照射法

　図4に代表的な照射軌道を挙げる[6]。最も一般的なのは，治療台をアイソセンターを中心に回転させそれぞれに円弧上に照射するArc法（multiple non-coplanar arcs：MCA）である（図5）。複数の円弧照射を立体的に異なった面で行うため線量分布が良く，通常のライナックで容易に施行できる。

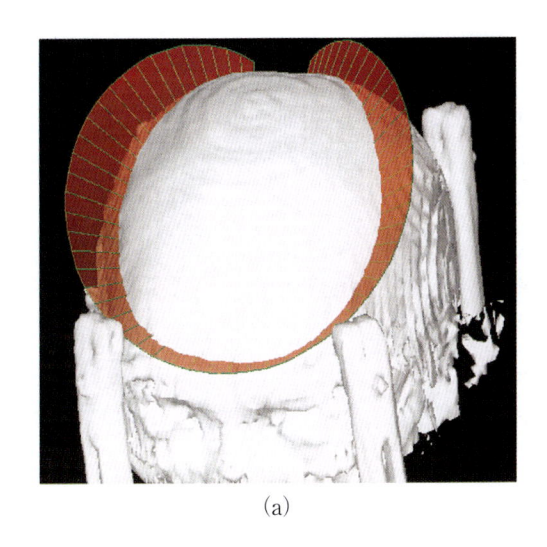

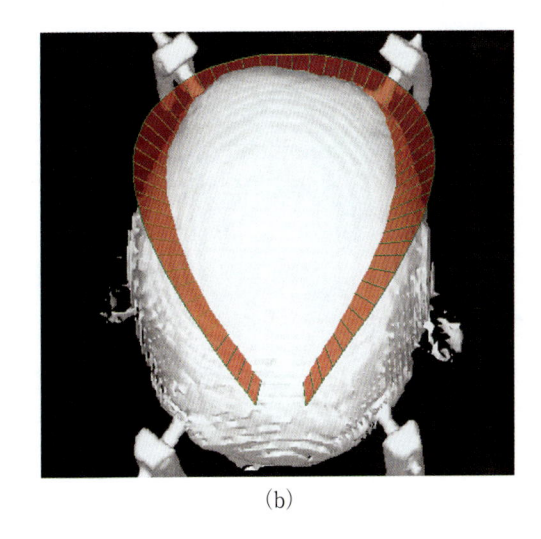

図6　ダイナミック回転照射（dynamic rotation irradiation）
治療寝台とガントリーを同時に回転させる。
a：前上方より
b：頭頂より

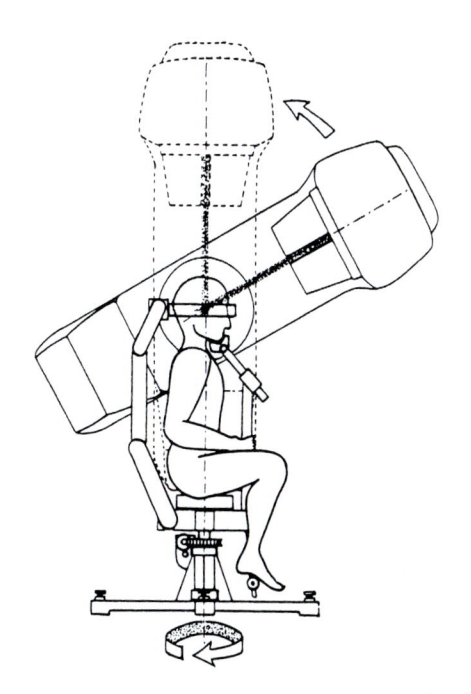

図7　歳差集光法〈文献4）より引用〉

　Arc数が多いほど理想的な線量分布に近くなるが，ある程度以上のArc数では標的体積近傍の比較的高線量領域での線量分布の改善にはつながらず，中心より離れた低線量領域での均一性に関係するのみである。我々は通常は4または5arcにて治療している。
　ガントリーと治療台を同時に回転させるdynamic rotation照射法では，1回の連続照射で治療可能[3]である（図6）。線量分布としては，2arc程度に相当する集中性があるといわれている。
　回転椅子をアイソセンターに置く歳差集光法（図7）は，1988年に安野[4]らによって提唱されファン

トム実験がおこなわれており，その後，臨床に供されている[5]。座位で治療するため治療台を動かす必要がない。しかし，CT撮影時と治療時ではそれぞれ臥位，坐位と体位が違うなどのため治療精度の確認が難しい。ガントリーが体軸方向にも傾くCアーム式ライナックでは，治療台に横たわった状態で歳差集光法と似通った線量分布が得られる。

[参考文献]

1) Lutz, W., Winston, K. R., Maleki, N.：A system for stereotactic radiosurgery with a linear accelerator. *Int. J. Radiat. Oncol. Biol. Phys.*, 14, 373〜381, 1988.
2) Friedman, W. A., Bova, F. J., Spiegelmann, R.：Linear accelerator radiosurgery at the University of Florida. *Neurosurg. Clin. N. Am.*, 3, 141〜166, 1992.
3) Podgorsak, E. B. Olivier, A., Pla, M., et al.：Dynamic stereotactic radiosurgery. *Int. J. Radiat. Oncol. Biol. Phys.*, 14, 115〜126, 1988.
4) 安野康史, 古賀佑彦, 竹内　昭：4MVX線による歳差集光照射法の研究. 日本医放会誌, 48, 608〜614, 1988.
5) 寺尾栄夫, 西川秀人, 大石仁志, 遠藤　剛・他：新しい原理，装置によるlinear acceleratorを用いたradiosurgery. 脳神経外科, 20・5, 583〜592, 1992.
6) Podgorsak, E. B, Pike, G. B., Olivier, A., et al.：Radiosurgery with high energy photon beams：a comparison among techniques. *Int. J. Radiat. Oncol. Biol. Phys.*, 16, 857〜865, 1989.

（國枝悦夫）

II-B C-アーム型ライナック

　このたび，神戸大学脳神経外科教室（教授　玉木紀彦）は三菱電機通信機製作所と共同で，定位的放射線外科治療に適したライナック定位放射線外科治療装置を開発した[1]〜[4]。この装置はライナックの回転軸を患者の体軸中心およびそれに直交する軸のいずれの方向にも回転可能にすることにより，照射方向の自由度を増加させ，患者の治療台を回転させることなしに定位的放射線外科治療を行う装置である。しかも照射中心の位置精度を中心から0.5mm以内に抑えることに成功した。これにより従来の機種を用いたmulti-converging arcs（MCA法）によるライナックラジオサージェリー[5]〜[8]の弱点であった，治療時間および位置的精度の問題を大幅に改善することが可能となった。

1. 開発経緯

　1992年に神戸大学脳神経外科と三菱電機の間で共同開発が始まり，1993年に共同開発の覚書が締結された。平成8年1月に厚生省の製造承認を得て，神戸大学附属病院に搬入し，種々の性能試験，安全性試験を重ねた。平成8年7月に本院において臨床治療を開始し，同年12月より臨床治験を開始した[4]。

2. 装置の概要

　三菱電機社製C-アーム型ライナックラジオサージェリー治療装置（CRS6000）は図1に示すように，6MV，4MVのX線および電子線による治療可能なガントリーを新設計のC-アームに取り付け，体軸を中心とした回転および体軸に直交する回転軸を中心とした回転を行うことができる。これにより患者の頭部を全く動かすことなく，歳差運動照射[9]〜[12]を行うことにより脳定位的放射線治療ができる。また本装置は一般の放射線治療も可能である。本装置の基本性能は表1に示すとおりである。

3. 3次元放射線治療計画装置

　線量計画はヒューレットパッカード社製HP 9700ワークステーション上の三菱電機社製RPS700U 三次元線量計画システムにて行う。その特徴として，(1) 多機能の三次元グラフィックスにより立体的

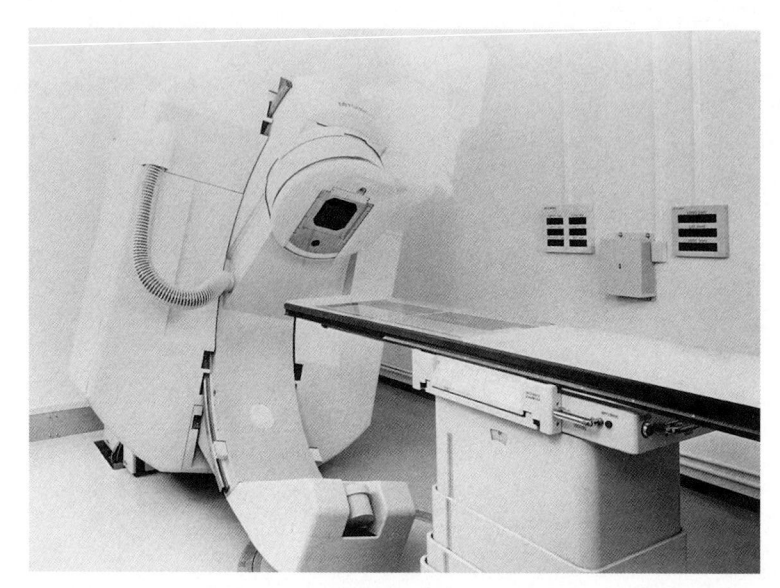

図1 C-ARM型ライナック治療装置

表1 Cアーム型ラジオサージェリーシステムの性能

項　目	性　能	備　考
X線エネルギー	4MV又は6MV	
X線の線量率	0.6〜3Gy/min（4MV） 0.9〜4.5Gy/min（6MV）	アイソセンタにおいて
X線照射野の大きさ	直径5〜40mm 5mm間隔で8種類	アイソセンタ平面において
照射部本体 回転角度範囲	$\Phi : \pm 195°$ $\Psi : 0 \sim 60°$	下向き照射のとき$\Phi = 0°, \Psi = 0°$ Φ：体軸を中心とするガントリ回転 Ψ：ヘッドからガン方向への回転
回転速度	$\Phi : 0.1 \sim 1.0$ rpm $\Psi : 0.2, 0.5$ rpm	
X線ターゲットと アイソセンタの距離	100cm	一般のライナックと同じ値
アイソセンタの床上高さ	128cm	一般のライナックと同じ値
アイソセンタ精度	±0.5mm	
ビームストッパ	可動ビームストッパ	

に患部と照射条件の把握が可能，(2) 自動輪郭抽出，(3) 高速ワークステーションによる線量計算および画像表示の高速化，(4) ネットワーク，磁気テープおよび光磁気ディスクによるCT，MRI画像の取り込み，(5) 密度補正を加味した，高精度微小マトリックス線量計算，(6) 10か所までのmulti-isocenter treatmentにも対応すること，(7) MRIとCT画像の重ね合わせ（fusion）プログラム，などが挙げられる。

4. 照射中心の位置精度の向上

　定位的放射線治療を行うためには，照射位置精度をきわめて正確にする必要がある。診断および治療にあたって，種々の照射位置の誤差要因が発生する可能性がある。診断装置の位置の誤差としては，(1) 定位的フレームのずれおよび誤差，(2) CT，MRI の精度，歪み，(3) 画面上でロカライザーポインターの位置の設定，(4) 人的誤差，(5) 座標計算精度などがある。また，治療装置の位置の誤差としては，(1) 照準器単体精度，(2) レーザーポインター精度，(3) 人的誤差，(4) 治療台，(5) ヘッドレスト精度，(6) ライナック照射精度などがある。したがってそれらを総合した位置精度の向上を図ることが重要である。

　私共は，小型 CCD ビデオカメラをガントリーに取り付け，球形のターゲットをモニター上に捉え，それを計測することにより回転させながら連続的に照射中心の位置精度の誤差を測定する方法を開発した。いずれの方向に回転させても，回転中心より±0.5 mm の範囲内に入っていた[1),4)]。

　照射中は患者の治療台を全く動かす必要がないため，治療台移動による誤差を避けることができる。本装置による定位的放射線外科治療を行う際に，位置決めのための照準装置には 0.1 mm まで判読可能なディジタルノギスが組み込まれている。また，液晶シャッターを組み込んだ 0.8 mm 幅のナロービーム・レーザーポインターとの組み合わせで，位置決めの精度を向上させる工夫をした。これらを含め，従来の MCA 法によるリニアックラジオサージェリーより総合的な治療位置精度の向上が可能になった。

5. 本装置の特徴

　本装置の特徴としては，(1) 照射方向の自由度を増すことにより患者テーブルを全く動かさずに radiosurgery の治療が可能，(2) 照射中心位置精度の改善，(3) Radiosurgery に適した 3-D 治療計画ソフトウエア，(4) Leksell，Komai，BRW，CRW など各種定位的ヘッドフレームに対応可能，(5) 一般の放射線治療にも使用可能，(6) 治療時間の短縮が可能などが挙げられる。

　C-アーム ライナックラジオサージェリーシステムの線量分布と，以前私共が行ってきた，従来型のライナックを用いた Friedman らの方法[8)]に準じた 4 arc の MCA 法[5)~7)]の線量分布を，本装置と MIX-DP 球形ファントムを用い比較した。その結果，C-アーム角 10°，30°，60°の歳差運動照射による線量分布は，0~180°まで 45°ステップの MCA 法による線量分布に比べ，線量の fall off が全方向で均一であった。したがって，特に低線量領域での安全性が MCA 法より優れていると思われる。ただし，MCA 法もアーク数を増やし，30°ステップ 6 アーク以上にすることにより，線量分布は改善される。しかしながら，アーク数の増加によって治療時間がより長くなる欠点がある。特に multi-isocenter 治療では，アーク数の増加は不利になる。PCI 法は 360°回転が可能であるのに比べ，MCA は 1 アークあたり 150°が限界であり，単位角度あたりの線量率では有利である[13)]。

　MCA 法で治療台を回転させることは，照射中心の位置の誤差の要因となる。私共の従来機種を用いた MCA 法では，ガントリーの回転精度は，±1.2 mm であった。さらに治療台の回転の誤差が加わる。歳差運動照射としては，従来患者を椅子に座らせ回転させ，集光照射を行う方法が報告されていたが[9)~12)]，座位での頭蓋内構造物の偏位などが問題とされていた。本装置は照射中心の位置の誤差は±0.5 mm 以内に抑えられており，患者は臥位のままでよく，治療台の回転による誤差のないことから従

来のライナックを用いたMCA法より正確な治療が可能となる。

治療時間は，フレームの装着は約30分，線量計画は通常1～2時間を要する。治療室への患者の入室から退出までの時間は1 isocenterでは約30分，4 isocentersでも1時間前後と，MCA法より短縮が可能である。

6. 治療成績

当施設で本装置を用いて1996年7月より1997年7月まで1年間に24例治療した。24例の平均年齢は43.7歳（11～71歳）で男11例，女性13例であった。疾患の内訳は脳血管障害が33％，良性腫瘍が50％，悪性腫瘍が17％，治療線量については，脳動静脈奇形では平均辺縁線量18.0Gy，良性腫瘍では平均辺縁線量は12.8Gy，悪性腫瘍は平均辺縁線量17.8Gyで治療された。使用されたコリメータのサイズは平均2.3cmで，症例により1～4 isocenterが用いられた。

治療成績を見てみると，病巣が縮小ないし不変であった比率（tumor control rate）は96％であった。頭蓋咽頭腫の1例でsolid partの縮小をみたもののcystic partが増大した。その後，cystの増大は停止した。Morbidityは頭蓋咽頭腫で一過性の視力低下を認めたが，2か月後治療前まで回復した。合併症率は4％であった。死亡率は0％であった。

以上のデータより，本装置の有効性，安全性は，ガンマナイフや他のライナックラジオサージェリーの報告と同等以上と考えられた。

[参考文献]

1) Ehara, K., Tamaki, N., Sakaguchi, T., Kono, M., Fujita, K., Sunaga, T., Kishimoto, K., Goto, M., Kurokawa, M., Tanaka, T.: Development of a new 3-dimensional dose planning software and C-arm multi-axis stereotactic lineac radiosurgerysystem. *J. of Computer Aided Surg.*, 1, 60～61, 1995.

2) 後藤正治，岸本 健，黒川正明，鈴木保恒，田中常稔，藤田勝三，須永哲生：ラジオサージェリー専用機の開発動向. *Innervision*, 10, 46～49, 1995.

3) 玉木紀彦, 江原一雅, 河野通雄, 藤田勝三, 須永哲生, 後藤正治, 岸本健, 黒川正明：C-アーム型定位的リニアック放射線外科治療装置の開発およびその臨床応用. 定位的放射線治療, 1, 89～93, 1997.

4) Tamaki, N., Ehara, K., Fujita, K.：C-arm muiti-axis rotation stereotactic linac radiation system. J. Radiosurg., 3, 21～27, 2000.

5) 今中一文，坂口俊也，児玉明久，久島健之，福島俊典，米澤和之，橋村孝久，河野通雄：CT simulation systemのstereotactic radiosurgeryへの応用—ファントムによる検討. 日本医放会誌, 52・110～112, 1992.

6) 杉本雅史，玉木紀彦，藤田勝三，江原一雅，河村淳史，冨田洋司，坂口俊也，今中一文，河野通雄，村上 徹，西 政美：脳動静脈奇形に対するlinear accerelatorによる定位的放射線手術の治療経験. 脳神経外科速報, 4・2, 127～132, 1994.

7) Ehara, K., Tamaki, N., Fujita, K., Kawamura, A., Imanaka, K., Sakaguchi, T., Kono, M., Hamasaki, M., Matsumoto, S.：Lineac- and Gamma-knife radiosurgery for angiographically occult vascular

malformations. In Tamaki N (Ed.) Cerebrospinal Vascular Diseases-recent advances in diagnosis and treatment. Springer-Verlag, Tokyo, 195～208, 1994.

8) Friedman, W. A., Bova, F. J.: The University of Florida radiosurgery system. *Surg. Neurol.*, **32**, 334～342, 1989.

9) 安野泰史, 古賀佑彦, 竹内　昭: 4MVX線による歳差運動照射法の研究. 日本医放会誌, **48**, 608～614, 1988.

10) McGinley, P. H., Butker, E. K., Crocker, I. R., Landry, J. C.: A patient rotator forstereotactic radiosurgery. *Phys. Med. Biol.* **35**, 649～657, 1990.

11) 金子稜威雄: 直交2軸回転照射における線量分布. 東邦医会誌, **38**, 89～94, 1991.

12) 寺尾栄夫, 西川秀人, 大石仁志, 遠藤　剛, 金子稜威雄, 木暮　喬: 新しい原理, 装置によるlinear acceleratorを用いたradiosurgery. 脳神経外科, **20**・5, 583～592, 1992.

13) 玉木紀彦, 江原一雅, 丸田　力*, 河野通雄, 藤田勝三, 黒川正明, 後藤正治: Cアーム型ライナック定位的脳放射線外科治療装置による治療経験及び従来型multi-converging arcs法との比較, 定位的放射線治療, vol. 2, 93～98, 1998.

（玉木紀彦, 江原一雅）

II-C

サイバーナイフ
―ロボットを使用した次世代放射線治療装置―

　リニアック，ガンマナイフを含めた従来の放射線治療には，避け難い問題点がある。ひとつは患者側の要因，つまり治療中における患者の固定に関する問題であり，もうひとつはアイソセンターに起因する問題である。大阪大学医学部附属病院に平成9年度に導入されたサイバーナイフ（Accuray, CA, USA）には，従来の放射線治療の常識を覆すような数々の特徴がある（図1）。

　サイバーナイフは，工業用ロボットにリニアックを取り付けた，従来のリニアックとは発想をまったく異にする放射線治療装置である。ロボット部分は6軸制御で，先端部分には最大155kgの重量を支える能力を持つ。ここに小型のリニアックを取り付けることにより，従来のリニアックよりも飛躍的に自由度の高い動きが可能になっている。また，自由度の高さだけでなく，高い精度（誤差0.4mm以下）も実現している。

　今回は，従来の放射線治療の問題点と，そのひとつの解決策としてのサイバーナイフの特徴について述べる。

1. フレームレスの定位放射線照射

　頭蓋内の高精度の放射線治療が必要な場合には，患者の固定のために観血的なフレームが利用されることが多い。観血的なフレームを用いることにより高い精度を得ることが可能になるが，その装着による患者の苦痛は大きい。

　サイバーナイフでは，観血的なフレームを用いる必要はない。ロボットは，患者の周りを動きながら，99の停止位置から照射を行うが，各照射の直前に患者の位置の変化を認識する。もしも患者が動いた場合，ロボットがそれを追跡して，正しい場所に対して照射を行うことができる。この方法は，トラッキングといわれ，巡航ミサイルのナビゲーションにも用いられている方法である。トラッキングは，次のような方法で可能になっている。

　まず，治療を行う前に患者のCTを撮像し，再構成して三次元データとして保存する。各照射の直前に天井に設置された2つのX線撮影装置で患者の画像を取得し，CTから再構成したデータと比較することにより患者の動きを数量化する。この患者の位置情報はロボットに伝えられ，ロボットは正しい照射目標を照射することができる。

　この方法は分割照射にも有効で，患者を治療台に固定するのが少々ずれていても（1cm以内），ロボットが正確に位置を認識し，正しい位置に照射を行うことができる。

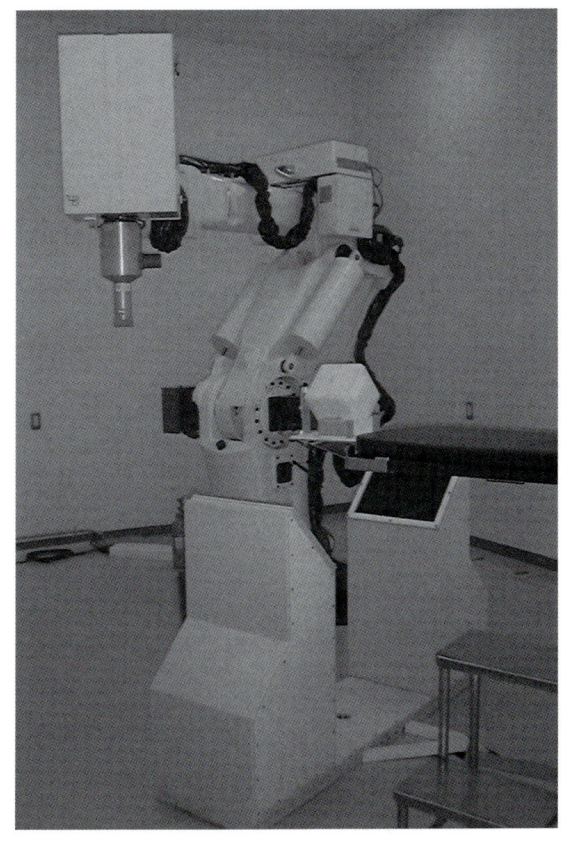

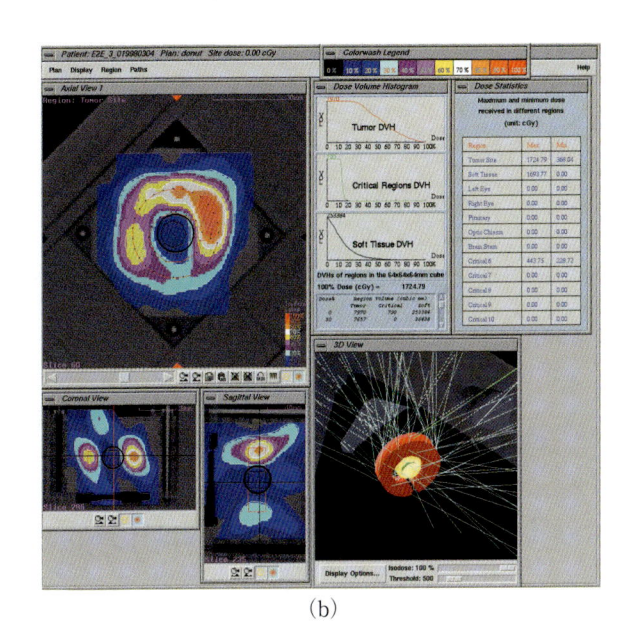

II-C. サイバーナイフ 101

(a)

(b)

図1
a：サイバーナイフ
b：治療計画装置の画面；アイソセンターを用いないことにより，
　このようなドーナツ型の照射を行なうことも可能となった。

　現在のところ，当院での治療は頭蓋・頭蓋内および頭頸部のみを対象にする予定である。しかし，観血的なフレームが不用になることにより，将来的には躯幹，骨盤領域へも適応を広げることができるものである。

2. アイソセンターを用いない放射線治療

　ガンマナイフを含め，一般に放射線治療を行う場合，照射目標はアイソセンターの位置に置かれる。このことは高い精度の照射を行い，かつ正確に線量を把握するために当然のように行われている。しかし，アイソセンターというものが放射線治療の自由度を下げているのも事実である。
　リニアックを用いた定位放射線照射を行う場合，アイソセンターを中心とした複数のアークによる治療が行われる。ガンマナイフの場合も同様で，コリメータヘルメット内のすべてのコバルト線源がアイソセンターに対しコリメートされている。これらの方法は，球形に近い形の病巣を治療するには効果的である。しかし，実際の標的体積は球型とは限らない。不整型の病巣を治療する場合には，複数のアイソセンターを用いる必要が生じる。このことは，治療体積内の線量の不均一性を生じる原因

になる。特にAV-malformationなど，照射体積内に正常組織が多く混在するような場合では問題となる。

サイバーナイフの場合，6軸制御のロボットアームを用いることにより，リニアック部は自由度の高い動きが可能である。したがって，ビームの方向が必ずしもアイソセンターの位置に向かう必要はない。これらのことから，標的体積の表面に多数のビームを接線状に照射することにより不整型であっても，不要な高線量領域を作ることなく均一な線量分布を得ることができる。

均一な線量分布により，従来の方法よりも副作用を軽減させることができるものと期待される。

3. 自動計画作成機能

サイバーナイフでは，動きの自由度の高さゆえ，照射計画は非常に複雑なものになる。99の照射ポイントのそれぞれに対し，位置情報（x, y, z）と各軸に対する角度（yaw, pitch, roll），照射線量の合計7個のパラメータが必要である。これを操作者が入力するのは困難である。この問題を解決するため，サイバーナイフでは，自動的に治療計画を立てる機能がある。操作者は，腫瘍の最小線量，決定臓器の最大許容線量を入力する。コンピュータはこれらの条件を満たすような治療計画を立てることが可能かどうか計算し，可能であればその計画を表示することができる。

この機能は，一般の放射線治療にもフィードバック可能な有効な方法である。しかし，現在のところ一部未完成の部分があり，ソフトウエアのさらなる改良が待たれる。

従来の放射線治療装置と比較してサイバーナイフの優位性について述べた。コンピュータ，機械技術の向上とともに，今までとまったく発想の異なる放射線治療が可能になった。今後は，機械だけでなくそれを使う人間側の大幅な意識，考え方の改革が必要なのではないであろうか。

[参考文献]

1) 井上俊彦, 井上武宏：非観血ロボティックラジオサージェリーシステムの紹介．第12回日本医学物理学会研究発表抄録, p122, 1995.
2) 井上武宏, 井上俊彦：ナロービーム放射線治療―ロボットとトラッキングを用いた新しいナロービーム放射線治療装置―. 癌の臨床, 43・2, 221〜225, 1997.
3) 白土博樹, 井須豊彦：リニアック・メス．癌と化学療法, 20・14, 2143〜2148, 1993.
4) Adler, J. R., Hancock, S. L.: The Neurotron 1000 ; A system for frameless, stereotactic radiosurgery. *Perspectives in Neurological Surgery*, 5, 127〜133, 1994.

（塩見浩也）

II-D ガンマナイフ

　ガンマナイフはstereotactic radiosurgeryの概念を1951年に提唱した，SwedenのLeksellにより考案されたもので，正式な名称はガンマ・ユニットである。本来は放射線治療機器であるが，手術のように切れ味が鋭いことから，長らくガンマ・メスまたはガンマ・ナイフと呼び慣わされてきている。現在ではガンマナイフが用語として学術雑誌でも広く使われている。

　ガンマナイフの原型は1968年に完成し，当初は機能的疾患に対する定位的脳神経外科手術に用いられたが，1972年以来Steinerにより脳動静脈奇形の治療に応用されるようになり，一躍脚光を浴びるようになった。1980年以降は聴神経腫瘍，髄膜腫，下垂体腺腫にも効果が認められるようになり，応用範囲がさらに広まった。治療機器としては1975年に第2号機が導入され，また1982年からはthin slice CT scan（それまでは脳血管撮影，気脳撮影のみであった）が治療計画に導入され，これにより病巣の三次元的な把握が可能となった。1988年にはコバルト線源201個（第1と第2号機は179個）の第3号機が導入され，同時に照射計画にコンピューター（Kula System）が使用されるようになった。

　今日世界中でこの形式のガンマナイフが140台以上稼働しており，わが国でも2000年7月現在30台が稼働している。また，1980年代末頃からはMRIも治療計画に導入され，最近ではDSAやMEGも用いられている。一方治療計画に使用されるコンピューターも次第に改良が加えられ，今日GammaPlan（operation softとしては最近ver. 5.20に更新された）が普及している。

　比較的よく問題にされるのが，linacを利用したシステムとの比較である。両者間での際立った差は，ガンマナイフでは患者の頭部と線源の両者が固定されているため，操作や精度管理がきわめて容易なことである。一方，コバルトを使用しており一定期間ごとに線源の更新が必要な点と，機器がきわめて高額な点は短所といえる。

1. 装置

　ガンマナイフは基本的にはLeksell定位的脳手術装置を応用したものである。この手術装置は頭部に固定され三次元座標を規定する方形のフレームと，半円型のアーチにより構成される。アーチは両端の固定点を回転軸として自由に回転できるようになっており，アーチ上の任意の位置から法線方向に刺入された電極針は，必ずアーチの中心点を通ることになる。ガンマナイフでは，このLeksell定位的脳手術装置における針電極の代わりに，半球状に配列された201個のコバルト線源から発する同数のガンマ線beamを，コリメーターを介して半球の中心に焦点をつくるように設計されたものである

104　定位照射―その技術と臨床―

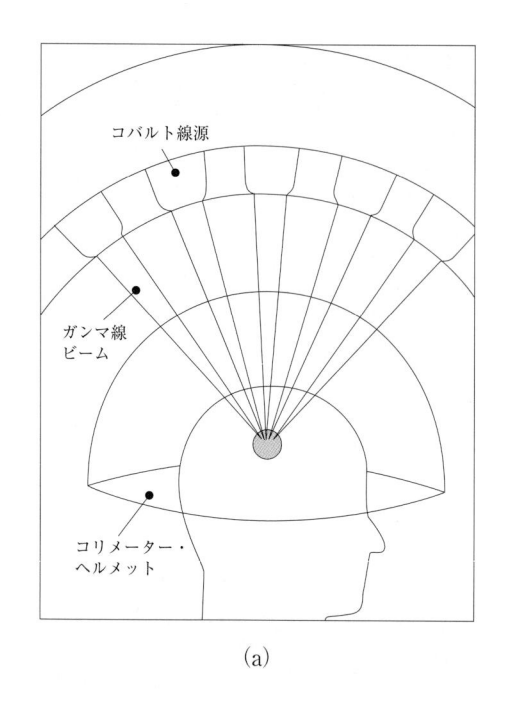

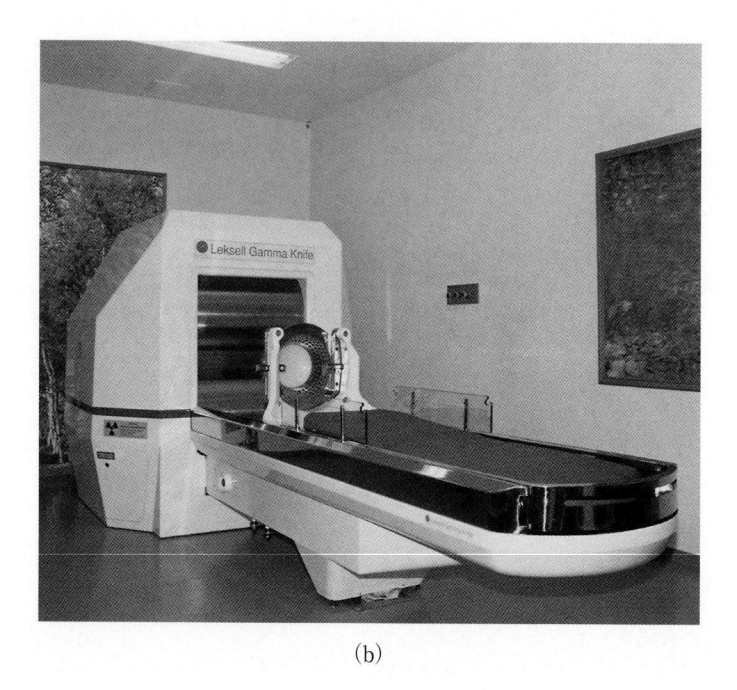

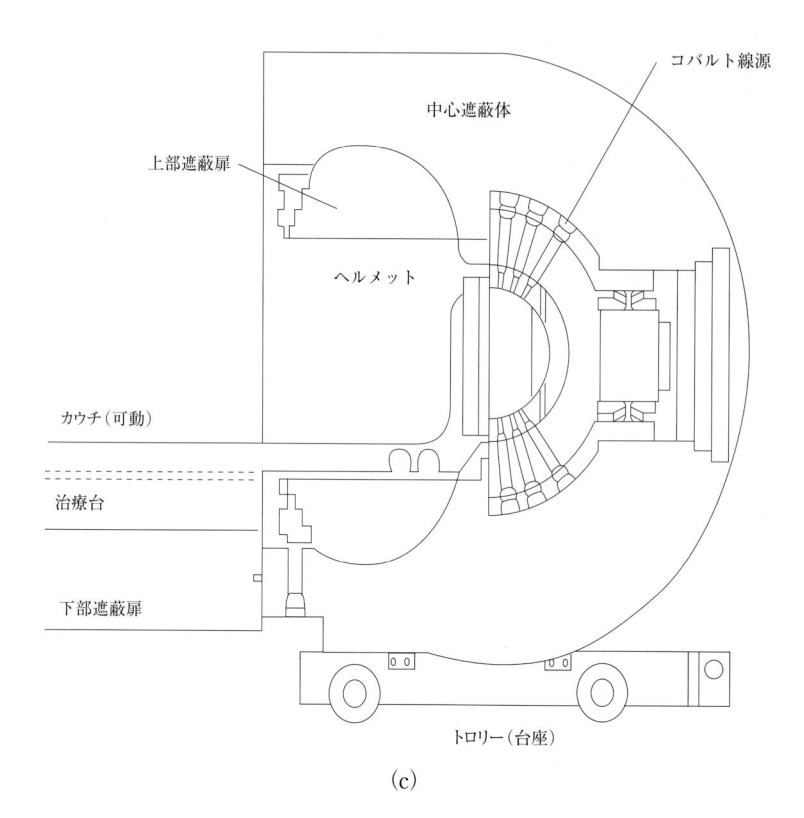

図1　ガンマナイフ
　a：原理の模式図（株式会社エレクタ提供）
　b：装置の全景
　c：本体部の断面図（株式会社エレクタ提供）

（図1a）。なお，装置の全景と本体部の断面図を図1bおよびcに示した。
　なおコリメーターはヘルメット型で，患者の頭部はこの中心部に病巣が位置するよう固定されるこ

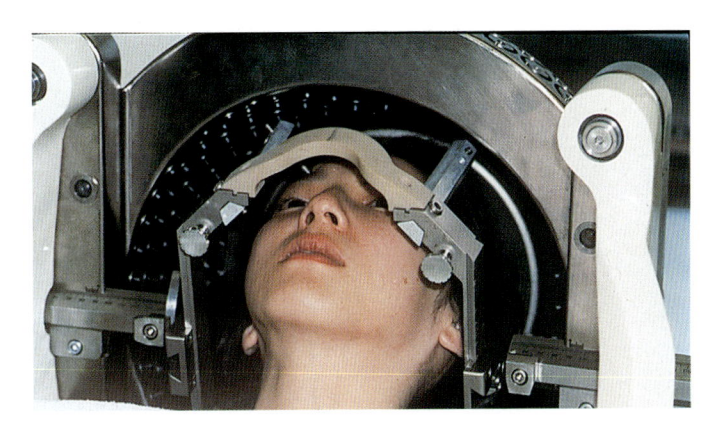

図2 コリメーター・ヘルメットへ患者の頭部を固定したところ

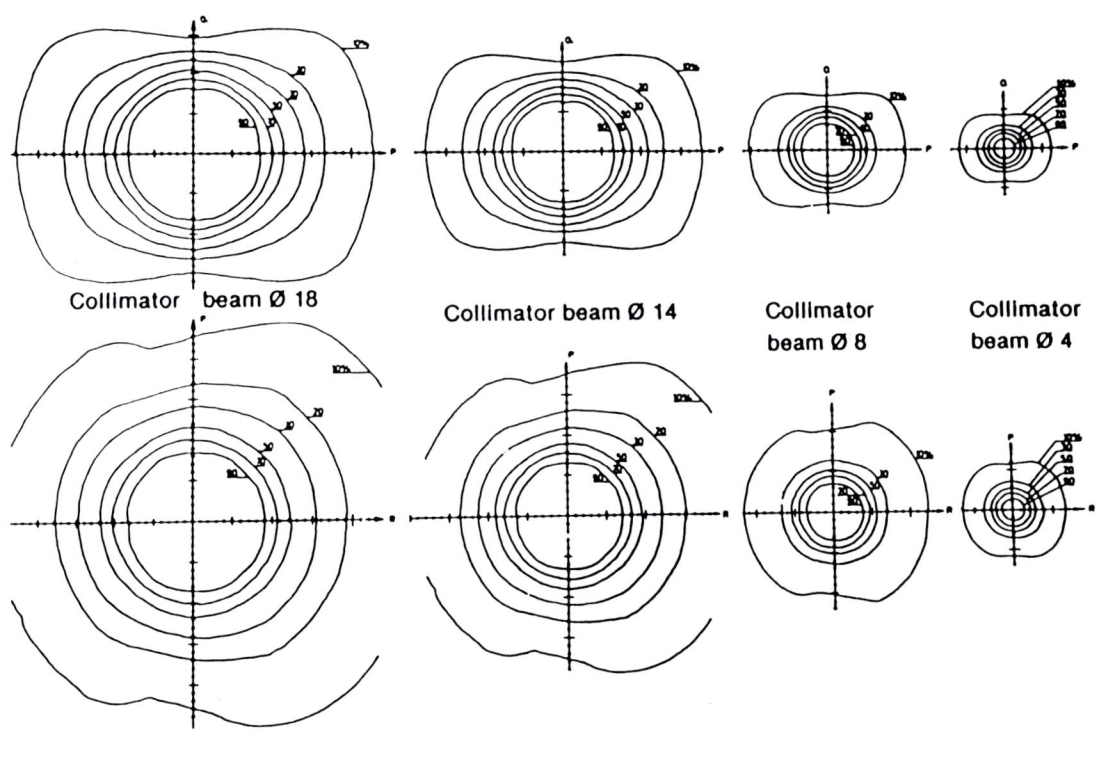

図3a 各コリメーターの等線量曲線
内側から90％, 70％, 50％, 30％, 20％, 10％ isodose curve。
左からコリメーター・サイズ18mm, 14mm, 8mm, 4mm（Elekta AB提供）。

とになる（図2）。コリメーターにはbeamの径により4mm, 8mm, 14mm, 18mmの4種類があり，病巣の大きさにより選択できるようになっている。図3aに各コリメーターのisodose gradientsを示したが，同じ例えば50％ isodose volumeに含まれる容積比は，順に約1：8：43：91となる。また図3bに示すように，4mmコリメーターを使用した場合，中心部と50％ isodose curveとの距離は約4mm，また10％ isodose curveとの距離は7mmである。したがって，例えば中心部線量を50Gyとしたとき，中心から4mm以上離れた場所の線量は25Gy以下となり，7mm離れれば5Gy以下となる。

106 定位照射—その技術と臨床—

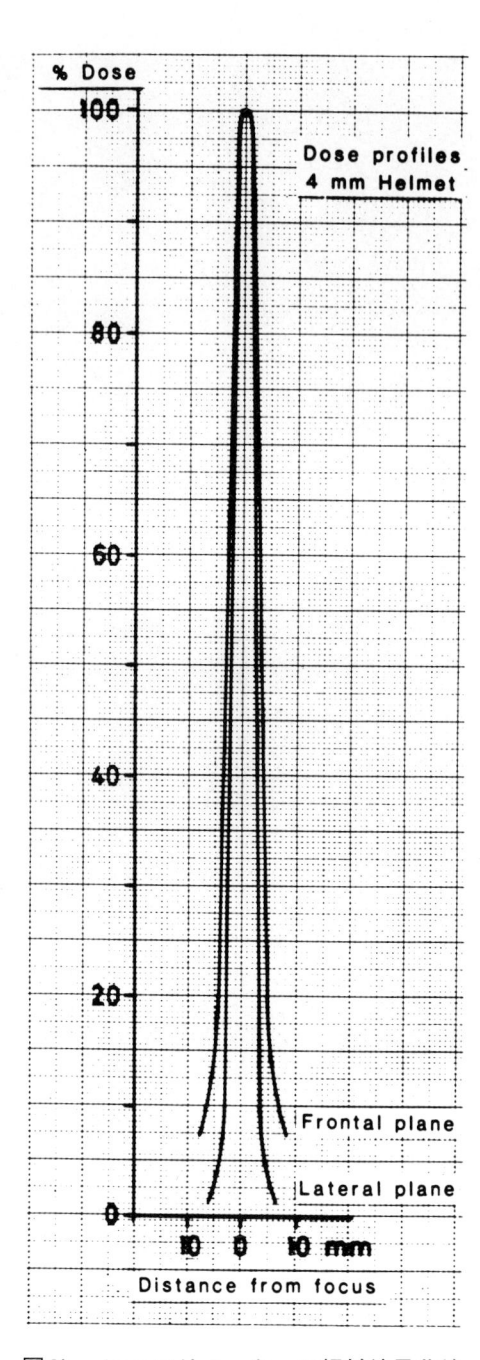

図3b　4mmコリメーターの相対線量曲線

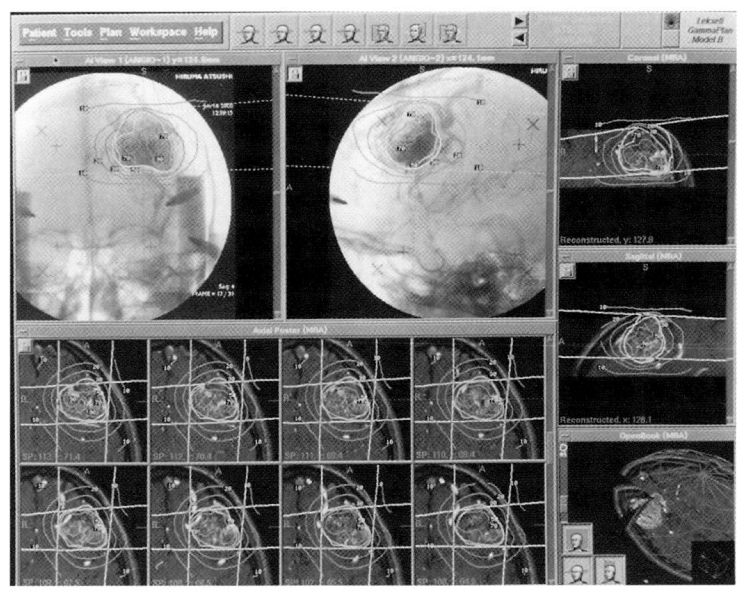

図4
GammaPlanでの脳動静脈奇形例の線量計画の実際。上段左DSA正面像，上段右DSA側面像，それ以外はMRA time of fligh の原画像。病巣が50％の等線量曲線で囲まれている。

2. 治療の実際と照射計画

　まず患者の頭部に前述のLeksell frameを固定する。この操作は12〜3歳以上で協力が得られる患者であれば局所麻酔下で行われる。照射計画には疾患によりCT，MRI，脳血管撮影のどれか，あるいはいくつかが組み合わせて行われるが，各々に対し三次元座標が示されたインジケーター・ボックスが用意されている。現在多くの施設ではこれらから得られた画像情報は，治療計画用のwork stationであるGammaPlanへon lineで送られる。
　次にコンピューター・グラフィックを利用して線量計画を行うわけであるが（図4），現在のGammaPlanでは常に三次元画像が表示され，線量計算もきわめて迅速であり，単純な病巣であれば10分程度で，また特別複雑なものでも，60分以上を要することはまずなくなった。照射計画は中心点における理論上の最大線量を100％とした時，何％isodose volumeで病巣を囲むことができるかを検討する過程である。必要線量は病巣の種類により，また大きさや周辺組織との関係で決定される。もし仮にある病巣が70％ isodose volumeでcoverでき，かつ辺縁線量25Gyとしたければ，中心部最大線量を35.7Gyとすれば良いことになる。もし，50％ isodose volumeでしか囲えなければ50Gyが中心部最大線量として必要となり，また90％ isodose volumeで囲えれば27.8Gyですむわけである。
　多くの場合，50〜90％のisodose volumeが使用され，50％ isodose volume未満はあまり選択されない。その理由はより高い％ isodose volumeを利用した方が，病巣中心部最大線量を低くでき，病巣内の線量分布をより均一にできることによる。また周辺部脳組織への被爆の観点からも，より安全性が高い。したがって，90％ isodose volumeは最適といえ，これで治療できる病巣サイズが理想的となる。
　病巣が球形に近くかつ比較的小さければ，14mmか18mmコリメーターにより1か所のtarget pointで1回照射するだけですみ，照射計画も単純である。しかし，より大きな病巣や，形態が不規則な場合には，より複雑な照射計画が必要となる。すなわちtarget pointの位置を少しずつ変えたり，いくつ

かのsizeのコリメーターをいくつかの組み合わせで使用せざるを得なくなる。最近では線量計画が迅速にできるようになったことから，より多くのtarget pointを選択し，病巣の三次元的な形状にできるだけ合わせるようにしている。

3. 照射の実際

照射計画に基づき実際の照射が行われるが，コリメーター・ヘルメットに患者の頭部が固定される（図2b）。室外のコントロール・パネル上で，照射線量に見合った照射時間をセットし，スイッチを入れると，本体前方の扉が上下に開き，ベッドがスライドして本体に固定され照射される。照射時間は線源の経過年数によるが，新しければ1か所のtargetに対しては通常5〜10分である。なお照射に先立ち，角膜保護のため眼球を貫通するおそれのあるビームは，コリメーターの穴を塞ぐことによりカットできる。

4. 治療対象

対象疾患としては，現在どの施設でも転移性脳腫瘍が最も頻度が高く，30〜50％を占めるようになってきている。筆者らは20以上の多発性脳転移も積極的に治療しており，良好な結果を得ている。従来は半数近くを占めていた脳動静脈奇形は，大体20％前後である。また髄膜腫，神経鞘腫，下垂体腺腫，頭蓋咽頭腫などの良性腫瘍も良い適応となる。しかし，グリオーマや悪性リンパ腫など，病巣の境界がはっきりしないものでは，他の治療法の補助療法として利用される程度である。またごく最近では三叉神経痛やパーキンソン病などの機能的疾患にも応用され，良い結果が報告されてきているが，まだ問題点も多く今後の経験の蓄積を待つ必要がある。

なお，ガンマナイフでは病巣の大きさに絶対的な制約があり，最大長径が3cm以下であることが望ましい。ただ3.5〜4cmぐらいまでは，病巣の形状と位置によっては治療可能である。これ以上のものは，例えば腫瘍であれば手術により，脳動静脈奇形なら血管内治療により，あらかじめ小さくしてからガンマナイフで治療される。ただ最近ガンマナイフでも，分割照射を試み始めている施設もあり，従来は適応外とされていた大きな病巣でも今後は治療可能になることも期待されている。

（山本昌昭）

II-E 定位照射の精度管理

定位照射では，使用する装置の正確性（accuracy）と精度（preciseness）が前提となる。また1回で治療する場合は，設定の誤差や誤りがそのまま治療結果に影響しうる。放射線治療一般においても正確性と精度は重要であるが，特に定位照射では，安全確実に治療できるように精度管理をシステム的に行う精度保証（quality assurance：QA）プログラムを定めている。

1. 定位照射の各施行過程

定位照射装置のシステムとしての目標は，病巣の範囲に正確に照射体積を投影させ，指定した線量を投与することにある。定位照射の施行過程は以下のような段階に分けられるが，各々の段階でQAが必要になる。

a) 病巣位置取得（localization）：照射の対象（標的体積）の境界を三次元的に正確に定める。
b) 患者設定（patient alignment）：患者を正確に所定の位置に設定する。
c) 線量投与（dose delivery）：規定された範囲に照射線量が高く集中して，その周囲では十分に線量が低く，かつ計画された線量と投与された線量が一致する。

それぞれの過程についてどの程度の正確さと精度があるのかを確認し，定期的に精度を確認し，維持するQAプログラムを施行する必要がある。

2. 座標位置取得の精度

定位照射で治療するためには，まず病巣の位置と範囲を正確に定めなければならない。座標位置取得の精度には，定位フレーム自体の精度と，画像検査などの臨床的な要素が関係する。

定位フレームの座標取得精度は，CTスライス面では誤差0.4mm程度であるのに対して，体軸方向では0.7〜1.8mm程度であり体軸方向の精度が劣る。スライス面の画素サイズに比べてスライス厚が大きいためである（III-B参照）。

臨床的には，フレームを付けた状態で撮影した，十分にスライス間隔の狭いCT，MRIなどの画像上で，三次元的に病巣の広がりを定めて治療する範囲（標的体積：target volume）とする。実際の治療では最も精度が得難い過程である。病変部の辺縁が明瞭な聴神経鞘腫，髄膜腫などの良性腫瘍では標

的体積は決めやすく，座標取得の精度はほぼ画像検査自体の精度と空間分解能による。しかし，悪性腫瘍では造影効果のある肉眼的な腫瘍範囲のみでなく，はるかに広範に腫瘍細胞が広がるために標的体積の範囲が不明確になる。

この段階は，ある意味では主観的ともいえる臨床的な判断が加わるために，他の機械的な要因と比べて最もあいまいで誤差が大きい。

3. 患者設定の精度

通常の頭部放射線治療の場合は3.5mm程度の位置合せの誤差はあり得るとされているが[1]，頭部をプラスチック・シェルで固定する場合にはさらに精度が悪く誤差が大きいこともある。定位照射では，堅牢なフレームを用いて頭部を固定して照射目標の座標を数値的に設定するために，より正確で安定した位置合わせが期待できる。

一般的な定位照射システムでは，最終的には位置合わせは光照射野に表示される十字線と，壁面からの投光器の光に頼っている。しかし，既存の光照準器の精度は必ずしも良くない場合もある。特に壁面の投光器はアイソセンタまでの距離も遠く，いわば光学テコになっているので，経年変化による壁面のわずかな歪みなどを大きく拡大して表示して，大きく誤差に影響する[2,3]。十分に精度管理を行っていない場合には3mm以上の誤差が生じることも少なくない。光照準を用いる定位照射システムでは，何らかの光照準器の精度確認機構を備えている。また，慶応大学で行っている方法では光照準器を必要としていない。

4. ライナック装置の幾何学的誤差

現在のところ，ライナックの幾何学的精度の許容誤差は，装置の各々の部位によって2mm程度とされている[4]。これは通常の放射線治療では十分な精度であるが，定位照射では必ずしも十分でなく，さらに高い精度が要求される。

ライナック装置を設置したときには，最も良い状態で使用できるように調整されていると思われるが，日常の治療に使用している間には精度低下が生じ得る。

汎用のライナック装置は架台（ガントリー）と治療台，コリメータの回転軸が一点（アイソセンタ）で一致するように設計されており，またその位置を示すために光照準器が使用される。しかし，厳密な意味ではアイソセンタは正確に一点である保証はなく，必ずしも各回転軸は一致しない。そこで各回転軸が近傍を通過する最も近い点をアイソセンタとして仮定せざるを得ない。図1に我々の測定したガントリーと治療台の回転によるビームの変位を示す。中立位での体軸方向（z方向）には，ガントリーヘッドの重力によるたわみのために1mm程度の変位がある。治療台の回転中心とガントリー回転中心のずれは，調整の良くない装置ではしばしば5mm近くにも達する。通常のcoplanar照射では治療台を回転させることは少なく，あまり注意を払われないために誤差の生じやすい部位である。

5. 線量投与

線量投与の誤差には様々な要素が関与するが，物理的な照射線量の測定誤差などは別章に譲る。

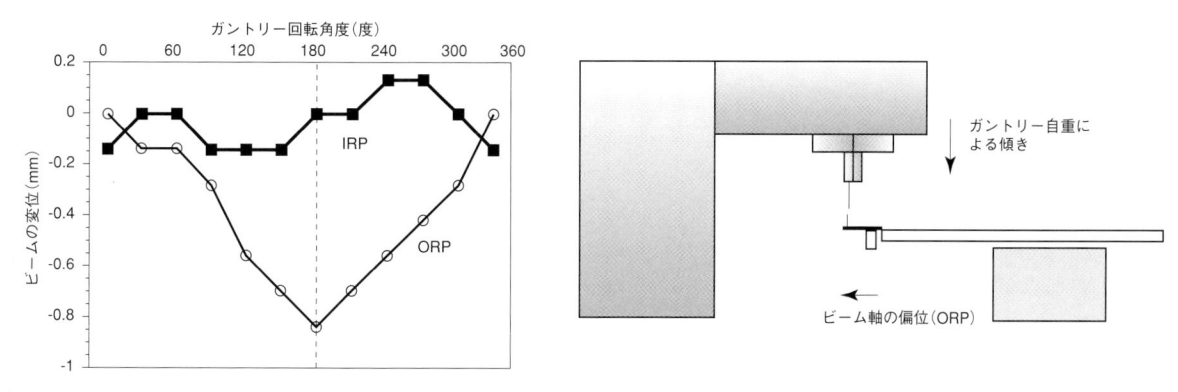

図1　ガントリー回転角度とビーム中心の変位
IRP：ガントリー回転面に平行方向。ORP：ガントリー回転面に垂直方向。IRPでは誤差は少ないが，ORPでは，ガントリーのたわみのため回転角0度（真上）と回転角180度（真下）でもっとも誤差が大きい。

実際の治療においては，治療計画コンピュータで求めた線量分布がどこまで実体に即しているかは確認が難しい。シミュレーションの正確さは治療計画装置の基礎データと線量計算アルゴリズムに依存するが，また機械的精度も線量分布に影響する[5]。

治療装置の回転精度などが悪いと各方向からのビームが一点に集中しない。小照射野の場合には，中心部が尖っており，中心からはずれると直ちに線量が低下する。そのため，回転中心での線量が低下することになり，治療計画コンピュータと実際の"中心"線量が異なり，また辺縁部の線量勾配の急峻さが低下する。また，複数のアイソセンタで照射する場合は，アイソセンタ間の距離の微妙な変化で境界に高線量域や低線量域が生じうる（図2）。

6. 総合的精度管理の方法

照射装置の総合的な精度としては，1mm以内としている報告が多い[6],[7]。これは，個々の要素の機械的精度を±0.5mm程度としなければ達成できない。そこで，各々の定位照射システムはライナックに付加的に取り付ける形で照射精度を保証するような装置を提供している。あるいは必要な精度を確保するためのQC（品質管理）法を定めている。

a. 疑似ターゲットを用いた精度管理

定位照射のQAを系統的に行ったハーバード大学の発表したシステムでは，照射ごとに疑似ターゲットを使用して照合写真を撮影し照準を確認している[8]（図3）。ライナックの治療台とは別に頭部固定台を使用して，照射位置を疑似ターゲットで確認した後に患者頭部と置き換えている。さらにこの後継装置では疑似ターゲットで校正したレーザー式照準装置を使用して位置合わせをする手順となっている。このように治療ごとの精度保証が望ましく，最も確実であろう。

b. 直交照合写真による測定

疑似ターゲットを用いる方法は，患者を治療台に設定した後の最終段階では施行できない。治療状態で位置を確認するにはフレームに取り付けた，箱状の器具（localizer-box）を使う方法がある。

112   定位照射―その技術と臨床―

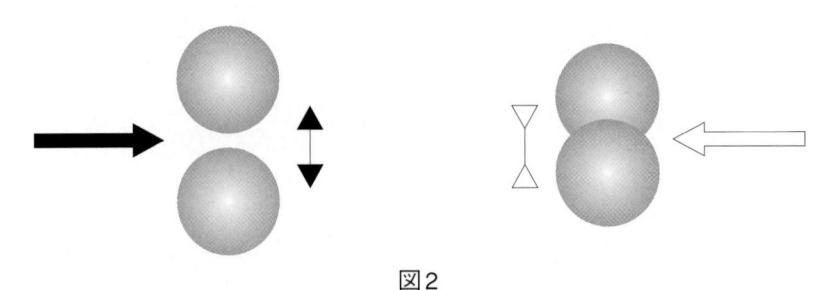

図2
複数のアイソセンタを組み合わせる場合，アイソセンタ間の距離の微妙な
変化で境界に高線量域（⇨）や低線量域（➡）が生じうる。

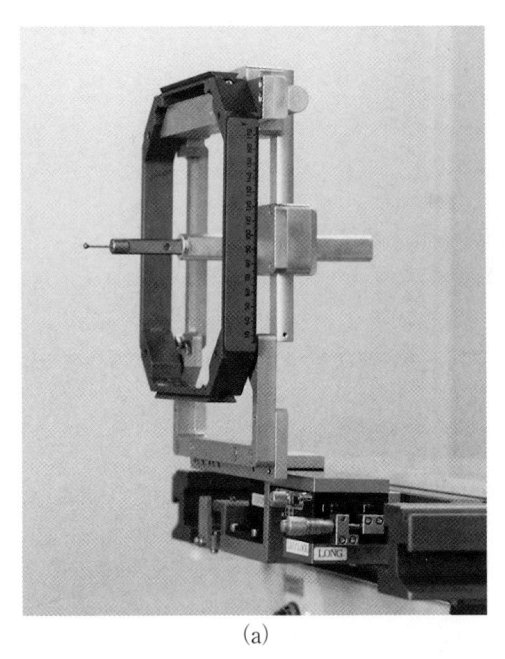

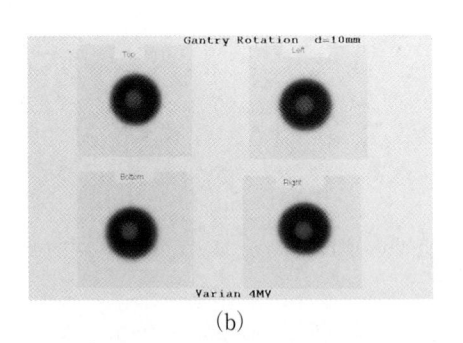

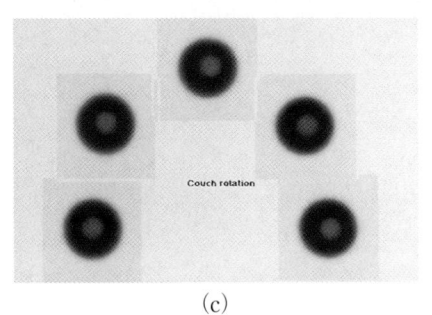

図3　疑似ターゲットを使用して照合写真を撮影し照準を確認する（慶應義塾大学）
　a：疑似ターゲット（直径3mmの金属球）をフレームに取りつけた状態
　b：ガントリーを回転させた場合の疑似ターゲットのライナックグラフィ
　c：治療台を回転させた場合のライナックグラフィ

localizer-boxは血管造影で座標取得をするものと似通っており，プラスチック製の箱の前後，両側面にタングステン球が一定間隔で埋めてある。

Localizer-boxを使用して円筒形コリメータを付けた状態と，ない状態での二重曝写のライナックグラフィを撮影して，円筒形コリメータの輪郭とタングステン球を同時に写し込む。正面および側面像から，円筒形コリメータ輪郭の中心をアイソセンタの位置と仮定して，アイソセンタのフレームに対する座標を求めることができる（図4）。この方法では，疑似ターゲットによる測定のように任意の照射方向の場合の誤差は確認できないが，治療状態での誤差の確認を比較的簡便に行える。

以上のように，病巣の位置，範囲の決定が最も不確定な要因であり，全過程での総合精度は2，3mm程度とも考えられる。しかし，各器機の精度がこの範囲で許されるということではないであろう。

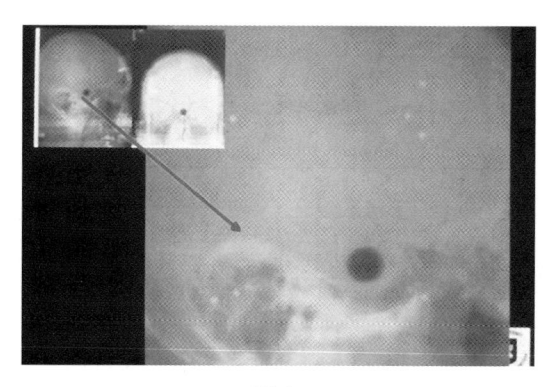

図4
位置照合器具を用いた照射位置確認用照合写真。正面および側面像に表示されるマーカーと照射野から，照射中心のフレーム系座標を得る。

　最も厳しい条件でも，機械的精度に十分な信頼性がなければ安心して十分な治療はできない。また，汎用ライナックを用いるシステムでは多彩な誤差要因が複合して影響するため，得られた精度が常に維持されるとは限らない。ファントム実験の精度を絶対視することは現実的ではない。
　また，最近は技術的なQAに加えて臨床的QAが重視されている。臨床的QAでは放射線治療全体をシステムととらえて，患者の状態，治療に関する記載，治療後の評価法などを含めて検討する。しかし，実際には装置の精度管理などに責任を持つ専任者がいない我が国の多くの施設の現状では，定位照射の運用面においてよほど十分に注意をしなければ危険であろう。

[参考文献]
1) Rabinowitz, I., Broomberg, J., Goitein, M., et al.: Accuracy of radiation field alignment in clinical practice. *Int. J. Radiat. Oncol. Biol. Phys.*, 11, 1857～1867, 1985.
2) Serago, C. F., Lewin, A. A., Houdek, P. V., et al.: Radiosurgery target point alignment errors detected with portal film verification. *Int. J. Radiat. Oncol. Biol. Phys.*, 24, 777～780, 1992.
3) Heifetz, M. D., Rosemark, P. J., Wexler, M. C., et al.: Rapid method for determination of isocenter of radiation gantry and alignment of laser beams for stereotactic radiosurgery. *Stereotact Funct. Neurosurg.*, 53, 46～48, 1989.
4) 日本放射線腫瘍学会研究調査委員会 編：外部放射線治療装置の保守管理プログラム．東京，通商産業研究社, 1992.
5) 國枝悦夫，和田　允，安藤　裕・他：線量容積解析によるLinac stereotactic radiosurgery照射法の比較. 日本医学放射線学会会誌. 55, 980～986, 1995.
6) Tsai, J. S., Buck, B. A., Svensson, G. K., et al.: Quality assurance in stereotactic radiosurgery using a standard linear accelerator. *Int. J. Radiat. Oncol. Biol. Phys.*, 21, 737～748, 1991.
7) Hartmann, G. H., Bauer, Kirpes, B., Serago, C. F., Lorenz, W. J.: Precision and accuracy of stereotactic convergent beam irradiations from a linear accelerator. *Int. J. Radiat. Oncol. Biol. Phys.*, 28, 481～492 Issn, 0360～3016, 1994.
8) Lutz, W., Winston, K. R., Maleki, N.: A system for stereotactic radiosurgery with a linear accelerator. *Int. J. Radiat. Oncol. Biol. Phys.*, 14, 373～381, 1988.

（國枝悦夫，北川五十雄）

II-F ネットワーク技術

　CT装置などから画像を線量分布計算用のワークステーションへ送る場合や，計算した放射線治療データを放射線治療装置に送るときに，フロッピーディスクや光磁気ディスクなどの記録媒体を使うことなく，ネットワークを介して放射線治療データを転送することが便利である。このような場合に，各装置をネットワーク（local area network：LAN）で結び，お互いに共通の転送プロトコルや画像データフォーマットを使用することが必要となる。この章では，ネットワークやネットワークを介して送るときに使用される転送プロトコル（FTPやDICOM規格など）と，画像データフォーマット（特に治療計画などの放射線治療関連のDICOM-放射線治療情報定義）について解説する。

　放射線画像の分野の標準化は，医学・医療のなかでも一番歴史が古いもののひとつである。医療関連の標準化動向としては，米国を中心としてDICOM委員会が作成したDICOM規格，日本国内についてはIS＆C委員会が作成したIS＆C（Image Save And Carry）規格，医療情報システム開発センターが作成した電子保存のための共通規格などの画像関連の規格があり[1]，利用の目的に応じて使い分ける必要がある。

1. ネットワークの種類

　コンピュータを接続するのに使用されるネットワークには，ethernet（イーサネット）と呼ばれる接続が最も一般的である。このethernetは，10Base-5，10Base-2と呼ばれる同軸ケーブル（テレビのアンテナ線に使われているようなケーブル）を使用するものと，10Base-Tという電話のコードのような細い線を使用するものがある。現在，配線のしやすさなどから，主に10Base-Tが使用されている。このethernetの転送速度は最高で10MBit/秒であり，計算上は1秒間に最大1MByteのデータを転送できる。

　ネットワークというとInternet（インターネット）が有名であるが，インターネットとは共通のプロトコルとアドレス体系を持つネットワークの世界的集合体である。1999年，米国では9420万人以上が利用，日本1,600万人，世界中の利用者は1億6,000万人にもなるといわれている。ネットワークを利用する場合に注意しなければならないことは，自由に接続できて，自由に情報の交換ができなければいけない。そのためには，①共通のプロトコルと②共通のデータフォーマット（データ形式）が必要である。

2. 転送プロトコールと画像データフォーマット

　画像を転送する，あるいは，画像情報を交換するには，共通の転送プロトコールを決める必要がある。インターネットで，データをやり取りするには，まず，お互いに話しかけ方を決める必要がある。例えば，電話をかけるときに，国番号をまわし，地方番号，電話番号を順番にダイアルすることが決まっているように，その手順をプロトコールと呼ぶ。インターネットの世界では，ネットワークで使用する手順は，TCP/IPと呼ばれている。この手順を利用することにより，世界中のコンピュータと通信が可能となる。
　ネットワークで利用可能なサービスとして，
　　(1) 仮想端末
　　(2) 電子メール
　　(3) ファイル転送
　　(4) WWW（World Wide Web）
などがある。

a. 仮想端末（Telnet）
　仮想端末は，自分の操作しているコンピュータを，ネットワーク上の別のコンピュータの操作端末にする方法である。

b. 電子メール
　電子メールとは，電子的な郵便システムである。手紙をバケツリレー式にやり取りすることにより，転送する。画像データのような大量のデータを送るには適していない。

c. ファイル転送（FTP：File Transfer Protocol）
　ファイル転送は，ネットワークを介してファイルを自分の所から相手のところに送ったり受けたりする機能である。ファイルの内容は，データでもプログラムでも何でも可能である。また，ネットワーク上には，Anonymous FTP（匿名FTP）と呼ばれる誰でもアクセス可能なFTPサーバがあり，これらの所から必要なプログラムやデータなどを転送して持ってくる（ダウンロード）ことが可能である。
　ネットワークを介してコンピュータを接続し，ファイルをやり取りする場合に一番簡単に利用できる方法が，このFTPである。

d. WWW（World Wide Web）
　World Wide Webは，全世界に張り巡らされた蜘蛛の網の意味であり，WWWあるいは，ホームページといった方が馴染みがある。このサービスは，文章だけでなく静止画や音声・動画などあらゆる情報をネットワークを介してやりとりできるサービスである。一般には，興味のある文字や絵をマウスでクリックすることによりネットワーク上のWWWサーバから情報を入手することができる。
　このWWWの特徴は，ユーザーフレンドリーな点であり，データを公開する装置（サーバー）を適切に設定することにより，ファイルの転送も可能となる。画像データとして最もよく利用されているフォーマットは，GIFとJPEGである。これらの画像フォーマットを利用すると，表示プログラム（browser）が自動的に画像を表示するので，特別のプログラムを必要とせずに画像情報を見ることが

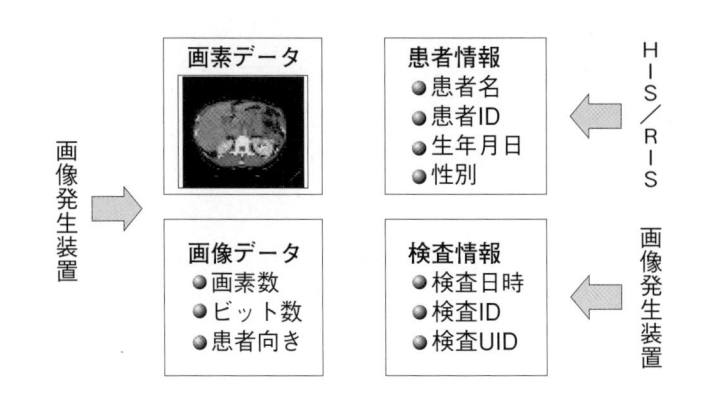

図1 医用画像フォーマット
医用画像フォーマットには，画像だけでなく付帯情報も含まれている。

できる。最近では，DICOMやIS＆Cの画像フォーマットでも，browserから表示できるようなプラグインが開発されつつある。

3. データフォーマット

ネットワークでは，送り元と送り先で扱うデータフォーマット（データ形式）を統一しておかないと便利に利用できない。もしデータフォーマットが違っていると，そのフォーマット用のソフトウエアを準備するか変換する必要がある。

画像情報として，一般のパソコンではGIF，JPEG，TIFF，PICTなどの画像フォーマットが利用されている。これらの画像フォーマットは，画像のみならば正しく情報を伝えることが可能となるが，その画像の患者情報，検査情報（撮影条件や検査部位），オーバーレイや関心領域などの付帯情報を送ることができない。

一方，医用画像専用フォーマットであるDICOM規格やIS＆C・共通規格は，これらの画像の撮影条件，検査情報や患者情報などの情報を正しく伝えることができる。医用画像専用画像フォーマットには，ヘッダーデータとして画像付帯情報（患者情報や撮影条件，検査情報など）を含んでいる（図1）。

ネットワークで転送する場合の画像フォーマットとして，単にコンピュータで画像データを表示するだけならば，GIFなどのフォーマットが適しており，さらに画像データを処理する必要がある場合や放射線治療のための情報として保存する場合には，DICOM規格やIS＆C・共通規格フォーマットが適している。

4. 画像専用フォーマット（DICOM規格，IS＆C規格，共通規格）

a. DICOM規格

DICOM規格[2,3]は，はじめは医用画像機器間でデータを転送するために開発された規格であるが，現在では保存方法も含んでいる（図2）。DICOM規格の構成は，Part 1～14（2000年にpart1～15に拡張された）まであり（図3），現在でも補遺（Supplement）として拡張されつつある。後で解説するDICOM-RT（放射線治療オブジェクト）は，Radio Therapy Information Objects（補遺11）として，

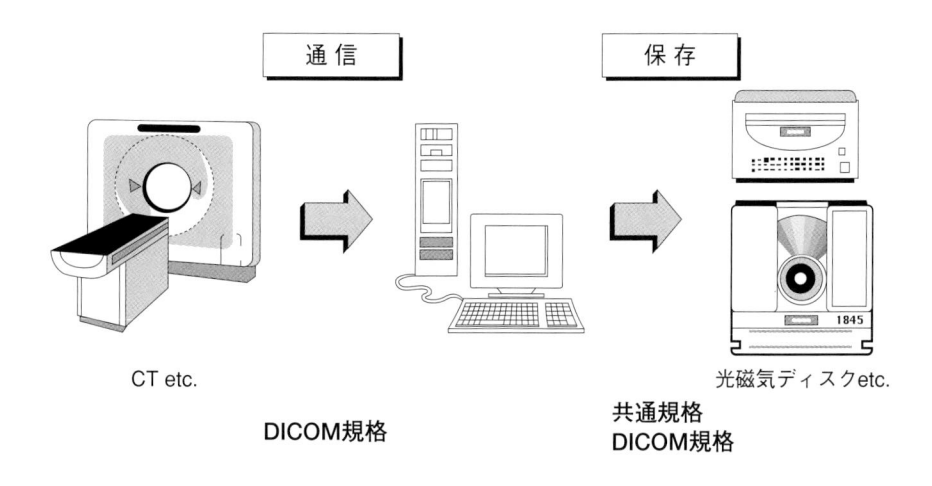

図2　通信と保存
DICOM規格は，もとは通信の規格であったが，最近は保存・表示にも拡張されている。また，保存の規格としては，共通規格がある。

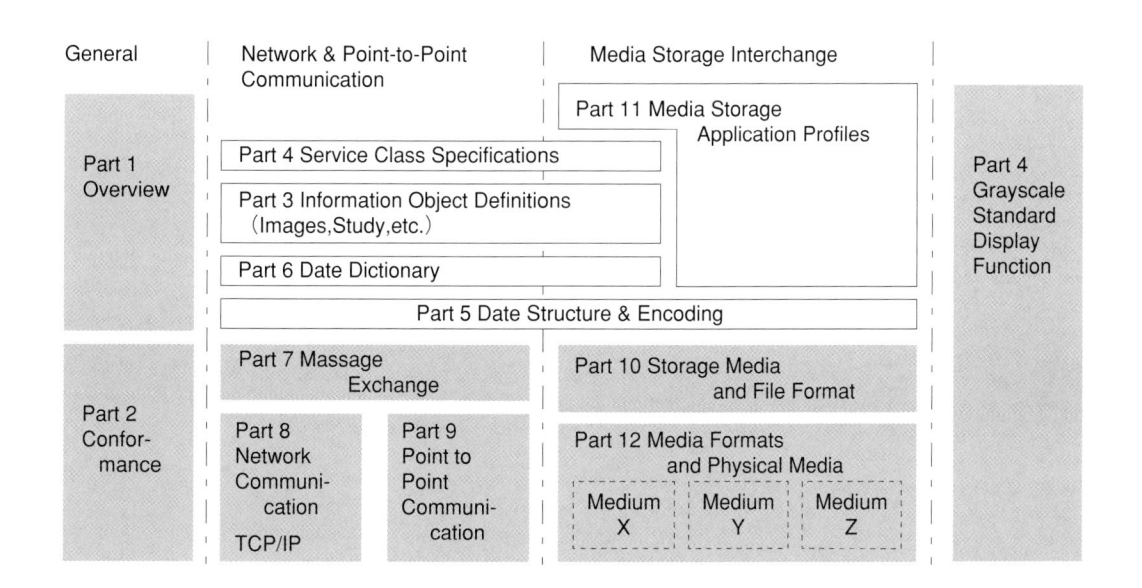

図3　DICOM規格の構成
1章と2章は総論，3章～6章は通信と保管両方に関係する。7～9章は，通信にのみ関与する。10～12章は，保管にのみ関与する章である。

1997年に規格として承認されている。放射線治療オブジェクト定義には，画像，線量，構造体，照射，治療計画，治療コースなどが定義されており，位置決めX-ray画像や線量分布だけでなく放射線治療の線量や照射方法などが表現できるようになっている。

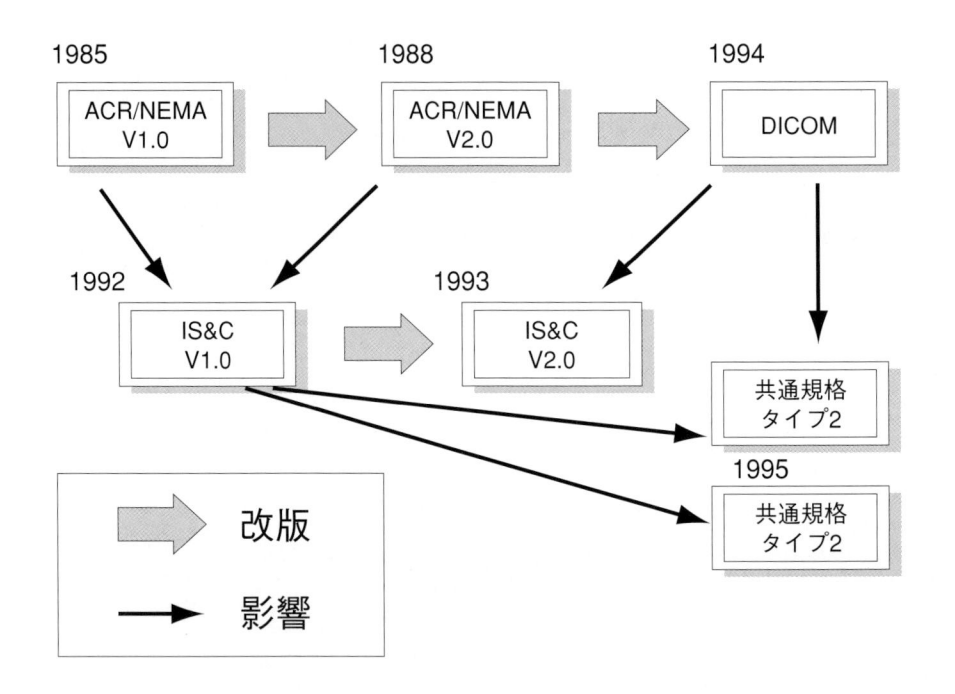

図4 DICOM規格，IS＆C規格，共通規格の関係
これらの規格の祖先は，ACR/NEMA規格V1.0にさかのぼる。DICOM規格は，ACR/NEMA規格V3.0相当であり，IS＆C規格・共通規格はACR/NEMA規格V2.0相当である。DICOM規格は，object指向が強まり，IS＆C規格・共通規格はobject化が不十分である。

b. DICOMの特徴

DICOMの特徴は，(1) ネットワーク対応（TCP/IPによるネットワークをサポート），(2) オブジェクト指向（医療の複雑な内容を表現できる），(3) 保存規格（はじめは通信の規格だったが，媒体による情報交換まで拡張された）の3点である。

c. 電子保存のための共通規格

厚生省は，1994年3月「エックス線写真等の光磁気ディスク等への保存について」（平成6年健政発第280号）の通知を出し，技術的基準を満たせば，X線フィルム以外にも光磁気ディスクなどを用いて画像を保存できることとした。厚生省が電子保存に求めている技術的基準は，①安全性が確保されていること，②長期間にわたって正確に表現できること，③情報の共通利用ができることの3点である。この後，この通知は，1994年4月「診療録等の電子媒体による保存について」（健政発第517号・医薬発第587号・保発第82号）に置きかわっている。

共通規格[4]は電子保存のために（財）医療情報システム開発センターが電子保存を実現するために公開している規格であり，この規格は厚生省の技術的基準を満たすように作られている。現存3.5インチと5.25インチの光磁気ディスクを用いる規格が公開されている。共通規格は，DICOM規格と日本のIS&C規格[5]を折衷したものであり，これら三者の関係を図4に示す。図4に示されるように，これら三者の規格の祖先はACR/NEMA規格version 1.0である。DICOMは，ACR/NEMA V1.0→2.0→3.0（DICOM）と進化し，IS＆CはACR/NEMA V1.0, 2.0を基にして作られた。さらに共通規格はDICOM規格，IS＆C規格を基に作られている。DICOMはデータフォーマットと可逆圧縮の規格として参照されている。このため，共通規格とDICOM規格は，兄弟の規格といっても過言ではない。

情報モデル

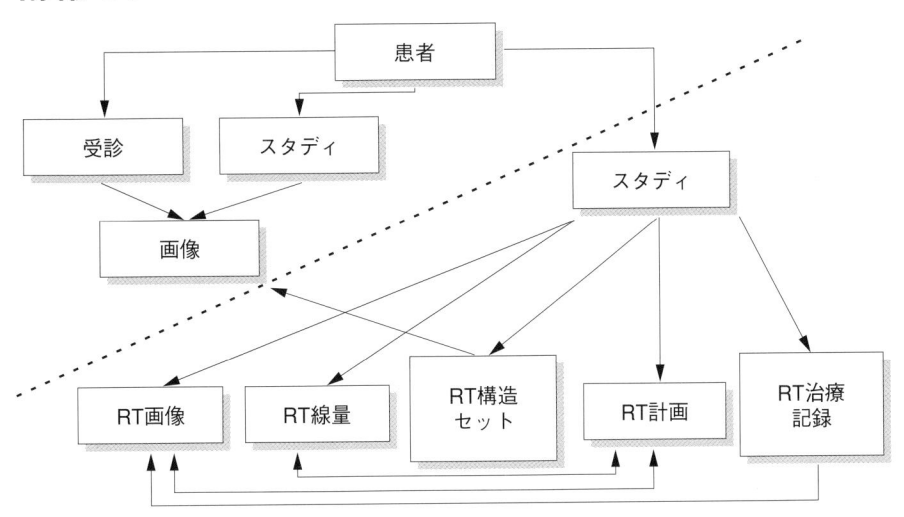

図5　DICOM-RTで拡張されたスタディ定義
スタディ定義のなかに，放射線治療（RTと略す）画像，RT線量，RT構造セット，RT計画，RT記録が追加された。

d. 放射線治療に特化したDICOM-RT

DICOM規格の補遺11[6]としてRadio Therapy Information Objectsが規格化されている（DICOM-RT）。

このDICOM-RTは，以下の規格を参照している。
(1) 座標系は，IECの標準草稿1217（放射線治療装置—座標系，移動，およびスケール）で定義されている。
(2) 線量概念は，ICRUレポート50（光子線ビーム治療の処方，記録，および報告）に記載されている。

DICOM-RTは，放射線腫瘍学領域の情報オブジェクトを定義し，これらのオブジェクトは，放射線治療部門の内部，および外部に存在する放射線治療と関連したデータの転送を行う。しかし，転送されたデータの管理支援は意図されていない。

放射線治療データの処理と管理は，国際的に合意の得られる放射線治療のモデルが存在しないため，DICOM-RTでは十分定義されなかった。

1) 情報モデル

DICOM-RTで定義される情報モデルには，(1) 放治（RT）スタディInformation Object Definition（以下IODと略す），(2) 放治（RT）画像IOD，(3) 放治（RT）線量IOD，(4) 放治（RT）構造セットIOD，(5) 放治（RT）治療記録IOD，(6) 放治（RT）計画IODの6種類がある（図5）。

a) 放治（RT）スタディIOD

放治スタディIODは，放射線治療コースの意味する内容を規定している。放治（RT）スタディは正規化オブジェクトであり，標準（画像診断用）のスタディIODでは扱われていない放射線治療関連のコース情報を，放射線治療コース概念に関係のある情報によって提供する。

定義範囲は，治療依頼科や放射線治療コースの状態など，現在，進行中の治療コースに関した情報である。

b）放治（RT）画像 IOD

放治画像IODは，放射線治療画像の内容を規定している。対応する保管SOPクラスも含むので，このIODはネットワークを介して画像を転送する場合と画像を保管媒体に記録し，画像を交換するときにも利用できる。

定義範囲は，シミュレータや透過放射線画像装置等の円錐形に広がるX腺で撮影された放射線治療用の画像である。デジタル再構成透過放射線画像（DRR）にも利用できる。

c）放治（RT）線量 IOD

放治（RT）線量は，放射線線量の内容を規定している。定義範囲は，放射線治療のための治療計画システムで計算された，二次元ないしは三次元の線量格子として，名前の付けられた，あるいは無名の一群の線量点，および線量容積ヒストグラム（DVH）の線量分布の情報である。

d）放治（RT）構造セット IOD

放治（RT）構造セットは，放射線治療の構造セットの内容を規定している。定義範囲は，CTスキャナ，バーチャル・シミュレーション・ワークステーション，治療計画システムなどの装置で使用される放射線治療の患者関連の構造体である。これは，等線量分布図の構造や参照点の線量の記述にも利用できる。

e）放治（RT）治療記録 IOD

放治（RT）治療記録は，放射線治療記録の内容を規定している。定義範囲は，一般治療記録，放射線治療における治療コース中の治療セッションの複数記録，あるいは，治療コースの累積状態を示す治療要約などである。

f）放治（RT）計画 IOD

放治（RT）計画は，放射線治療計画の内容を規定している。定義範囲は，外部ビーム，および小線源の治療コースを記述する幾何学条件と線量のデータである。一般計画，分割計画，ビーム，線源モジュールなどを含む。

2）モジュール

DICOM-RTに含まれる情報オブジェクト定義（IOD）の中で，治療に深く関連するモジュール（RT患者設定モジュールとRT分割スケジュールモジュール）について説明する。

a）RT患者設定モジュール

RT患者設定モジュールには，患者位置，固定具（この項目は複数回繰り返すことができる。以下Seq.と表現する），遮蔽具（Seq.），セットアップ技術，セットアップ器具（Seq.），テーブルトップ・セットアップ移動などの情報が含まれる。RT患者設定モジュールの内容を図6に示す。固定具シーケンス，遮蔽具シーケンス，セットアップ器具シーケンスは，さらにそれぞれ固有の情報を持つ。

b）RT分割スケジュールモジュール

RT分割スケジュールモジュールには，複数のスケジュール，線量情報，分割情報，外照射/小線源，分割パターンなどが含まれる（図7）。放射線治療の分割パターンは，数字の0（治療しない）と1（治療する）で表し，1週間単位で以下のように記載することになっている。

(1) 毎日（月～金）1日1回　　1111100
(2) 毎日（月～金）1日2回　　11111111110000
　　　　　パターン長
　　　　　1日の分割数×7×週数
　　　　　分割パターン
(3) 毎日（月～金）1日2回（例えば field in field）　照射野①：１０１０１０１０１０１０００００
　　　　　　　　　　　　　　　　　　　　　　　　　照射野②：０１０１０１０１０１０１００００

患者セットアップシーケンス
 セットアップID
 患者位置，追加位置
 ┌─ *固定具シーケンス* ──────────────┐
 │ 固定具タイプ，固定具ラベル，固定具記述 │
 └──────────────────────┘
 ┌─ *遮蔽具シーケンス* ──────────────┐
 │ 遮蔽具タイプ，遮蔽具ラベル，遮蔽具記述 │
 └──────────────────────┘

 セットアップ技術、記述
 ┌─ *セットアップ器具シーケンス* ──────────┐
 │ セットアップ器具タイプ，ラベル，記述 │
 └──────────────────────┘

 テーブルトップセットアップ移動距離

図6　RT患者設定モジュール

分割グループ・シーケンス
 分割グループID
 参照患者セットアップID
 ┌─ *参照熱量シーケンス* ─────────────┐
 │ 参照SOPクラス／インスタンスUID │
 └──────────────────────┘
 ┌─ *参照熱量シーケンス* ─────────────┐
 │ 参照線量ID，警告，標的投与，最大最小 │
 └──────────────────────┘

 分割数、分割数／日、分割パターン
 ┌─ *参照ビームシーケンス* ────────────┐
 │ 参照ビームID，特定点、線量 │
 └──────────────────────┘

 線源数
 ┌─ *参照線源シーケンス* ─────────────┐
 │ 参照線源ID，特定点，線量 │
 └──────────────────────┘

図7　RT分割スケジュール・モジュール

5. ネットワークの利便性

　位置決め装置，線量計画装置，放射線治療装置をネットワークで結ぶと情報を簡単にやり取りすることができ，転記ミスや放射線治療照合ミスなどを減少させられる。迅速な情報伝達により，放射線治療の計画立案から治療までの時間を短縮し，治療データを一元的に管理することで高精度の治療や放射線治療のデータベース構築などが可能となる。

　また，ネットワークは，空間的な隔たりをほとんどゼロにできる。このため，ネットワークを上手に利用すると，離れた場所（例えば病院間）での情報伝達が瞬時に可能となる。ネットワークによる遠隔医療が注目されているが，放射線治療の分野でも医療の質の向上や治療計画の高精度化が可能となる。

　このように，ネットワークにより様々なメリットが期待されているが，病院によっては情報インフラがまだ整備されていないため，十分にネットワークの恩恵に恵まれるとは限らない。しかし，現在ネットワーク機器は急速に安くなっており，ネットワークを整備することはそれ程困難ではない。さらに，注意しなければいけないことはセキュリティである。自由に情報がやり取りできることは，悪意のある人もネットワークを介して情報を引き出せる可能性があるということを意味する。そのため，パスワードや暗号化など十分なセキュリティを備え，患者プライバシーの保護や不正アクセスの防止などを行う必要がある。

おわりに

　ネットワークを利用して，コンピュータなど情報機器を接続して，データの共有や照合を行うことにより，より高い精度の放射線治療が期待される。一般的なネットワークの種類，転送プロトコルやデータフォーマットについて述べた。

　放射線治療に使用するネットワークには，DICOM-RTが適していると考えられる。このDICOM-RTは，1997年6月に正式なDICOM規格となっている。DICOM-RTは，着実に改良を経て国際的な規格へと変身している。我々，放射線治療関係者としては，国際的な動向に注目して放射線治療用CTや線量計算ワークステーションのデータフォーマットや転送プロトコルを，DICOM規格に適合する努力をする必要がある[8]。

[参考文献]
1) 医療情報機器の標準化に関する調査研究成果報告書．医療情報システム開発センター, 1997.
2) Digital Imaging and Communications in Medicine (DICOM), NationalElectrical Manufacturers Association, PS3.X-1996（Xには1から12までの番号）．
3) 安藤　裕：医療情報の標準化．—DICOM規格，共通規格1と2—，INNERVISION, 13・8, 39～45, 1998.
4) 医用画像情報の電子保存に関する共通規格　通則—1　MDS A 000X—1995, 医療情報システム開発センター, 1995.12（Xには1から13までの番号）
5) IS＆C規格書　Image Save And Carry—ディスクフォーマット規格書—V.1.0, 医療情報システム開発センター・日本PACS研究会　IS＆C委員会, 1991.12 IS＆C規格書　Image Save And

Carry —データフォーマット規格書— V. 1.0，医療情報システム開発センター・日本PACS研究会 IS＆C委員会, 1992.1.
6) Digital Imaging and Communications in Medicine (DICOM), Supplement 11 Radiotherapy Information Objects, Draft 12 April 1996.
7) Digital Imaging and Communications in Medicine (DICOM), Supplement 29 Radiotherapy Treatment Record and media extensions, 1998.
8) 安藤　裕：DICOM-RTの現状と問題点．医用標準線量, **3**・1〜15, 1998.

〔安藤　裕〕

Ⅲ

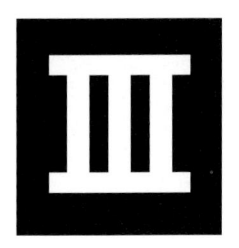

定位照射の方法

A. 定位照射の実際
B. 定位照射のための画像検査
C. 治療計画

III-A 定位照射の実際

定位放射線照射の治療手順は，主に次の4段階に分けられる。
1) 位置基準となるフレームの装着
2) 各種画像検査による病巣位置情報の取得
3) 治療計画すなわち照射位置・範囲・線量の決定
4) 照射位置設定と照射

この項では1回照射（定位手術的照射）を中心に，固定法と実際の治療手順を写真等を交えて説明する。

1. 固定フレーム

高い位置的精度を達成するため，頭蓋に固定装置を取り付け，CT施行時と照射時で同じ座標系で位置を決める必要がある。定位手術的照射では確実に固定するために定位フレームを用いる。定位フレームは，脳神経外科の分野で，視床破壊術などの脳深部破壊巣の作製術や，穿刺針による生検を行う定位脳手術手技を主な目的として発達して来た。頭蓋骨に達する固定ネジで直接固定するため装着中のずれがない。局所麻酔で固定でき，見かけよりは患者の負担は少ないが，数週間に及ぶような分割照射には向かない。

定位フレームは，x, y, z方向の直交座標系で病巣位置を直接示すものと，穿刺方向と深さを指定する極座標系のものがある。極座標系のものは可動範囲が広いが，CTなどで得られた直交座標表示の病巣位置を極座標系に変換する操作が必要であり，最近では直交座標系の定位フレームが優勢である。また，固定ネジを使わない再装着型のものもあり，主に分割照射で用いられている。Laitinen式[1]は鼻根部と外耳道で固定する。GTW (Gill-Thomas-Warrington) 式など上顎の歯形を用いる方法も多い[2,3]。その他，頭蓋骨にアンカーを埋め込んで固定する方法などもある。頭蓋骨に固定する侵襲的な固定は精度が良く誤差が少ないが，今後は非侵襲的な方法も盛んになると思われる。

我々の施設で使用しているレクセルフレームシステムを例にして説明する（図1）。このシステムはガンマナイフでも使われており，ライナック定位照射でもガンマナイフでもフレーム装着の手順は同じである。

レクセルフレームシステムではX, Y, Z座標ともフレーム中心の座標値を100とし，1mm単位の直

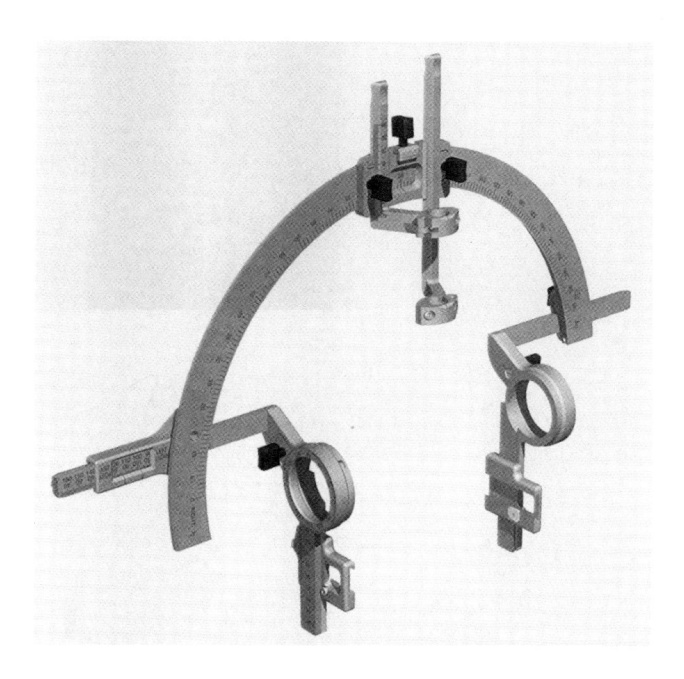

図1　Leksell Stereotactic Frame Systemのアーク部分

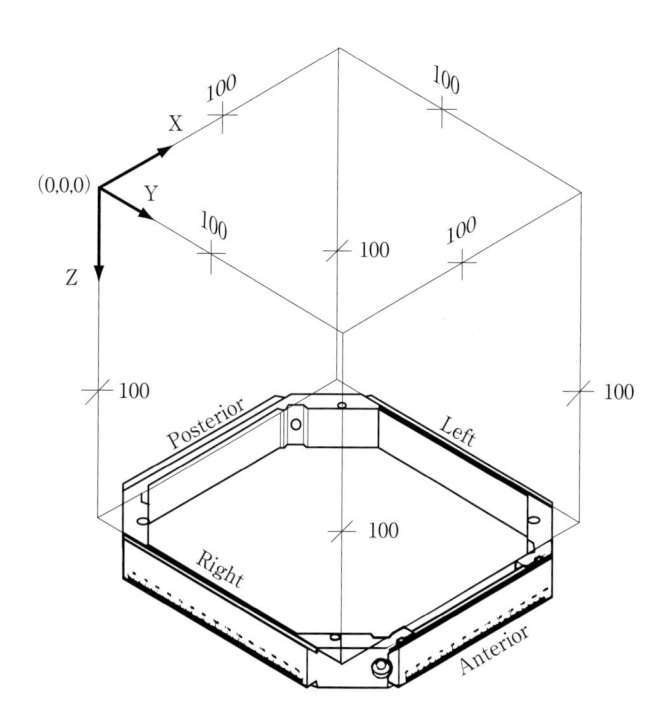

図2　定位フレームとその座標系
中心が（100，100，100）となる。

交座標系でフレーム座標を表示する。またCT，MRI，血管造影と照射時で同一の座標系が使用できる（図2）。他のフレームシステムでも基本的には似かよった原理である。

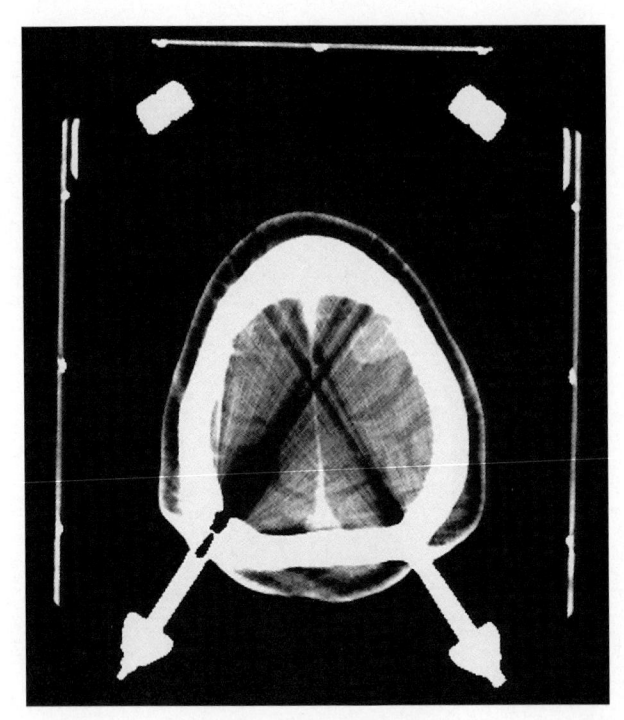

図3 多発性髄膜腫
ピンを固定する位置が不適当であった症例。病巣と同じ高さに固定ピンがくると，ピン先端鋼によるアーチファクトが問題になることがあるので，固定位置に注意する。

2. フレーム装着の実際

フレーム装着に先立ち，患者に静脈輸液ラインを確保し，場合により鎮痛前投薬としてソセゴンを投与する。

用意するものは，滅菌されたフレームシステム一式，イソジン消毒セット，1％キシロカインが入った20ml注射筒4本（注射針は長いカテラン針が便利）である。

まず，4本の支柱を仮固定したベースフレームに患者頭部をくぐらせる。通常，前側2本は長い支柱を，後側2本は短い支柱を使う。検査画像を参照しながらフレームと支柱の高さを調節する。ベースフレームや固定ピンが病巣と重ならないようにすることが肝要である（図3）。取付の際，病巣の位置を参照するには，MRIの矢状断像が最も便利であり，病巣がなるべくフレームの中心に近くなることを考慮する。

固定ピンが当たる位置は，前側では眼窩より2〜3cm上方の前額外側部（時に前頭洞に注意する），後側では耳介後部付近が標準的であるが，頭蓋の形状や病変位置を考慮して支柱の高さを適宜調節する。

固定ピンが当たる位置に目印を付けたら，その付近をイソジンで消毒して局所麻酔を行う。骨膜下に注射針の先端が届くように垂直に強く刺し，その状態で十分な膨隆ができるように麻酔液を注入する。

対角線方向となる2本の固定ピンを両手で同時に締めていく（図4）。ある程度締めたところで，もう一組の固定を行う。最終的に4カ所の固定が等しく十分な固さが得られるまで2組の対角線を交互に締めていく。固定が終わるとピンによる締めつけ感はあっても疼痛はあまり訴えない。照射が当日中に行えない場合は一晩このまま就寝してもらうこともある。脳浮腫のおそれのある患者では，照射前より静脈ラインからグリセオールやステロイド剤などの投薬を行う。

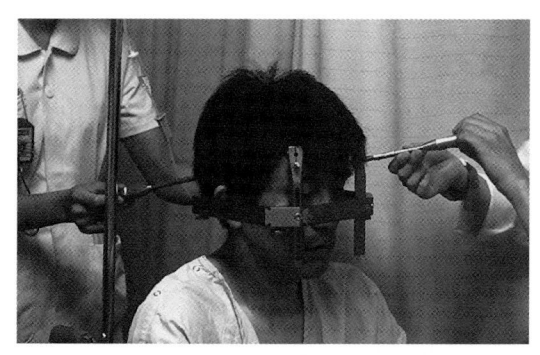

図4　患者頭部へのフレーム取り付け
局所麻酔で固定ピンをなるべく同時に締めていく。

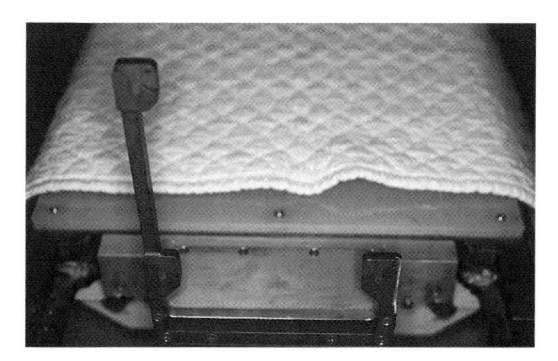

図5　ライナック治療寝台に取り付けた
L字型頭部支持器

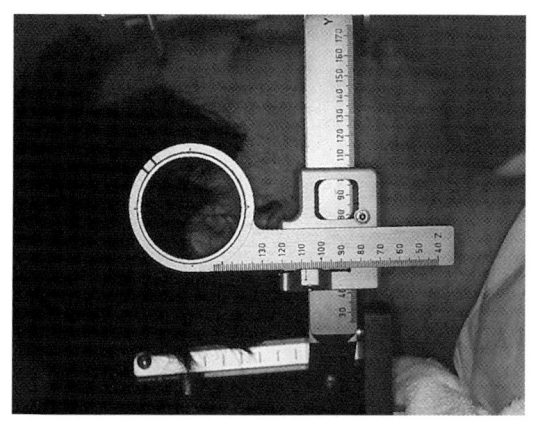

図6　定位フレームの座標設定
ライナック治療寝台に患者を固定し，照射中心の座標を設定する。フレームには座標目盛が付いており，数値的に標的位置を設定する。

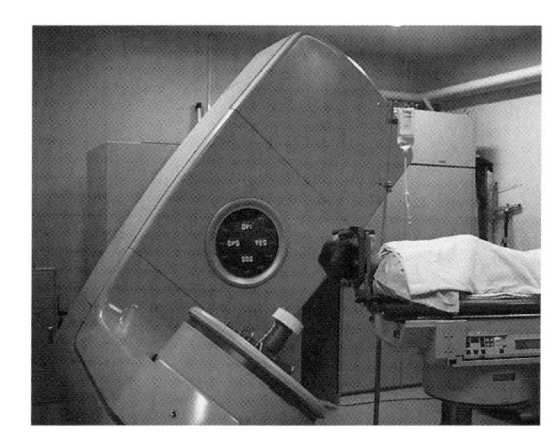

図7
治療寝台を回転して多軌道円弧照射を行う。

3. 標的の位置設定と照射

　フレームを取り付けて画像検査を行い，治療計画コンピュータに画像を転送して治療計画を作成した後，寝台端に取り付けたL字型の頭部支持器にベースフレームを接続する（図5）。ライナックのアイソセンターに標的とする病巣位置が正確に一致するように治療寝台の位置を調整する（図6）。

　位置設定の完了後，確認のライナックグラフィを撮影する。照射筒を付けての曝写と照射筒を外して箱型インジケータを装着した状態での曝写の二重露光を行う。この撮影を正側2方向から行い，画像をローカライザーで解析し照射中心の座標が正しいか確認する。確認終了後，多軌道照射を行う（図7）。

4. Beam's eye positioning systemによる照射位置設定

　慶應義塾大学では，照射位置設定にBeam's eye positioning system（BEPS）という独自方式を使用している。これにより，壁面の光照準器などの間接的な装置を使わずに，ガントリーの回転中心に直接的に標的位置を設定できる[4]。

a．装置
　このシステムでは，ガントリーヘッド内のCCDビデオカメラと，フレーム側にある標的位置を示すターゲット指示器，およびCCD画像を表示して位置設定操作を行うモニターを使用する。

（1）ガントリー内CCDビデオカメラ
　CCDビデオカメラをライナックガントリーの光照射野光源と同位置に設置してあるため，ミラーによってX線源（焦点）からみた画像が得られ，アイソセンタの位置を確認できる（図8）。実際にはスイッチ操作により機械的にCCDと光源の位置を入れ替える。

（2）ターゲット指示器
　フレーム側には，凸レンズと十字線（標的マーク）を組み合わせたターゲット指示器を定位アークに取り付けて使用する（図9）。ターゲット指示器はアークの上をスライドし，任意の方向からアークの中心を指し示すことが出来る。アークの本来の目的は定位手術の際に設定した座標を中心にして，自由な方向から正確に病巣へ穿刺針を進めるためのものである。我々のシステムでは穿刺針のかわりにターゲット指示器が付いている。十字線の虚像は，アークの円弧中心に来るように調整されている。

（3）モニター
　CCDビデオカメラの画像は，コンピュータのディスプレイ画面に拡大表示される。画像表示ソフトウェアにより，モニター画像上にアイソセンタの位置がカーソルで示される（図10）。

b．操作
　病巣標的位置が円弧中心になるようにアークを取り付けると，ターゲット指示器の虚像が標的位置と一致することになる。
　アークとターゲット指示器を概ねX線源の方向に向け，モニターの画像上でターゲット指示器の十字線が見えるようにする。実際の位置合わせは，治療寝台を微調整してターゲット指示器の十字線をカーソルにあわせるだけである。これを2方向から行うと3次元的にガントリーの回転中心と標的位置が一致するが，さらにガントリーを反対方向に回して観察し，確認する。

c．幾何学的原理
　このシステムの原理は，基本的には，頭蓋内の標的位置を凸レンズによる虚像で見かけ上「見える」ようにして，それをガントリーヘッドのX線源の位置から「見て」位置合せをすることにつきる。さらに順を追って説明する。

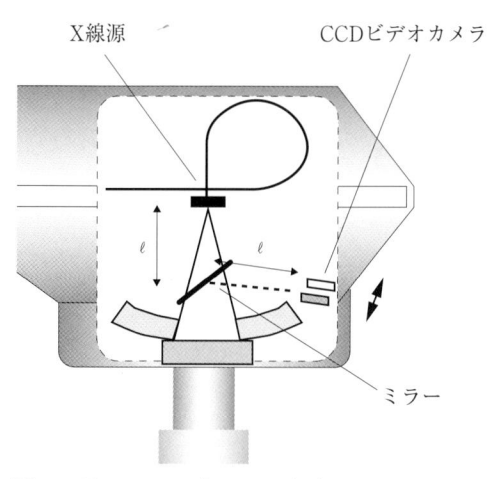

図8 ガントリー内CCDビデオカメラ

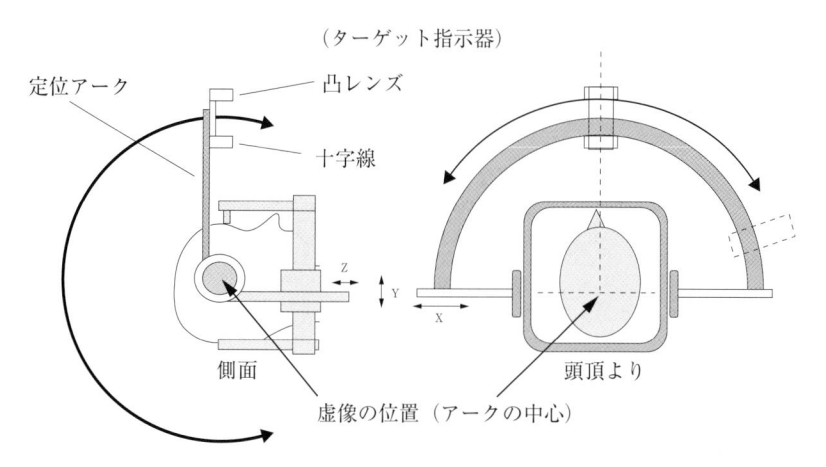

図9 ターゲット指示器を定位アーク

ガントリー内のCCDカメラから，凸レンズを通して十字線を見ると，十字線の虚像がアークの中心にできるように設定してある。凸レンズと十字線（ターゲット指示器）はアークの上をスライドし，アークも回転する。

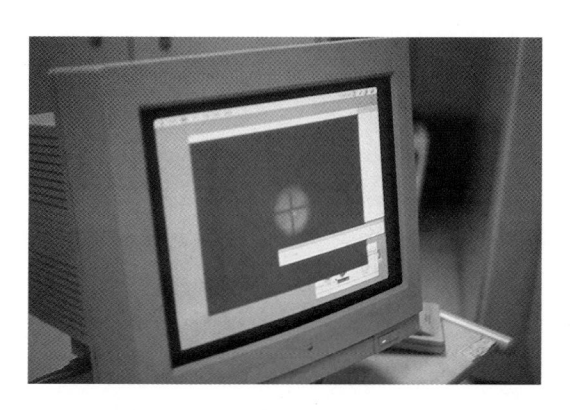

図10 ガントリー内CCDビデオカメラのモニター用コンピュータ

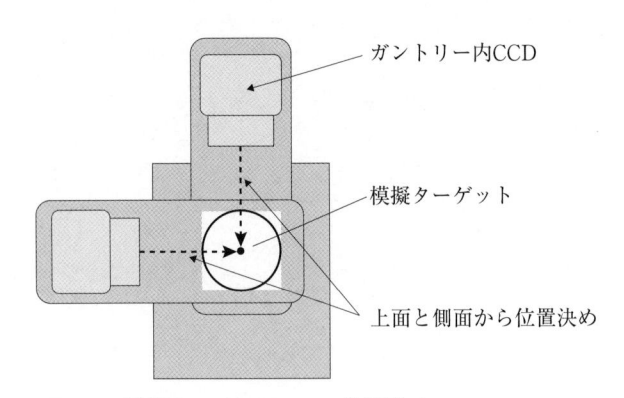

図11　模擬ターゲットへの位置決め
仮に標的が直視できるとすると，ガントリーヘッド内CCDカメラ画像上で標的を中心に合わせることができる。

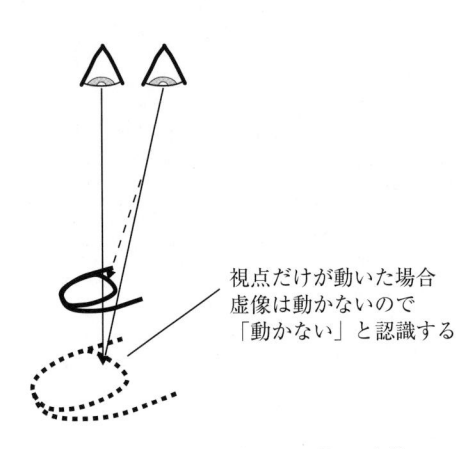

図12　凸レンズによる指の虚像

(1) 標的が直視できる場合

　仮に標的が直視できるとしよう。例えば，模擬ターゲットが標的として治療寝台に固定されているとする。この場合は，標的は直視できるのでアーク等を必要とせず，モニター画像を見ながら標的を画面中央のアイソセンタに導けばよいだけである。これを2方向から行えば標的は3次元的にアイソセンタと一致するはずである（図11）。

(2) 凸レンズ効果

　実際の標的は頭蓋内なので直視できない。そこで，標的を見えるようにしよう。見えない標的を見えるようにするのが，ターゲット指示器の役割である。
　凸レンズで，自分の指を見ていると仮定して，動きと虚像の関係について考えてみる（図12）。まず，レンズ視野の範囲内で，視点だけが横に動いたとする。レンズも対象（指）も動かないので虚像も動かない。したがって，観察者は，指は虚像の位置にあって「動かない」と認識するだろう。このように凸レンズによる虚像は，レンズ視野内で多少視点が動いても，動かない（図13a）。

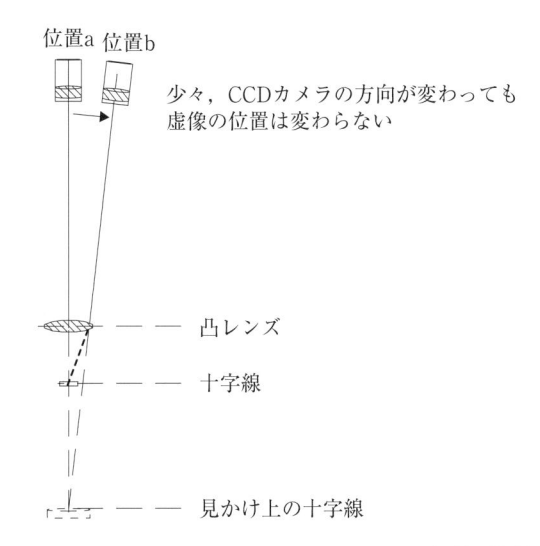

図13a　ターゲット指示器とCCDカメラの光学的関係

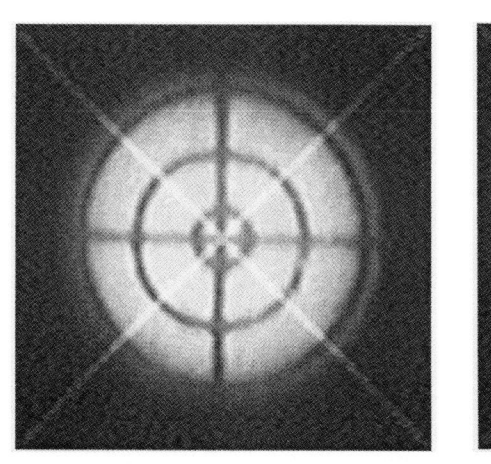

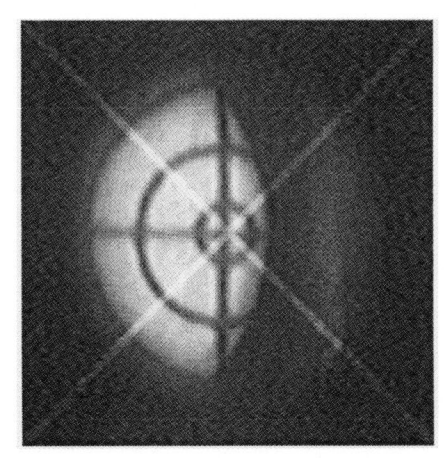

図13b　位置aと位置bから観察したCCDビデオ画像

(3) ターゲット指示器の役割

　凸レンズによって生じた虚像は、実際にはその位置になくてもレンズを通して観察する限り、あたかも実在するかのように見える。この原理を利用して、ターゲット指示器では見かけ上の標的を、病巣位置につくることができる。すなわち、見かけ上は、アークの中心に標的マークがある。
　前もって病巣標的位置はアークの中心と一致するように設定されているので、凸レンズの向こうに見える十字線は病巣位置と見なせるわけである。つまり、凸レンズは本来見えない病巣中心を可視化してくれる。また、凸レンズはそこから覗いたときだけ病巣中心を見せてくれる窓の役割をする。
　窓の向こうに見える十字線の中心に位置決めをすればよいのであって、「窓」そのものがモニターの中心になくてもよい（図13b）。これは、ターゲット指示器の光軸が視点（CCD）と病巣間の軸と一致しなくても位置決めができるということを意味し、実際の位置決め操作を容易なものにしてくれる。ターゲット指示器に凸レンズを使わず、透明な十字線2枚を重ねて、これらを一致させる方

法もあるが，この場合はターゲット指示器の軸と，視点と病巣間の軸を一致させねばならず煩雑な操作が要求される。

d) システムの特徴

先に述べたように，このシステムの特徴は「X線源からみた目標位置設定」が可能なことにある。これにより，大きな誤差要因の一つである，壁面からの光ビームを利用しないですむ。通常，光ビームは左右壁面と天井の3方向からアイソセンタを指し示すが，定位放射線照射の位置決めに光ビームを利用するならば，この3方向のビームがアイソセンタの位置で正確に交差するだけでなく，さらに90度あるいは180度の角度を正確に保っていなくてはならない。しかし，この光ビーム装置には誤差が生じやすく，正確な調整は煩雑な操作を必要とする。さらに光ビームそのものの幅も誤差要因となる。

また，ガントリーや治療寝台が回転した斜位の状態でも目標位置を容易に確認できたり，治療寝台へのフレーム固定機構（図5）が簡単になる利点もある。日常的な使用で問題となる多くの誤差要因を排除して，直接的な位置設定が迅速にできる点がこのシステムの最大の利点で使いやすさである。

[参考文献]
1) 大平貴之, 成高平治, 戸谷重雄：再装着可能型定位脳アダプター利用によるCT/MRI stereotxis. 機能的脳神経外科, 29, 93〜101, 1990.
2) 徳植公一, 秋根康之, 佐藤導道：ライナックを用いた局所集中照射の脳腫瘍への応用. 癌の臨床 38, 1350〜1357, 1992.
3) 北村正幸, 国枝悦夫, 川口 修・他：定位放射線治療用の非侵襲的固定装置の検討. 定位放射線治療, 2, 107〜113, 1998.
4) Kunieda, E., Kitamura, M., Kawaguchi, O., et al.：New system for linear accelerator radiosurgery with a gantry-mounted video camera. International Journal of Radiation Oncology, Biology, Physics, 40, 739〜46, 1998.

（北村正幸，國枝悦夫）

III-B 定位照射のための画像検査

定位照射ではCT，MRIなどの画像検査を行って病巣の形態を把握し，その座標を取得する。各々の画像検査にはそれぞれ特有の問題があり，それらに注意して位置同定を行わなければならない。以下に，病巣座標同定の観点からみた場合のそれぞれの検査の特徴を述べる。

1. 血管造影

血管造影は，脳動静脈奇形の診断には必須の検査である。空間分解能，時間分解能とも優れている。しかしその一方で，平面への投影像であるため，複雑な三次元的形態を十分に把握できない可能性がある。

a. 検査の実際

血管造影検査により病巣座標を同定する場合，あらかじめ患者頭部に定位的フレームを取り付けた上で，さらに定位的フレームに血管撮影用localizer-boxを取り付けて血管造影検査を施行する。Leksellフレームシステムの場合は，血管造影用にはフィルム撮影用とDSA用の2種類のlocalizer-boxがある（図1）。ここではDSA用のものを例に取り説明する。Localizer-boxには前面，後面，両側面に100mm間隔の正方形状にlocalizer-pointが刻印されており，線源から見てlocalizer-boxの手前側の4つのlocalizer-pointは奥側のpointに比べてフィルム上で拡大されて撮影される（図2）。

正面・側面の二方向から撮影することで，それらの手前側のpointと奥側のpointの位置関係からフィルム上の任意の位置座標と拡大率が計算可能になる（図3）。

なるべくLocalizer-boxに対してフィルム面を平行にして，正・側の線垂を直交させる。

次に述べるように最近の血管造影装置はデジタル化されており，直接フィルムへ撮影できない装置もある。しかし，原理的に歪みが生じないので，正確な病巣位置を得るためにはX線をフィルムに直接撮影する利点は大きい。

b. Digital Angiography

ディジタル技術の発達により，DSA装置の空間解像度や時間解像度が向上し，ディジタル画像の本来備えている濃度分解能の高さや画像処理の容易さなどのために脳血管撮影にも利用しやすくなった。特にsubtraction画像を利用することにより，骨などの影響を受けずに血管影だけを描出することがで

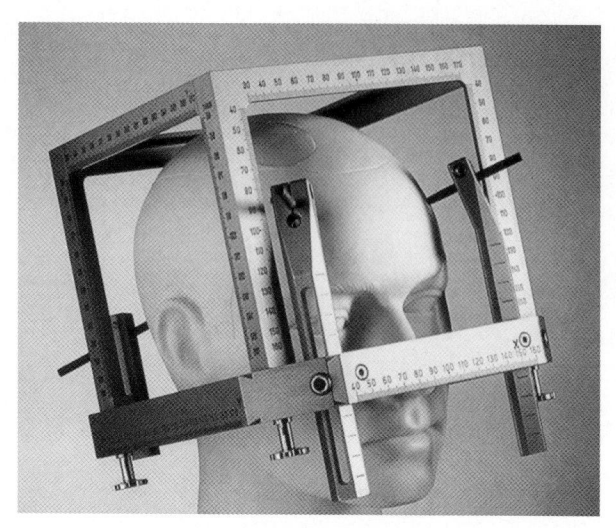

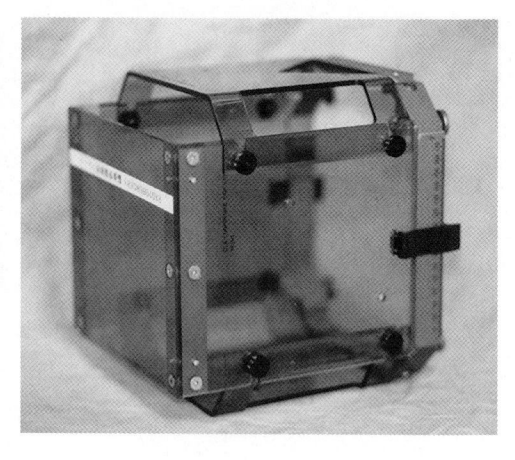

図1 定位フレームに取り付けたlocalizer-box
a：フィルム撮影用localizer-box
目盛が入っており，撮影したフィルム上に目盛が写り込むようになっている。
b：DSA用localizer-box
前後面，左右両側面にlocalizer-boxが刻印されている。

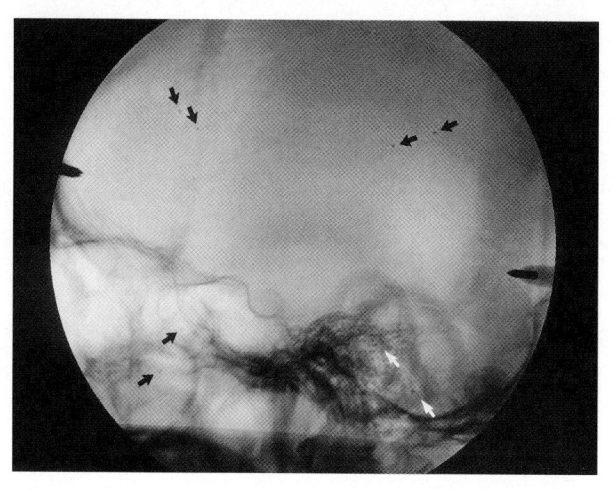

図2 localizer-boxのDASマスク像
患者頭部にDSA用のlocalizer-boxを取り付けて側面像を撮影。
両側面に刻印してあるlocalizer-boxのそれぞれ4点が見える（➡）

き，脳動静脈奇形の細かい異常血管の描出などに適している。しかしその反面，線源から照射されたX線がimage intensifierやTVカメラ，アナログ・ディジタルコンバータなどを介して画像化されるため，フィルムへの直接撮影と比べて，画像自体に様々な歪みが生じる可能性があり，結果的に得られた画像の位置情報はやや正確性が劣る。つまり，localizer-box上のlocalizer-pointの位置や投影された病巣の形状などが幾分歪んだものとなる可能性がある（図4）。

また，血管造影検査を用いて治療計画を行う場合は脳動静脈奇形（AVM）などの血管性病変が主な対象となるが，あらかじめ血管塞栓術が施行されている場合がある。その際，塞栓物質の陰影と造影による血管影との区別が難しいことがあるが，DSAでは塞栓物質の陰影を消去でき，治療計画を立てやすい。

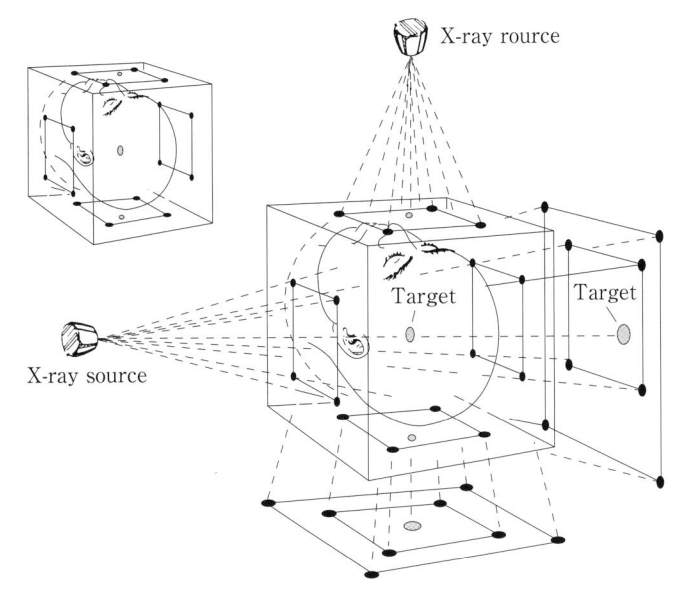

図3 DSAによる座標取得
localizer-boxの中心の座標が(X, Y, Z) = (100, 100, 100)であることから，それぞれ正面像，側面像を同様に撮影し，localizer-pointとの位置関係からtargetの位置座標と写真の拡大率が計算可能。

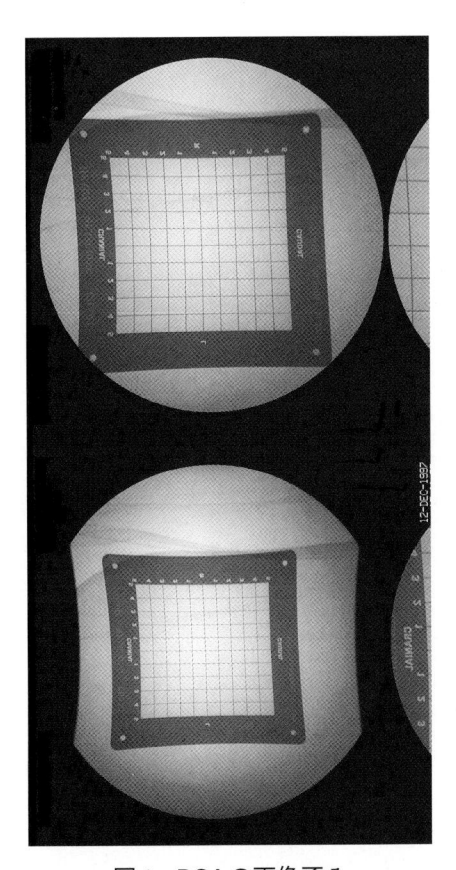

図4 DSAの画像歪み
image intensifierの周辺部にいくほど画像の歪みがあることがわかる。

138　定位照射—その技術と臨床—

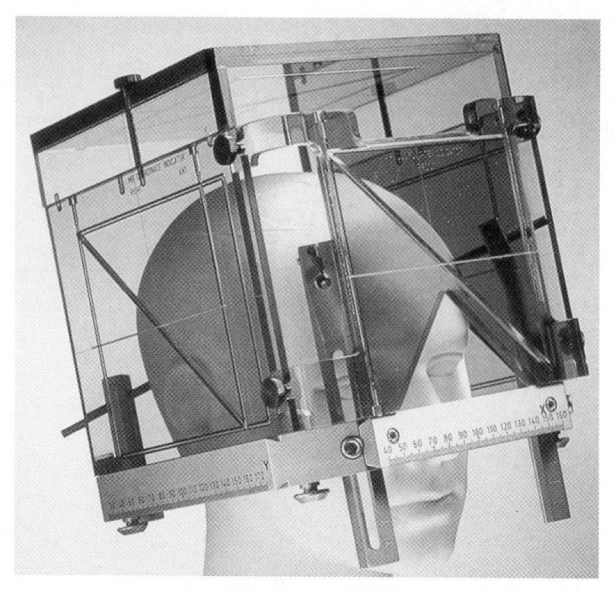

図5　MRI用localizer-box
前面，左右両側面にN字型のマーカーが取り付けてある。

2. X線CT

　X線CTなどの断層画像では，病巣の形状を三次元的に把握することができる。また，頭部全体を撮影して，線量分布計算のための密度分布を得ることができる。

a. 検査の実際

　MRI又はX線CT装置を用いて定位照射の治療計画を行う場合でも，定位フレームを患者頭部に固定するところは血管造影検査の場合と同様である。その後，定位フレームにMRI，X線CT用のlocalizer-box（図5，6）を取り付けて撮影を行う。CT用のlocalizer-boxには前面および両側面にN字型のマーカーが取り付けてあり，CT撮影を行うとN字型のマーカーの断面が得られる。前面，両側面のそれぞれのマーカーの断面位置を参照して画像上の任意の点の位置座標が算出される。

　撮影を行うにあたり，様々な注意が必要となる。まず，患者をCTの撮影寝台に寝かせる際は定位フレームがガントリーに対して平行になるようにする。また，ガントリーのティルト角も0°とする。理論上は，多少斜めに撮影されても，位置座標は計算可能であるが，計算が複雑になり，手計算では困難になる。定位フレームを寝台に固定するのに角度補正可能なアタッチメント（図6）を用いている。

b. 座標位置取得の精度

　X線CT画像は歪みが少なく，位置情報の取得には向いている。体軸断面像内での分解能は撮像領域（field of view：FOV）に依存する。通常は512×512ピクセルで1画面を構成するので，FOVが30cmならば1ピクセルあたり約0.6mmとなる。しかし，あまり小さいFOVとするとlocalizer-boxのマーカーがFOVに含まれなくなる。体軸方向の分解能は撮影時のスライス厚とスライス間隔に依存する。スライス厚が薄いほど精度が上がるので，1mmないし2mm厚での撮影が推奨されるが，その分S/N比（信号/ノイズ比）が低下する。またヘリカルスキャンを行う場合は，1回転あたりの寝台の移動速度が速くなるほど，体軸方向の位置情報が不正確になる可能性がある。

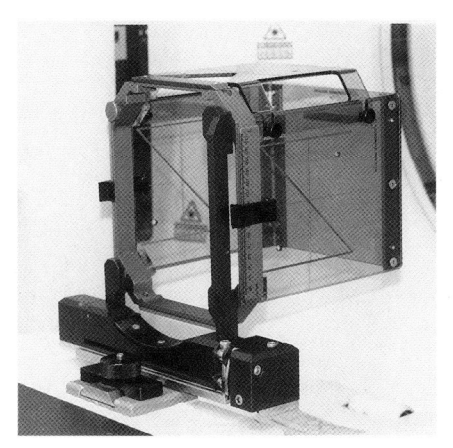

図6　X線CT用localizer-boxとCT台への取り付け部

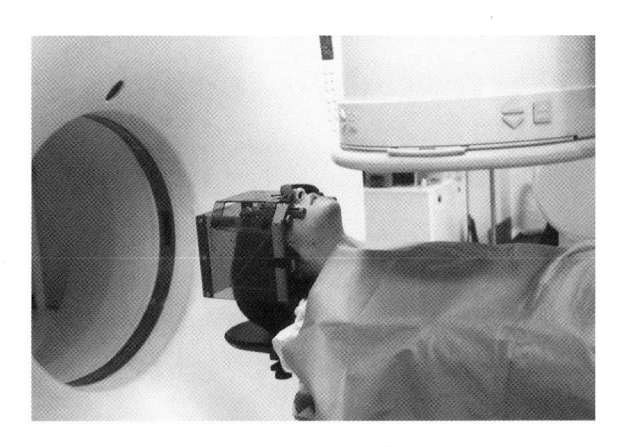

図7　angio-CT装置
定位フレームを装着したまま血管造影検査を行い、カテを留置したまま共用の架台で動脈造影CTが可能。

c. アーチファクト

画像上現れるアーチファクトにも留意する必要がある。定位フレームを固定するためのネジは金属のことが多く、特に先端には鋼などの素材が使用してある場合があるので強いアーチファクトが生じやすい。そのため、定位フレームを頭部に固定する際には病巣位置がネジ（特に先端）と同じ断面にならないように装着する。他にアーチファクトの原因となるものには、脳動脈瘤の治療に使用されるクリップや血管塞栓術に使用されるコイルなどがある。

d. Angio-CT

我々の施設ではDSA装置と寝台を共用するヘリカルCT装置が導入されており、血管造影検査後、カテーテルを目的血管に留置したまま経動脈的に造影するヘリカルCT（以下angio-CT）を施行している（図7）。定位フレームを装着した状態のため、単純像を撮影した後、造影像を撮影しても位置のずれがほとんどないので、同一寝台位置でサブトラクション処理を行うことにより血管影のみを描出することが可能である。これによりAVMなどの血管塞栓術後でも塞栓物質の陰影を消去可能で、残存するnidusや流入出血管の同定が容易に行える。また経動脈的投与のため造影剤は少量ですむので、必要なら繰り返し施行できる。

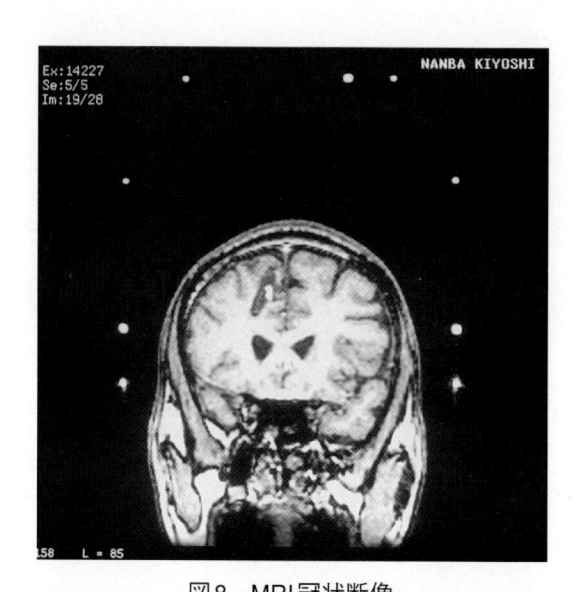

図8　MRI冠状断像
MRI用のlocalizer-boxには頭頂部にもN字型のマーカーが取り付けてあるため，冠状断像でも位置同定が可能。

血管造影検査では選択的に造影し，しかもある角度で拡大撮影を行った場合しか病巣が描出できないために位置の取得がきわめて困難だったが，angio-CTのサブトラクション画像によりnidusの同定が可能であった症例も経験された。

3. MRI

MRIは任意方向の断面が撮影できるので，病巣の形状を三次元的に容易に把握することが可能である。またコントラスト分解能が高く，造影剤や撮影シークエンスを工夫することで多様な病巣の描出ができる。しかし一方で，画像の歪みを完全に除去することは困難で，定位照射の病巣座標同定という観点からは欠点がある。それらの特徴を踏まえた上で治療計画を立てる必要がある。

a. 検査の実際

定位フレームの固定やlocalizer-boxの固定まではCTとほぼ同様。ただし，MRI用のlocalizer-boxはMRIのhead coilに合わせた大きさになっているためにかなり小さくなっている。Localizer-rodとしては硫酸銅の溶液が前面・両側面・頭頂部にN字型に封入してある。CTでは体軸横断像でのみ位置座標の算出が可能であるが，MRIでは冠状断像でも算出可能である（図8）。撮影時にlocalizer-rodが撮像範囲内に収まるようにする。

b. 精度

MRIでは装置本来が持つ静磁場の不均一さが避けられず，また，患者ごとに磁場の不均一さが異なる。定位照射では定位フレームを装着しているので，それによる磁場の乱れも生じてくる。そのようにMR画像は種々の磁場の不均一さの上に成り立っており，得られた画像には歪みが含まれている。このため算出された位置情報が不正確なものとなる。歪みの程度は装置により異なり，静磁場強度や

シークエンス，用いる定位フレームの材質などでも異なってくるので事前に確かめておく必要がある。特に，静磁場の不均一性から起こる歪みは，画像の辺縁部で強いため，辺縁部にあるlocalizer-rodの見かけ上の位置に誤差が生じ，座標系が全体的に歪みやすい。CTと比較して，最大8mm程度の位置的ずれがあるとされている[1,2]が高磁場強度の超伝導装置では比較的少ないようである。画像の歪みの対策としては，ある程度ソフトウェア的に補正も可能であるが[3]，歪みのないCT画像と重ね合わせるなど，他の方法と併用するのが確実であろう。

[参考文献]

1) Phillips, M. H, et al.: Image correlation of MRI and CT in treatment planning for radiosurgery of intracranial vascular malformations. *Int. J. Radiat. Oncol. Biol. Phys.*, 20, 881～889, 1991.
2) Kondziolka, D., et al.: A comparison between magnetic resonance imaging and computed tomography for stereotactic coordinate determination. *Neurosurgery*, 30, 402～406, 1992.
3) Schad, L. R., Ehricke, H. H., Wowra, B., et al.: Correction of spatial distortion in magnetic resonance angiography for radiosurgical treatment planning of cerebral arteriovenous malformations. *Magn. Reson. Imaging.*, 10, 609～21, 1992.

（川口　修，國枝悦夫）

III-C 治療計画

　定位照射は，基本的には急峻な線量分布を利用して，治療する領域に正確に一致して線量を投与することによって治療効果を高める治療法であり，通常の放射線治療とくらべて，遙かに精密な治療計画が望まれる。この項では定位照射の治療計画について，特に線量分布改善のテクニックなどを紹介する。

1. 治療計画の目的

　定位照射での治療計画は，理想的には治療対象の病変の範囲（標的体積：target volume）と指定線量で囲まれる等線量領域（治療体積：treated volume）を一致させることを目標にしている。実際には，病変の治療に必要な指定線量（prescribed dose）の等線量面が標的体積を囲み，かつ可能な限り不必要な部分が照射されないようにする。また同時に要注意臓器（organ at risk）の線量を許容範囲内に低く押さえることを考える。照射体積内での線量の均一性，良好な線量分布を維持した上で，もしさらに，arc数を減らせるなど有利なビーム配置があれば採用することになる。

　病巣の範囲は，画像検査などで明らかに描出される病巣の範囲と，場合によっては潜在的な病巣の広がりを考慮する必要がある。定位照射の線量分布からすれば，明らかな病変が標的体積と一致するような，境界の明瞭な良性腫瘍や血管性病変などを得意とする。

　1回照射である定位手術的照射では，不整形の標的体積に合わせて複雑で手間のかかる線量分布で照射することも多い。分割で行う定位放射線治療は，しばしば悪性浸潤性腫瘍などでも用いられるが，比較的単純な線量分布として照射時の負担を減らすことが現実的である。

2. 治療計画装置

ビーム配置計画と線量分布作成
　通常の放射線治療の治療計画は，ある程度の照射計画を立ててから治療計画コンピュータで計算して線量分布を確認する，という手順で行われることが多いが，定位照射の場合は3次元画像を基により精密な治療計画を行わなければならない。コンピュータ上でシミュレーションを行い，線量分布や投与線量を決める治療計画装置は，精密な治療を必要とする定位照射には必須である。最適の治療を

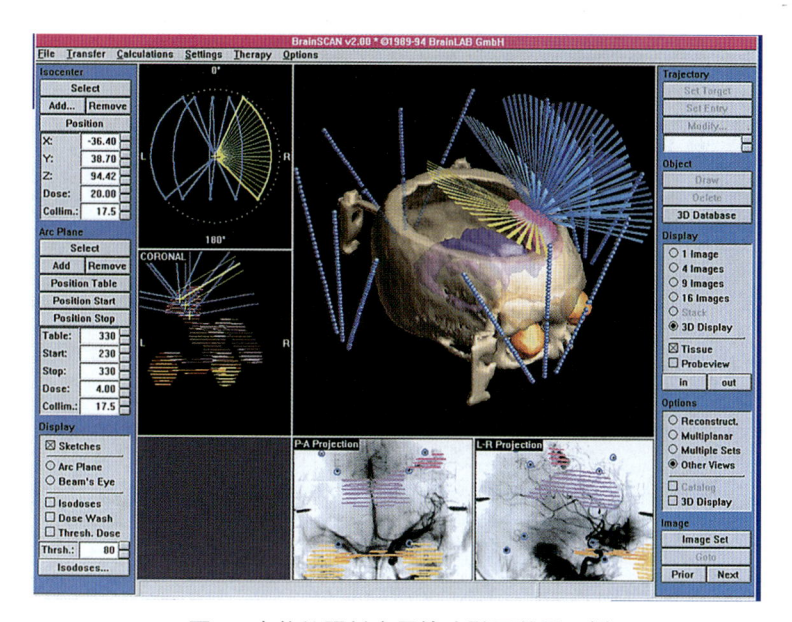

図1　定位的照射専用治療計画装置の例
Brain scan治療システム（Brain LAB Inc.：村中医療機器株式会社）

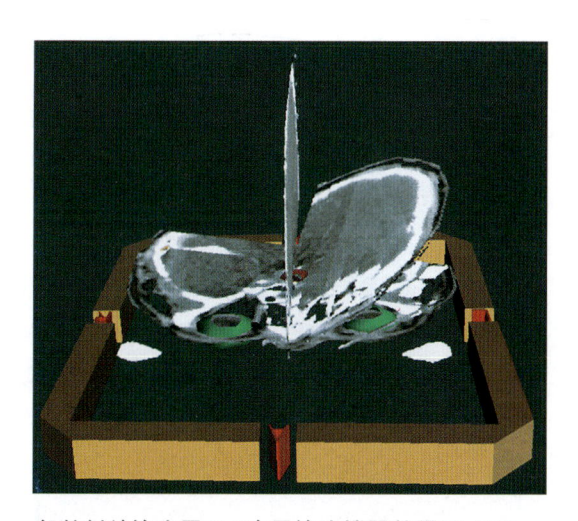

図2　一般放射線治療用の3次元治療機器装置PLATO
（Nucletion：千代田テクノル）のオプションソフトウェア

ソフトウェア的に計画するためのワークステーションとして，その性能が治療の質に大きく関わる。

　ガンマナイフでもライナックでも治療計画に本質的な違いはないが，ガンマナイフでは基本的に単一の供給者からの治療計画装置で行われるのに対して，ライナックでは様々なものがあり，それぞれ若干の違いがある。商用の治療計画装置としては，定位的照射専用のものや，一般放射線治療用の3次元治療計画装置のオプションソフトウェアとして用意されているものがある（図1，2）。

　ガンマナイフでは，線源と照射中心の距離が短いことから，コリメータサイズが最大でも18mmと比較的小さい。そのため，一つの病変に多くのアイソセンター（ショット）を用い，これを重ねて良好な線量分布を得ようとする。それに対してライナックでは，幾何学的な配置からはコリメータ径に制限が少なく，一つのアイソセンターでも比較的大きい治療体積が照射可能であり，また軌道の調節

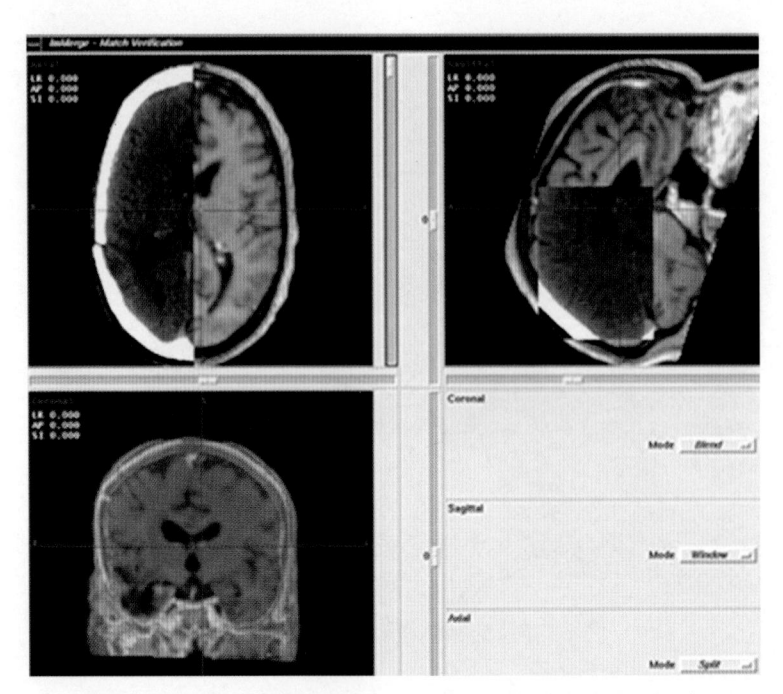

図3　CTとMRI画像合成（image fusion）（Linac Scalpel）

で多少の線量分布の最適化が図れる。ライナックのビームは治療体積内の線量分布が比較的平坦なこともあり，少ないアイソセンター数で治療することが多い。

ライナック装置はガントリーの自重によるたわみ，治療台の回転誤差などで必ずしもビーム中心が1点を通過する訳ではなく，厳密な意味ではアイソセンターの概念は成り立たない[1]。一般に治療計画装置の計算は，単一のビームの線量分布をコンピュータ上で重ね合わせて線量分布を求めている。ビームは常に一点を中心に集中することを仮定しており，特に細い線束では合成された線量分布が実際と微妙に違うこともあり得る。一般放射線治療のための治療計画装置では考慮されていない要素が線量分布に影響を与える可能性があり，細いビームを回転させた状態での実際の線量分布とシミュレーションによる治療計画装置の計算結果の差違を確認しておく必要がある。

治療計画支援機能

治療計画ワークステーションとしては，線量分布を表示するだけでなく，治療計画を支援する幾つかの機能が望まれる。MRIの画像はコントラスト分解能に優れており，病巣の範囲を明瞭に示すことができる。しかし，画像歪みなどの問題があり単独で治療計画に用いるには位置精度が悪い。画像合成（image fusion）機能では，MRIやPET，SPECTなどの画像を，位置精度に優れるCT画像と重ね合わせて表示することができるために有用である（図3）。

また，ビーム配置の評価法として，病巣が照射体積内に収まっていることを確認する，などの視覚的評価（図4）や，線量体積ヒストグラム（DVH）機能などの得られた線量分布を数値的に評価する機能が使われる。

現在はビーム配置を決めてから線量分布を求めているが，最近のハードウェアの進歩により，不整形の病巣に対する線量分布の最適化はさらに複雑になっている。将来的には自動最適化が望まれる[2]。

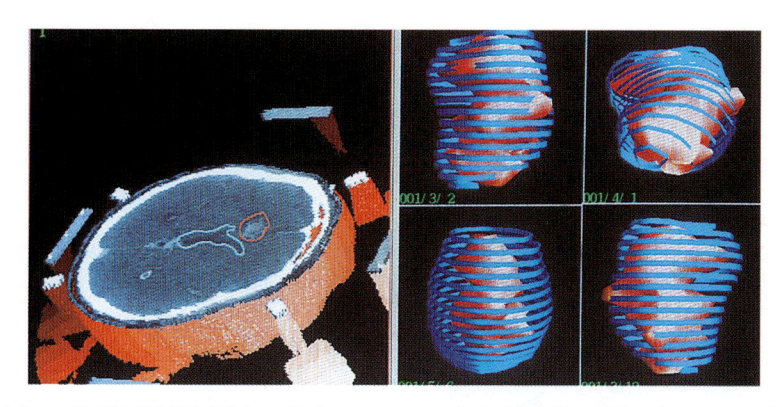

図4　病巣が照射体積内に収まっていることを視覚的に確認（F.L.Fisher）

3. 線量分布の最適化

　現在，ガンマナイフや多くのライナック装置では円筒形のコリメータを使用している。この場合，一つの中心では照射体積の線量分布はほぼ球形である。ガンマナイフでは，病巣の形に合わせた複数の中心を組み合わせて照射する方法（multi-shot）や，一部のコリメータ穴を栓状の遮蔽物で塞ぐ（pluging）ことで，線量分布を変化させ病巣の形に一致させたり，要注意臓器への照射を避けている。ライナック定位照射では円筒形の付加コリメータを使う場合でもさらにいくつかのテクニックで線量分布を変化させることができる。ライナックによる照射で線量分布を変化させる基本的な方法を挙げる。

a. 複数の照射中心（multi-shot）による方法

　不整形の標的体積に合わせて照射するには，球形の照射体積を重ね合わせて目的とする照射体積をつくる方法が系統的にプランニングしやすい。周囲の線量勾配も急峻に保たれ，線量寄与率を変える方法のように方向によって線量勾配が悪化することも少ないので，不整形照射体積作成の基本といえる方法である。

　ただし，焦点数が増すに従って治療時間が延長し，個々のコリメータが小さくなると標的に達する放射線の効率が悪くなるため，同じ線量を得るのにさらに時間がかかる。また，球形照射体積の重なりの部分に高線量域が出現しやすく，幾何学的精度などのためにアイソセンター間の距離にわずかな誤差があっても，重なり部分の範囲が大きく影響され，線量分布に予測しない変化が出現しやすい，という欠点はある。

b. 線束寄与率（Beam wighting）による調節

　円筒形の付加コリメータを使用する場合，arcを均等に配置すれば線量分布はほぼ球形になる。しかし，軌道ごとの線束寄与率を変化させることによって多少は線量分布の形を変化させられる。

　球を一方向に引伸ばした卵形（回転楕円体）のような線量分布をつくるための簡単な方法としては，arcの一部を取り除いたり線量寄与率を変化させて，作成したい卵形の長軸方向からの線量を強くして，短軸方向からの照射を少なくする，あるいはなくすことができる（図5）。

　この方法は，軌道の変更のみで照射領域を変形できるが，長軸方向からの線束の寄与が全体の割合で増大するため，長軸方向での線量勾配がなだらかになり，中心から離れてもあまり線量が低下しない。その一方，長軸に垂直な方向（短軸方向）からは線量寄与がほとんどないため，短軸方向では照

146　定位照射—その技術と臨床—

a　体軸横断面

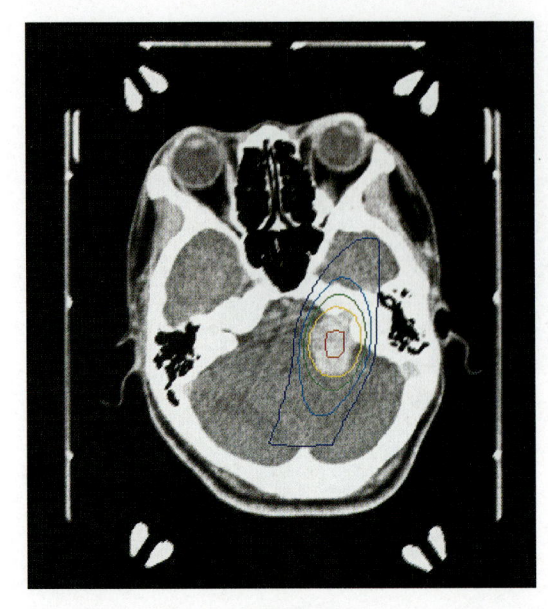

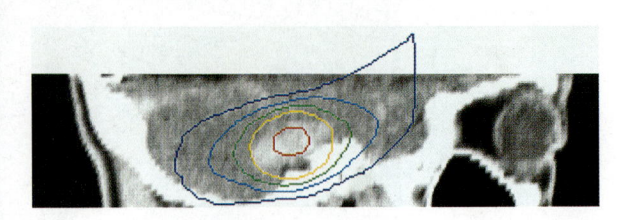

b　矢状面

図5　ビーム線量に寄与率による調節
左神経腫瘍の治療計画：腫瘍が前後方向やや斜めに長いため，長軸方向の線量寄与率を増して照射した。寄与率の高い方向では当線量曲線（最外側20％）が極端に延長している。

射領域から離れると急激に線量が低下する。

　この方法の欠点は，長軸方向からのみ，対向2門照射するような極端な場合を考えてみれば明らかであろう。対向2門照射では，照射方向での線量勾配はほとんどなく，照射方向と垂直な方向では線束のビームプロファイルに従って急激に線量が低下する。照射方向を多少広げて，ある程度は卵形の球を作ることはできるが，あらゆる方向で急峻な線量勾配を得ることはできない。しかし，長軸と垂直な方向では急激に線量が低下することを利用して，近接する要注意臓器の線量を下げることには大変有効である。

c．異なったコリメータ径による方法

　不整形標的体積に照射体積を一致させようとする場合に，投影像を照射体積に一致させるようにして照射することが考えられる。これは，本来は不整形のカスタムコリメータや，マイクロマルチリーフコリメータなどによって可能になるが，円形付加コリメータであっても，arcによってコリメータ径を変えることで，ある程度は標的体積に投影するような照射ができる。図6に示すように，照射方向からみた標的体積の断面に一致するようなコリメータ径とarc角度を選択する。このように径の異なったコリメータを使用することによって照射体積内で比較的均一であり，かつその外で急峻に低下する線量分布が得られる。しかし，arcごとにコリメータを交換するとしてもarcの回転面方向には機械的な制約があるため，得られる卵形の方向，形態は選択肢が少ない。

　weightingとコリメータ径を選ぶことによってさらにバリエーションが得られるが，個々の症例，標的体積によって最良のものを選ぶ必要があろう。もちろん要注意臓器の位置によってもビーム配置は変化させる必要がある。

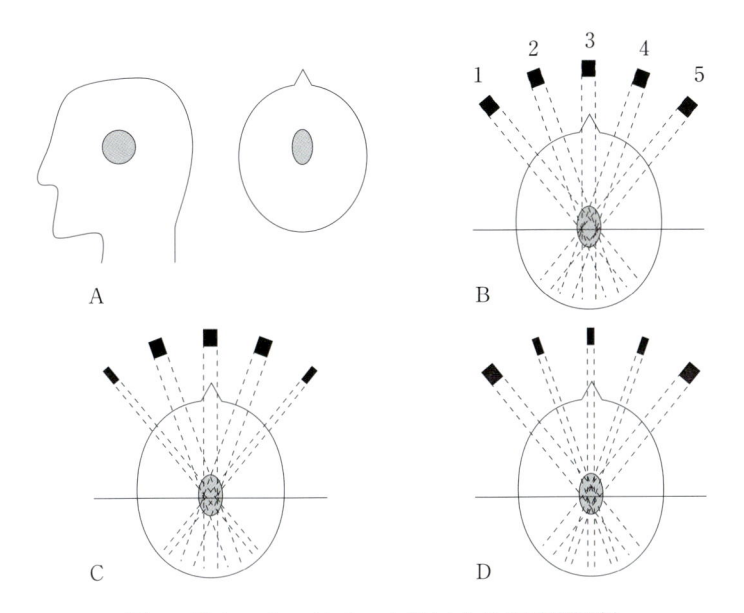

図6　異なったコリメータ径による非球形照射
A：左右断面の長さが短い，円盤形の標的を考える。
B：水平断面のarcを取り除き，縦に長い照射体積が設定できる。
C：また，arc1，5などの側方のコリメータ径を小さくすると箱形に近い範囲が照射される。
　　ただし，側方のビームは標的の範囲より狭い部分のみを照射することになるために辺縁部での線量分布が緩やかになる。
D：側方のコリメータ径を大きくすると，より標的に一致して急峻な線量分布が得られる。

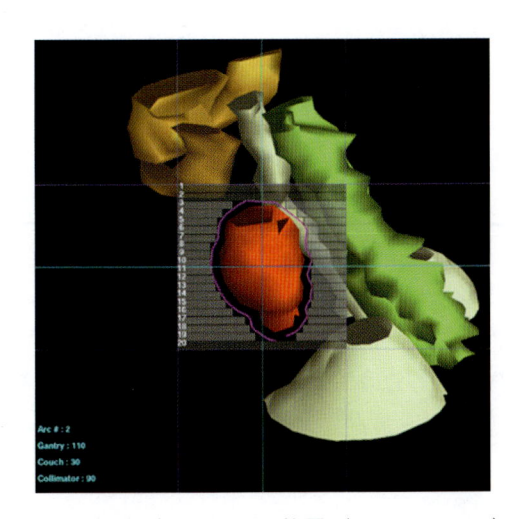

図7　小型マルチリーフ装置（Linac Scalpel）

　また，一般的にはライナック定位照射は回転するガントリーヘッドによるarc状の運動照射で行ってもっているが，必ずしも運動照射でなくても，十分に多い方向から固定照射を行っても良好な線量分布が得られる[3]。固定照射ごとに照射野形状を変化させて標的体積の断面像を投影照射することによって様々な形態の照射体積を作成できる。
　最近では，運動照射でコリメータ形状を変化させる小型マルチリーフも開発されている（図7）。さらに，照射野形状のみでなく照射野内のビーム強度も変えられるintensity modulation[4]（IMRT）が注目されている。

図8

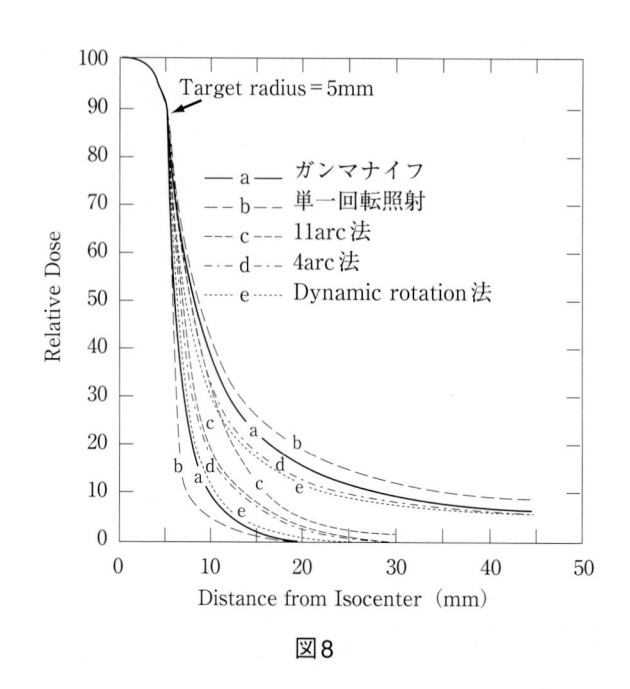

4. 治療可能体積

　定位照射によってどの程度の大きさまで有効に治療できるかは条件によって異なり，必ずしも明確でない。しかし頭部病変に対する1回照射の場合には，直径30mm程度の病変が一般的に適応とされている。その理由としては定位照射の線量分布がコリメータサイズに比例してほぼ相似型であり，コリメータ径がある程度大きくなると十分に低線量となる領域が頭蓋よりはみだしてしまうことなり，線量分布的な利点がなくなることがある。また，障害の頻度は治療体積が増すにしたがって増加するが，1回照射で直径30mmの範囲に16～20Gyを投与した場合，放射線壊死の頻度が3～5%に達することになる（I-B章参照）。また急性障害の危険性も無視できないため，これ以上の照射体積では障害を増やさないためにも線量を下げざるを得ず，十分な治療線量を投与できないおそれがある。分割照射の場合には，少なくとも急性障害の点からは多少大きい照射体積でも比較的安全に治療できるが，さらに大きい照射体積では定位的に照射する意義は少なく，通常の照射法の方が優れている場合もある。

各照射法の線量分布の比較

　定位照射は三次元的に多方向から照射することで線量を集中しているが，これまでに様々な軌道が考案されている（II-A参照）。
　図8に各照射法のprofileを示す[6]。単純回転照射はnon-coplanar法と比較すると回転面の線量分布が広がる[3]。定位照射などのnon-coplanar照射では，立体的な線量分布を限られた平面の線量分布のみから十分に把握，評価することは難しい。線量体積ヒストグラム（DVH：Dose-Volume Histogram）法は3次元線量分布の定量的評価に効果的であり，正常組織の放射線耐性，各種照射法の評価などに用いる目的で使用される[7]。
　図9に我々の行ったDVH解析を示す[8]。照射野の大きさによらず，DVHは類似し，空間的な線量分布は照射野径に相似的な形で広がる。すなわち線量分布がビーム照射方向の幾何学的配置に大きく依存していることを示唆する。また，直径2cm以上のコリメータでは，頭蓋の大きさが制限となって最

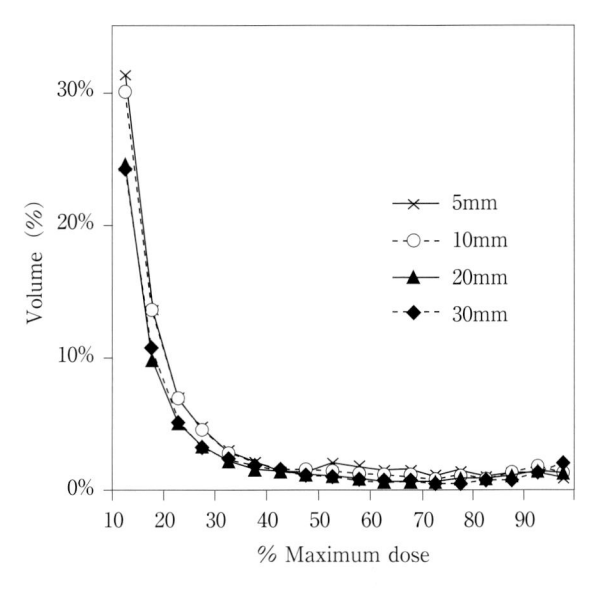

図9 コリメータサイズによるDVH曲線の違い
DVHの形は照射野の大きさによらない。

大値の5％レベル以上で評価する場合，照射方法による差は消失するとされる[9]。

　arc法において照射軌道が相互に重なる照射では，ビーム軸が重なり合う部分の線量が増加する。このため，arc回転角を180度以内に制限するなどして軌道交差を避けるべきである。
arc数が多くなれば線量分布は多少とも改善するが，20％の以上の線量分布では4arc以上であまり変化がない[10]。特に標的体積近傍での線量分布は単純回転照射を除き，ほとんど差がない（図10）。治療時間の短縮なども考慮して軌道を検討すべきであろう。

　歳差集光法，11arc法などは4arc法などと比べ，はるかに照射軌道の総延長は長く，ビーム入射方向は分散しているにもかかわらず線量分布上の利点は少ない。線量体積ヒストグラムからは，照射軌道の総計が400度を超える場合は実用上，有意の差はない[11]。ただし，対向ビームは線量分布の改善の寄与が少なく，類似の軌道や対向ビームのない，立体的な軌道が望まれる。

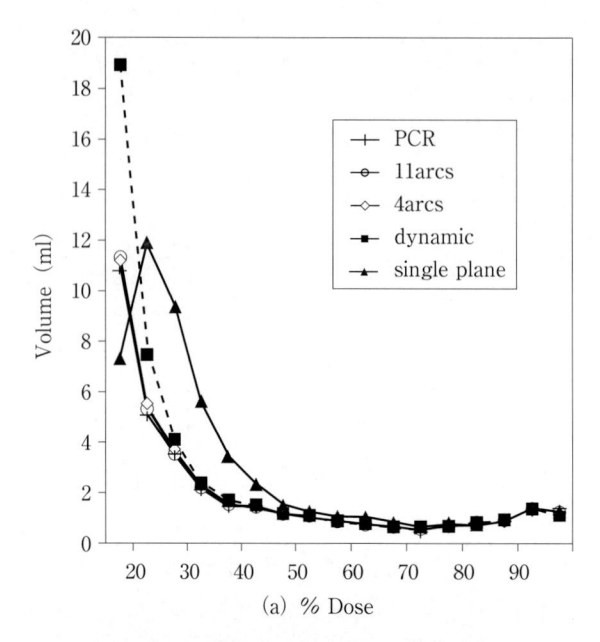

図 10　各照射軌道による DVH 曲線
PCR：最差集光法（precessional converging radiotherapy）
11arcs：多軌道集束法 11 弧（Heidelberg）
4arcs：多軌道集束法 4 弧（Harvard）
dynamic：dynamic rotation 照射
single plane：単一面回転照射

[参考文献]

1) 国枝悦夫, 北村正幸, 川口修, 他：汎用医用ライナックは高精度定位的照射に使用可能か？—ガントリーと治療台の回転精度の検討. 日本医学放射線学会会誌, **58**, 86〜90, 1998.

2) Lu, H. M., Kooy H. M., Leber, Z. H., Ledoux, R. J.：Optimized beam planning for linear accelerator-based stereotactic radiosurgery. International Journal of Radiation Oncology, Biology, Physics **39**, 1183〜9, 1997.

3) 川口修, 国枝悦夫, 北村正幸, 他：不整形腫瘍に対する定位放射線治療の方法. 定位放射線治療 2:115-118,1998（2）Shiu, A. S., Kooy, H. M., Ewton, J. R., et al.：Comparison of miniature multileaf collimation（MMLC）with circular collimation for stereotactic treatment. International Journal of Radiation Oncology, Biology, Physics, **37**, 679〜88, 1997.

4) Meeks, S. L., Buatti, J. M., Bova, F. J., et al.：Potential clinical efficacy of intensity-modulated conformal therapy. Int. J. Radiat. Oncol. Biol. Phys., **40**, 483〜95, 1998.

5) Kooy, H. M., Nedzi, L. A., Alexander, Ed., et al.：Dose-volume histogram computations for small intracranial volumes. Medical Physics, **20**, 755〜760, 199.

6) Podgorsak, E. B, Olivier, A., Pla, M, et al.：Dynamic stereotactic radiosurgery. Int. J. Radiat. Oncol. Biol. Phys., **14**, 115〜126, 1988.

7) Chen, GTY：Dose volume histograms in treatment planning. Int. J. Radiat. Oncol. Biol. Phys., **14**, 1319〜1320, 1988.

8) 国枝悦夫, 和田允, 安藤裕, 他：線量容積解析による Linac stereotactic radiosurgery 照射法の比較. 日本医学放射線学会会誌, **55**, 980〜986, 1995.

9) Schell, M. C., Smith, V., Larson, D. A., et al.：Evaluation of radiosurgery techniques with cumulative dose volume histograms in linac-based stereotactic external beam irradiation. Int. J. Radiat. Oncol. Biol. Phys., **20**, 1325〜1330, 1991.
10) Serago, C. F., Houdek, P. V., Bauer, K. B., et al.：Stereotactic radiosurgery；dose-volume analysis of linear accelerator techniques. Med Phys, **19**, 181〜185, 1992.
11) AAPM Report No.54：Stereotactic Radiosurgery. 1995, American Assocination of Physicists in Medicine.

〔國枝悦夫〕

IV

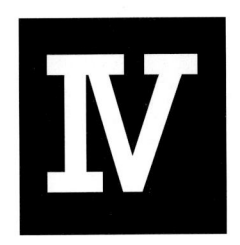

臨 床

A. 血管性病変
B. 定位照射と塞栓術の併用
C. 転移性脳腫瘍
D. 原発性脳腫瘍
E. 聴神経腫瘍
F. 聴神経腫瘍への分割照射
G. 体幹部の定位照射

Ⅳ-A 血管性病変

　中枢神経の血管病変は以下のように分類される。
(1) 脳内動静脈奇形（pial arteriovenous malformation）
(2) 硬膜動静脈瘻（dural arteriovenous fistulae）
(3) 海綿状血管腫（cavernous malformation）
(4) 静脈性血管腫（venous angioma）
　脳内動静脈奇形（AVM）については手術難易度，治療成績に基づいたSpetzler's grading systemがあり，手術のみならず定位照射においても広く用いられる（表1）[4),5)]。AVMが先天性疾患であるのに対し硬膜動静脈瘻の多くは後天性であり，別の疾患として扱う必要がある[13),25)～27)]。このうち，特発性頸動脈海綿静脈洞瘻は放射線治療の適応となる場合があるが，脳内AVMとは異なり，通常分割照射を用いて治療する。

1. 頻度，出血率，予後因子など

　中枢神経の血管病変の頻度は静脈性血管腫が最も高く，全体の63％を占め，次いで海綿状血管腫，AVMと続く[15)]。剖検による調査では静脈性血管腫3％，海綿状血管腫0.8％，AVM0.04～0.52％程度と報告されている[1)～3)]。出血率はそれぞれの疾患で異なっており，静脈血管腫ではGarnerらは100人を4～14年間経過観察し，1人のみで出血を認めた[6)]。ほとんどの場合，無症状で治療の適応となることは少ない。海綿状血管腫では出血率は年率1％程度（0.1～1.3％）と考えられ，Kondziolkaらは出血の既往がある場合には有意に出血率が高いとしている（0.6％ 対 4.5％）[7)～10)]。最近になり，出血による後遺症を残す危険性が比較的高いと考えられるようになり，治療の適応となってきている[7)]。
　AVMの初発症状としては，出血が最も多く50～60％であり，25～30％は痙攣で発症する。出血の危険性は年率2～4％程度と考えられている。発症のピークは20～40歳で，約75％は50歳以前に発症する。出血による致死率は10～40％，また25％程度で重度の後遺症を残す[11),13)～15)]。
　AVMの出血の関連因子としては，(1) 過去の出血歴，(2) 大きさ，(3) 部位，(4) 流出静脈の本数，経路，(5) AVMの形態（compact or diffuse）[2)]，(6) 動脈瘤の存在，(7) 年令などが挙げられている。出血の既往は一過性に出血率を高めると考えられている。Flutsらは初回出血後の生存者の67.4％で再出血が見られたとしている[19)]。出血後1年間の再出血率は年7～18％に上昇する。しかしOndraらは半年後，Grafらは2年目以降はbaselineに戻るとし，他の報告でも5年以降では2～3％に戻ると報告

表1 Spetzler and Martin's grade of AVM

Graded Feature	Points Assigned
size of AVM	
small （＜3cm）	1
medium （3-6cm）	2
large （＞6cm）	3
eloquence of adjacent brain	
non-eloquent	0
eloquent	1
pattern of venous drainage	
superficial only	0
deep	1

Grade = [size] + [epoquence] + [venous drainage]

されている[2), 12), 14), 19), 24)]。

　小さいAVMの出血率は大きいAVMよりも高いとの報告があるが，これは小さいAVMは痙攣やsteal現象による周辺の虚血などの症状を起こしにくいことによる，見かけ上の現象と考えられている[2), 12), 14), 21)]。大きいAVMの方が出血率が高いという報告や，大きさと出血率に関連性を認めないという報告もある[11), 19)]。深部に位置するAVMや流出静脈の経路が深部の場合[22)～23)]，流出静脈が1本，流出静脈に閉塞がある場合[20), 22), 25)]，AVMの形態がdiffuse typeの場合[2)]，nidus内動脈瘤を認めた場合に出血率が高いと報告されている。年齢に関しては50歳まで出血しなかった場合，その後の出血率は低いという報告もある。しかし一方で，Kimberlyらは逆に出血率は高くなる可能性を示唆している[16)]。

　重症化する予後因子としては（1）出血の既往，（2）部位などが挙げられる。Flutsらによると初回出血による致死率は13.6%，2回目20.7%，3回目25%，また後頭蓋窩のAVMからの出血による致死率は50%以上である。

2. 手術，塞栓術，定位放射線照射の比較

　現在AVMの治療には手術，塞栓術，定位照射が用いられている。いずれの治療法にも長所短所があるが，我々の治療方針を中心に示す。

a. 手術

　表在性で手術手技的に容易な場合，特に出血歴がある場合は，早急な治療効果を期待して手術が第一選択となる[30)]。また，定位放射線照射が適応にならない大きな病変では，塞栓術に引き続いて手術を行い，残った部位に定位放射線照射を行っている[29)]。術後後遺症は，Grzyskaらがreviewした2854例の手術単独例の成績ではmortality 6.5%，morbidity 11.3%となっている[31)]。近年の顕微鏡的手術の進歩により安全な手術が可能になった。しかし大きい病変や深部に位置する場合には後遺症の危険性は高い[5), 33), 34), 36)]。HamiltonらはSpetzler's scale Grade 1～3の症例ではmorbidityは0%であったが，Grade 4，5では22%，17%であった[5)]。Sasakiらは視床，基底核に存在するAVMを手術単独で治療した場合，運動機能低下を20%で認めた[34)]。

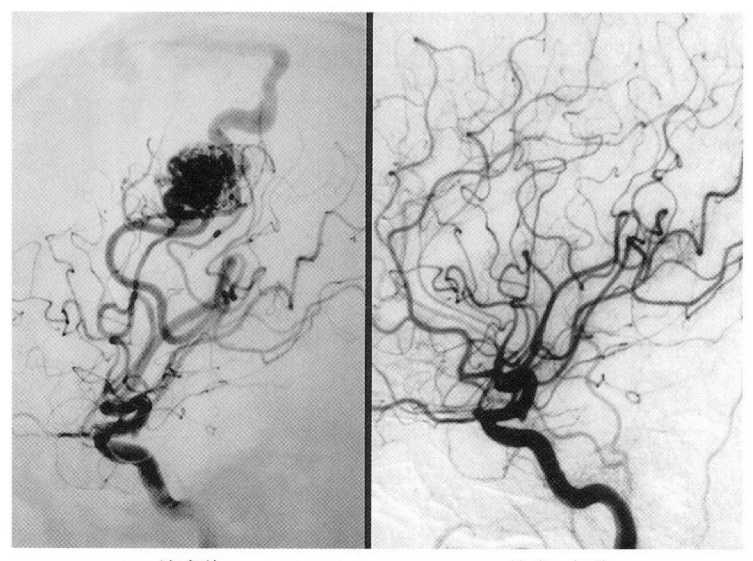

治療前　　　　　　　　　　治療2年後
図1　治療前後の血管撮影像

b. 塞栓術

　手術に先立った補助手段として脳内AVMに用いられ，手術時の合併症を減らす。単独治療では手術と同様に早急な治療効果を期待できる反面，完全閉塞率は低く，一般に10％程度といわれている[31), 35)]。ただし，永久的な塞栓物質の選択を注意深く行うことで，優れた成績を挙げることも可能である[32)]。脳定位照射との併用は治療体積を減らす効果は大きいが，不十分な塞栓や一時的な塞栓物質では，かえって成績を低下させる危険性をはらんでいる。

c. 定位照射

　脳定位照射がAVMの治療に応用されたことにより，AVMへの治療による副作用は劇的に減少した。ガンマナイフ出現前後でmortalityとmorbidityはそれぞれ22.2％と22.2～1.5％，10.4％に減少したという報告もある[34)]。

　定位照射は2～3年で80～90％の高い完全閉塞率が得られ（図1），また深部病変，運動野，視覚野など手術の難しい部位でも比較的安全に治療できるという利点がある[37)～44)]。また治療前に存在した症状の改善に対しても有効という報告もあり，Falksonらは痙攣のあったAVMの患者16人に定位照射を行い痙攣は94％で改善，63％で消失したとしている[45)]。しかしながら閉塞まで2年から3年の期間が必要であり，この間は依然として出血の危険性が残されており，後述するように大きい病変を治療する場合には出血，脳浮腫などの副作用も問題となる。これらの点をふまえ，症例に応じて塞栓術，手術と定位照射を組み合わせて治療する必要もあると思われる[46)～48)]。

3. 定位照射の適応基準

　北海道大学附属病院での適応基準を示す[49)]。

a. 脳定位手術的照射（radiosurgery）
(1) サイズ：一般に長径で2.5cm以下，体積で10cc以下とする。
(2) 部位：脳深部で摘出手術が困難な部位。表在性で手術可能な部位も治療可能であるが，手術との二者選択となる。
(3) 年齢：若年者では，二次発癌の可能性があり，手術不適例にのみ適応。
(4) 流出静脈：表在性も深部性も可。
(5) 流入動脈：1本も多数本も可。
(6) 出血歴：ある場合は良い適応。ない場合は，経過観察や他の治療法とともに選択枝のひとつとなる。
(7) 治療歴：手術歴，塞栓歴があっても可。一度定位照射を受けていても，3年以上閉塞なければ，適応あり。
(8) 形状：できるだけ球に近いもの。

b. 少分割照射を加えた定位放射線照射
(1) サイズ：2.5cm，あるいは10ccを越える場合。
(2) 部位：eloquent areaにある場合や，視神経に近接している場合。
(3) 〜 (7) 定位手術的照射と同様。
(8) 形状：著しい不整形の場合。

c. 通常分割を用いた定位放射線治療
(1) 性状：海綿静脈洞部の硬膜動静脈瘻

4. 方法

　脳定位手術的照射と少分割照射を加えた定位放射線照射では，必ず定位照射用フレームをつけて脳血管造影を行う（定位照射用血管造影：図2）。MRAやCTは参考にはなるが，nidusと流出静脈が判別できないので，正しい治療計画ができない。小児では全身麻酔下で行う。

　三次元治療計画として，血管造影で得られた座標をCT座標に投影して行う。血管造影では分からない三次元的なnidusの形状を把握する必要あり。

　照射線量は脳定位手術的照射では25Gyを指示線量として，辺縁を80％線量曲面で囲うのが原則で，小児，2回目の照射では20Gyとする。

　少分割定位放射線照射では，35Gy/4回を指示線量として辺縁を80％線量曲面で囲うのが原則で，eloquentかつ長径3.0cmを越えるものは30Gy/4回とする。

　通常分割を用いた定位放射線治療では，プラスチックシェルで固定，治療計画用CTと診断用血管造影を用い，28.8Gy/16回/4週〜30Gy/15回で施行する。

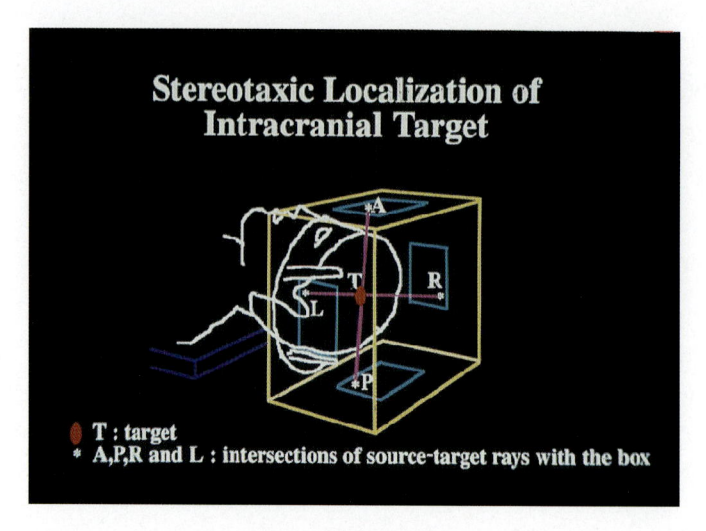

図2 定位血管造影
定位装置を固定した上で血管造影を行い，fudicial markerをもとに三次元ベクトル計算でAVMの位置を割り出す（文献63より引用）。

5. 閉塞率，副作用に及ぼす因子

　AVMの定位照射には二つの相反する要素が含まれる。すなわち高い閉塞率を得るため線量を上げると脳浮腫，脳壊死といった副作用が高くなり，逆に線量を下げると安全性は高まるが治療効果まで低下してしまう。現在閉塞率に影響する因子としては病変のサイズ，線量が関与していると考えられている。これらはまた同時に副作用の発現因子でもあり，両者のバランスを考慮して症例に応じ治療方針を決定しなければならない。

　閉塞率に関連する因子には辺縁線量，AVMの容積が挙げられる。すなわち，10ccを越えるような大きいAVMの場合や辺縁線量が低い場合は閉塞率が低い。線量は閉塞期間にも関連しており，線量が高いほど閉塞に要する期間は短い。総線量と閉塞率の関係を，Flickingerらは治療後3年目に血管造影で評価し，辺縁線量24.8Gyで98％，22Gyで95％，19.8Gyで90％，17.4Gyで80％と報告している[44]。

　一方，治療後の副作用には治療後数か月～2年頃まで比較的早期に起こる脳浮腫，晩期障害の脳壊死がある。脳浮腫の頻度は2年の実測発生率で20～30％，症状をともなったものは10～20％程度である。これは血管閉塞にともなう静脈性浮腫が主体と考えられている（図3）。一方，放射線脳壊死の頻度は3～5％[54),55)]である（図4）。脳浮腫に関連する因子としては，一定線量以上を照射された容積，部位などが報告されている。辺縁線量で10～12Gyを照射された容積が関連因子という報告もある[53),54)]。

　深部に位置するAVMは，より脳浮腫のリスクが高い[52]。頭痛を含めた何らかの神経症状を呈する因子としては，AVMの部位が重要と考えられる。手術に対する部位のgradingにはSpetzler grading systemがあるが，定位手術的照射で現在確立されたgrading systemは存在しない。最近になりFlickingerらは，部位別に神経症状をともなったMRIでの信号変化の発生頻度にPIE（post radiosurgery injury expression）scoreを用いることを提唱した（表2）[54]。scoreが高くなるにしたがい，有意に神経症状の発現頻度が高くなるとしている（$p < 0.001$）。

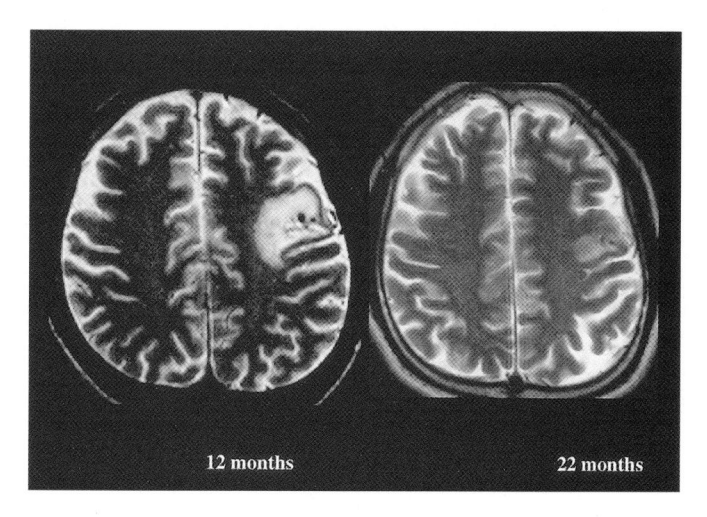

図3 MRI T₂強調像高信号の一時的出現

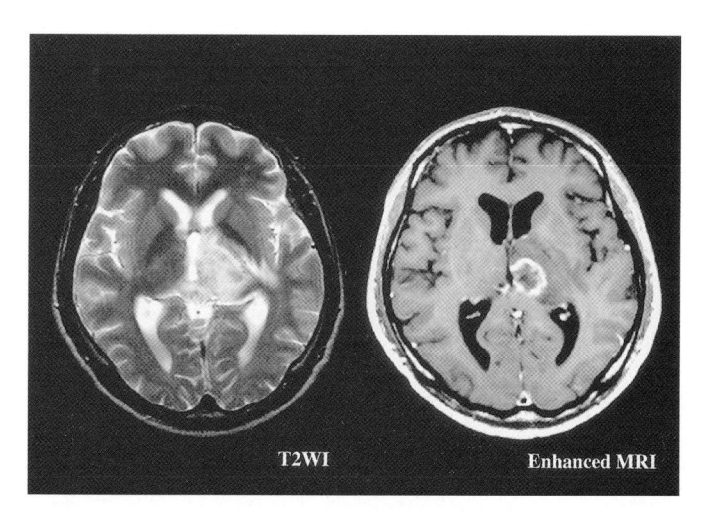

図4 放射線脳壊死

表2 Post-radiosurgert injury expression (PIE) classification

Location	PIE score
frontal lode	1
cerebellum, temporal lobe, parietal lobe	2
occipital lobe, basal ganglia	3
medulla, thalamus, intraventricular, pons, corpus callosur	4

6. 治療後の出血の危険性について

　外科的にAVMを摘出した後,一時的に出血の危険性が高くなることが以前より報告されている。Spetzlerらは,血流の速いAVM周囲の脳実質は慢性的に虚血状態(steal phenomena)でacidosisの状態にあり,周囲脳実質の血管壁平滑筋は弛緩している。手術後血流量が増加しても血管は正常な収縮ができず,そのため術後に脳浮腫や出血をきたすと説明している("Normal perfusion pressure break through theory")[56]～[58]。一方,定位照射が出血率に及ぼす影響は,いまだ統一された見解は得られていない。治療後に完全閉塞が得られる期間に一時的に出血率が高まる可能性はあり,大きいAVMやproximal aneurysmの存在が有意な因子として挙げられている。しかし全体で見ると出血率の上昇には関与しておらず,特に小さいAVMでは自然出血率と差は認められていない[21],[57]。

7. 定位照射後の組織学的変化

　定位照射後の組織学的変化は現在までに報告は少ないが,Changらは33病変の組織学的変化を検討し,血管壁に82％で平滑筋細胞の増殖,55％でヒアリン沈着,30％で石灰化を認めたとしている[59]。またSchneiderらは定位照射後最も早期には血管内皮細胞の障害が起こり,引き続き平滑筋細胞の増殖やコラーゲンを含んだ細胞外器質が造られ,最後に細胞の脱落,ヒアリン変性が起こり,その結果として閉塞を引き起こすと説明している[60]。閉塞後長期に起こる変化はいまだ不明な点も多い。

　Kihlstromらは,脳定位照射による完全閉塞後8～23年間追跡調査した18病変のMRI画像を検討し,28％で囊胞形成,17％でグリオーシス,脱髄化と考えられるMRI上の信号変化を認めた。囊胞形成についてはYamamotoらも治療後5年以降に23％で認めたとしているが,有意な発生因子は不明である[61],[62]。

8. 分割照射の有用性について

　分割照射は標的容積外の生物学的線量分布を改善し,治療比を高める可能性がある。しかしAVMの定位照射における分割照射の有用性については,いまだ議論の余地が残されている。現在一般的に行われている一回照射では,前述したように大きなAVMは閉塞率は低く,また一方で治療後に脳浮腫,脳出血の頻度が高くなり治療が難しい。これらの問題を解決するひとつの手段として,分割照射が考えられる。しかし一回線量2～2.5Gyの通常分割では脳固定具を長期間付けたままにしなければならず,また治療精度の問題もあり非現実的である。またElisevichらは通常分割照射は無効であると報告している。これらの問題に対し,北海道大学では初期より少分割照射を用いた治療を行い,現在検討を続けている[49]。

おわりに

　定位照射は手術が困難な深部のAVMでの有効性がほぼ確立され,また照射機器,治療計画装置の改良により,現在標準的な治療になったと思われる。しかし,いまだ解決されていない問題も数多く残されている。特に比較的新しい治療方法であるため長期追跡された症例数が少なく,数十年後に一回大量線量が正常脳実質に与える影響は不明である。またどの程度の大きさまで安全に治療できるかもわかっていない。今後他の治療方法と組み合わせた治療や分割照射の適応を含め,より安全かつ有効な治療プロトコールの確立が待たれる。

[参考文献]

1) McCormik, W. F. : Pathology of vascular malformations of the brain, in Wilson CB, Stein BM (eds) ; Intracranial Arteriovenous Malformations. Baltimore : Williams & Wilkins, 44～63, 1984.
2) Pollock, B. E., Flickinger, J. C., Lunsford, L. D., et al. : Factors that predict the bleeding risk of cerebral arteriovenous malformation. *Stroke*, **27**, 1～6, 1996.
3) Spetzler, R. F., Hargraves, R. W., McCormik. W. P., et al. : Relationship of perfusion pressure and size to risk of hemorrhage from arteriovenous malformation. *J. Neurosurg.*, **76**, 228～233, 1992.
4) Spetzler, R. F., Martin, N. A., et al. : A proposed grading system for arteriovenous malformations. *J. Neurosurg.*, **65**, 476～483, 1986.
5) Hamilton, M. G., Spetzler, R. F. : The prospective application of a grading system for arteriovenous malformation. *Neurosurgery*, **34**, 2～7, 1994.
6) Garner, T. B., Curling, O. D. Jr., Kelly, D. L. Jr., et al. : The natural history of intracranial venous angiomas. *J. Neurosurg.*, **75**, 715～722, 1991.
7) Karlsson, B., Kihlstrom, L., Lindquist, C., et al. : Radiasurgery for cavernous malformations. *J. Neurosurg.*, **88**, 293～297, 1998.
8) Curling, O. D. Jr., Kelly, D. L. Jr., Elser, A. D., et al. : An analysis of the natural history of cavernous angiomas. *J. Neurosurg.*, **75**, 702～708, 1991.
9) Robinson, J. R., Award, I. A., Little, J. R. : Natural history of the cavernous angioma. *J. Neurosurg.*, **75**, 709～714, 1991.
10) Kondziolka, D., Lunsford, L. D., Kestle, J. R. W. : The natural history of cerebral cavernous malformations. *J. Neurosurg.*, **83**, 820～824, 1995.
11) Brown, R. D. Jr., Wiebers, D. O., Forbes, G., et al. : The natural history of unruptured intracranial arteriovenous malformations. *J. Neurosurg.*, **68**, 352～357, 1988.
12) Graf, C. J., Perret, G. E., Torner, J. C. : Bleeding from verebral arrteriovenous malformations as part of their natural history. *J. Neurosurg.*, **58**, 331～337, 1983.
13) Osborn, A. G., Wayne, L. D., John, Jacobs : Intracranial vascular malformations, in Osborn AG ; Diagnostic Neuroradiology. *Mosby*, 284～329, 1994.
14) Itoyama, Y., Uemura, S., Ushio, Y., et al. : Natural course of unoperated intracranial arteriovenous malformations ; study of 50 cases. *J. Neurosurg.*, **71**, 805～809, 1989.
15) Brown, R. D. Jr., Wiebers, D. O., Torner, J. C., O' Fallon, W. M. : Frequency of intracranial hemorrhage as a presenting symptom and subtype analysis ; a population based study of intracranial vascular malformations in Olmsted Country. Minnesota, *J. Neurosurg.*, **85**, 29～32, 1996.
16) Harbaugh, K. S., Harbaugh, R. E. : Arteriovenous malformations in elderly patients. *Neurosurgery*, **35**, 579～584, 1994.
17) Heros, R. C., Tu, Y. K. : Is surgical therapy needed for unruptured arteriovenous malformations? *Neurology*, **37**, 279～286, 1987.
18) Lussenhop, A. J., Rosa, L. : Cerebral arteriovenous malformations ; Indications for and results of surgery, and the role of intravascular technique. *J. Neurosurg.*, **60**, 14～22, 1984.
19) Fults, D., Kelly, D. L. Jr. : Natural history of arteriovenous malformations of the brain ; A clinical study. *Neurosurgery*, **15**, 658～662, 1984.

20) Vinuela, F., Nombela, L., Roach, M. R., et al.: Stenotic and occulusive disease of the venous drainage system of deep brain AVM's. *J. Neurosurg.*, **63**, 180〜184, 1985.
21) Friedman, W. A., Blatt, D. L., Bova, F. J., et al.: The risk of hemorrhage after radisurgery for arteriovenous malformations. *J. Neurosurg.*, **84**, 912〜919, 1996.
22) Willinsky, R., Lasjaunias, P., Terbrugge, K., et al.: Brain arteriovenous malformations ; analysis of the angio architecture in relationship to hemorrhage (based on 152 patients exploded and/or treated at the hospital de Bicetre between 1981 and 1986). *J. Neuroradiol.*, **15**, 225〜237, 1988.
23) Marks, M. P., Lane, B., Steinberg, G. K., et al.: Hemorrhage in intracerebral arteriovenous malformations ; angiographic determionants. *Radiology*, **176**, 807〜813, 1990.
24) Ondra, S. L., Troupp, H., George, E. D., et al.: The natural history of symptomatic arteriovenous malformations of the brain ; a 24 year follow up assessment. *J. Neurosurg.*, **73**, 387〜391, 1991.
25) Mironov, A.: Classification of spontaneous dural arteriovenous fistulas with regard to their pathogenesis. *Acta. Radiol.*, **36**・6, 582〜592, 1995.
26) Debrun, G. M., Vinuela, F., Fox., A. J., et al.: Indications for treatment and classification of 132 carotid cavernous fistulas. *Neurosurgery*, **22**・2, 285〜289, 1988.
27) Cognard, C., Gobin, Y. P., Pierot, L., et al.: Cerebral dural arteriovenous fistulas ; clinical and angiographic crrelation with a revised classification of venous drainage. *Radiology*, **194**・3, 671〜680, 1995.
28) Miyasaka, Y., Yada, K., Ohwada, T., et al.: An analysis of the venous drainage system as a factor in hemorrhage from arteriovenous malformations. *J. Neurosurg.*, **76**, 239〜243, 1992.
29) 竹下 元, 片田和廣：脳動静脈奇形. 脳脊髄血管造影マニュアル, 宮坂和男（編）, 東京, 南江堂, 1997.
30) Jafar, J. J., Rezai, A. R.: Acute surgical management of intracranial arteriovenous malformations. *Neurosurgery*, **34**, 8〜13, 1994.
31) Grazyska, U., Westphal, M., Zanella, F., et al.: A joint protocol for the neurosurgical and neuroradiologic treatment of cerebral arteriovenous malformations ; Indications, techniquem and results in 76 cases. *Surg. Neurol.*, **40**, 476〜484, 1993.
32) Schumacher, M., Horton, J. A.: Treatment of cerebral arteriovenous malformations with PVA. Results and analysis of complications. *Neuroradiology*, **33**, 101〜105, 1991.
33) Schaller, C., Pavlidis, C., Schramm, J.: Differential therapy of cerebral arteriovenous malformations. An analysis with reference to personal microsurgery experience. Nervenartzt, **67**・10, 860〜869, 1996. Abstract.
34) Sasaki, T., Kurita, H., Saito, I.: Arteriovenous malformation in the basal ganglia and thalamus ; management and results in 101 cases. *J. Neurosurg.*, **88**・2, 285〜292, 1998.
35) Gobin, Y. P., Laurent, A., Merienne, L.: Treatment of brain arteriovenous malformations by embolization and radiosurgery. *J. Neurosurg.*, **85**, 19〜28, 1996.
36) Kupersmith, M. J., Vargas, M. E., Yashar, A.: Occipital arteriovenous malformations ; Visual disturbances and presentation. *Neurology*, **46**, 953〜957, 1996.
37) Pollock, B. E., Lunsford, L. D., Kondziolka, D.: Stereotactic radiosurgery for postgeniculate visual pathway arteriovenous malformations. *J. Neurosurg.*, **84**, 437〜441, 1996.
38) Friedman, W. A., Bova, F. J.: Linear accelerator radiosurgery for arteriovenous malformations. *J. Neurosurg.*, **77**, 832〜841, 1992.
39) Colombo, F., Pozza, F., Chiergo, G.: Linear accelerator radiosurgery of cerebral arteriovenous

malformations ; An update. *Neurosurgery*, 34, 14～21, 1994.
40) Karlsson, B., Kindquist, C., Steiner, L. : Prediction of obliteration after gamma knife surgery for cerebral arteriovenous malformation. *Neurosurgery*, 40, 425～431, 1997.
41) Friedman, W. A., Bova, F. J., Mendenhall, W. M. : Linear accelerator radiosurgery for arteriovenous malformations ; the relationship of size to outcome. *J. Neurosurg.*, 82, 180～189, 1995.
42) Souhami, L., Oliver, A., Podgorsak, E. B. : Radiosurgery of cerebral arteriovenous malformations with dynamic stereotactic irradiation. *Int. J. Radiat. Oncol. Biol. phys.*, 19, 775～782, 1990.
43) Steiner, L., Lindquist, C., Adler, J. R. : Clinical outcome of radiosurgery for arteriovenous malformations. *J. Neurosurg.*, 77, 1～8, 1992.
44) Flickinger, J. C., Pollock, B. E., Kondziolka, D., et al. : A dose response analysis of arteriovenous malformation obliteration after radiosurgery. *Int. J. Radiat. Oncol. Biol. Phys.*, 36, 873～879, 1996.
45) Falkson, C. B., Chakrabarti, K. B., Doughty, D. : Stereotactic multiple arc radiotherapy. 3 ～～～ Influence of treatment of arteriovenous malformations on associated epilepsy. *Br. J. Neurosurg.*, 11, 12～15, 1997.
46) Steinberg, G. K., Chang, S. D., Levy, R. P. : Surgical resection of large incompletely treated intracranial arteriovenous malformations following stereotactic radiosurgery. *J. Neurosurg.*, 84, 920～928, 1996.
47) Lawton, M. T., Hamilton, M. G., Spetzler, R. F. : Multimodality treatment of deep arteriovenous malformations ; Thalamus, basal ganglia, and brain stem. *Neurosurgery*, 37, 29～36, 1995.
48) Deruty, R., Pelissou, Guyotat, I., Mottolese, C. : The combinated management of cerebral arteriovenous malformations experience with 100 cases and review of the literature. *Acta. Neurochir*（Wien）, 123, 101～112, 1993.
49) 青山英史, 白土博樹：定位的放射線治療の現況. 映像情報, 16, 946～950, 1997.
50) Guo, W. Y., Karlsson, B., Ericson, K., Lindquist, M. : Even the smallest remnant of an AVM constitutes a risk of further bleeding. *Acta. Neurochir*（Wien）, 121, 212～215, 1993.
51) Flickinger, J. C., Kondziolka, D., Pollock, B. E. : Complication from arteriovenous malformation radiosurgery ; multivariate analysis and risk modeling. *Int. J. Radiat. Oncol. Biol. Phys.*, 138, 485～490, 1997.
52) Karlsson, B., Lax, I., Soderman, M. : Factors influencing the risk for complications following gamma knife radiosurgery of cerebral arteriovenous malformations. *Radiotherapy and Onchology*, 43, 275～280, 1997.
53) Voges, J., Treuer, H., Sturm, V., et al. : Risk analysis of linear radiosurgery. *Int. J. Radiat. Oncol. Biol. Phys.*, 36, 1055～1063, 1996.
54) Flickinger, J. C., Kondziolka, D., Maitz, A. H., Lunsford, L. D. : Analysis of neirological sequelae from radiosurgery of arteriovenous malformations ; How location affects outcome. *Int. J. Radiat. Oncol. Biol. Phys.*, 40, 273～278, 1998.
55) Aoki, Y., Nakagawa, K., Togo, M., et al. : Clinical evaluation of gamma knife radiosurgery for intracranial arteriovenous malformation. *Radiat. Med.*, 14, 265～268, 1996.
56) Spetzler, R. F., Wilson, C. B., Weinstein, P., et al. : Normal perfusion pressure breakthrough. *Clin. Neurosurg.*, 25, 651～672, 1978.
57) Batjer, H. H., Devous, M. D. : The use of Acetazolamide～enhanced regional cerebral blood

flow mesurement to predict risk to arteriovenous malformation patients. *Neurosurg.*, **31**, 213~218, 1992.
58) Pollock, B. E., Flickinger, J. C., Lunsford, L. D., et al.: Hemorrhage risk after stereotactic radiosurgery of cerebral arteriovenous malformations. *Neurosurgery*, **38**, 652~661, 1996.
59) Chang, S. D., Shuster, D. L., Steinberg, G. K., et al.: Stereotactic radiosurgery of arteriovenous malformations ; pathologic changes in resected tissue. *Clin. Neuropathol.*, **16**, 111~116, 1997.
60) Schneider, B. F., Eberhard D. A., Steiner, L. E.: Histopathology of arteriovenous malformations after gamma knife radiosurgery. *J. Neurosurg.*, **87**, 352~357, 1997.
61) Kihlstrom, L., Guo, W. Y., Karlsson, B., et al.: Magnetic resonance imaging of obliterated arteriovenous malformations up to 23 years after radiosurgery. *J. Neurosurg.*, **86**, 589~593, 1997.
62) Yamamoto, M., Jimbo, M., Hara, M., et al.: Gamma knife radiosurgery for arteriovenous malformations ; long term follow up results focusing on complications occurring more than 5 years after irradiation. *Neurosurgery*, **38**, 906~914, 1996.
63) Siddon, R. L., Norman, B. H.: Stereotactic localization of intracranial targets. *Int. J. Radiat. Oncol. Biol. Phys.*, **13**, 1241~1246, 1987.

（青山英史，白土博樹）

IV-B 定位照射と塞栓術の併用

　AVMの治療法はこの10年で大きな変化をみせ，定位放射線治療はその低侵襲性から治療法のひとつとして重要な役割を果たすようになった。しかし同時にその限界も明らかになってきている。この治療法が持つ短所として，結果は数年後に出ること，完全消失しない例も2〜3割あること，良性疾患に対して発癌性のある放射線を用いた治療であることなどである。

　一方，塞栓術はnidusへの血流を減少させる効果は大きいが，単独での治癒率は10%以下と低いため，現在では摘出術あるいは放射線治療の補助手段として位置づけられている。

　この二つをいかに組み合わせれば最大の効果が得られるのであろうか。まず大きなAVMに対する塞栓術と定位照射の併用に関しては良好な成績も発表されてはいる[1),2)]。しかし塞栓後もnidus辺縁が残存し全体の大きさが縮小しない，nidusが島状に分散したり形が不正形となり治療計画が困難になる，大きなAVMに対する複数回の塞栓術はmorbidityが決して低くない[3)]，塞栓部位の再開通による残存[4)]などの問題点も多い。したがって現在でも大きなAVMは治療困難である。こうした例は年齢，出血歴，部位，形態などから保存的治療時のリスク評価をまずしっかり行い，ハイリスク例が治療を考慮することになる。その際には，塞栓術で至適サイズまで縮小しなかった場合は摘出術を行うことも考慮に入れた治療計画を立てる必要があり，放射線治療，脳血管内手術，脳神経外科の各専門医のチームで診療にあたる必要がある。

　最近の塞栓術の目標は，AVMが持つ特に出血の原因となりうる危険部位を見い出し治療するという方向に向けられている。従来から出血しやすいAVMとして，出血発症したもの，深部に存在するもの，小さいものという点が着目されていたが，これらはretrospectiveな分析から得られたものであり互いに関連性を持つ。深部あるいは小さなAVMは出血以外の症状を起こしにくく，これらは出血発症したAVMが持つ特徴ととらえるのが正しい。独立した危険因子として動脈瘤の合併，流出静脈側の因子が重要である[5),6)]。動脈瘤の存在はもちろん，単独，長いあるいは狭窄のある流出路，静脈瘤の存在は血行動態上の弱点となる。nidus近傍あるいはnidus内の動脈瘤はAVMの塞栓とともに治癒可能なことも多い。また塞栓術で血流を減少させることにより，流出静脈にかかるストレスを減らして出血率減少を図る。

　放射線治療後消失までの数年間，患者は果たして治癒するかという不安と出血の危険を抱えて過ごしている。そして発癌性のある放射線を良性疾患である血管奇形の治療に使用しているわけである。未治療AVMの年間出血率は2〜4%[7)]，一回の出血によるmortalityは10%，morbidityは30%と推測されている[8)]（図1）。塞栓による血流量の減少が放射線治療後の消失率を高める，あるいは照射後早く消失させることができるかという点に関してはまだ確かめられていない。こうした効果が確認されれ

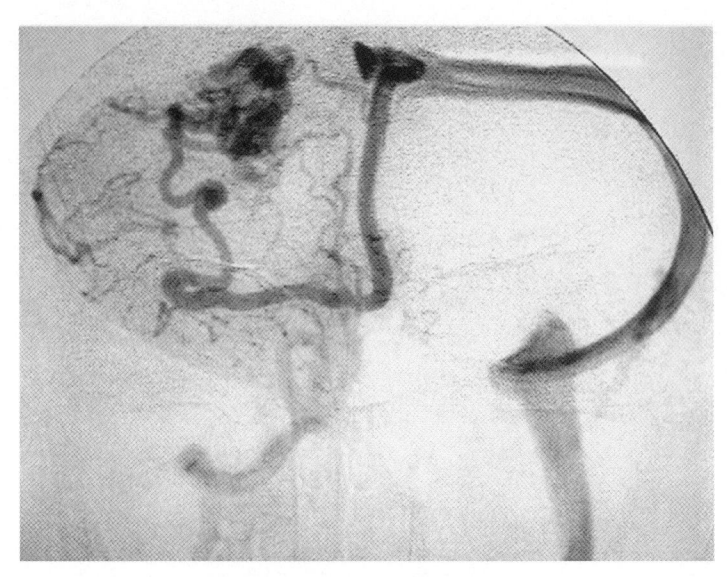

図1 出血した小脳AVM
単独の長い流出静脈が特徴的である。

ば塞栓術と定位照射の併用がより有用となる。しかしそのためには，塞栓術の合併症発生率を減らすべく，さらに安全で使いやすい塞栓物質の開発が必要である。

[参考文献]

1) Gobin Y. P., et al.: Treatment of brain arteriovenous malformations by embolization and radiosurgery. *J. Neurosurgery*, **85**, 19〜28, 1996.
2) Mathis, J. A., et al.: The efficacy of particulate embolization combined with stereotactic radiosurgery for treatment of large arteriovenous malformations of the brain. *AJNR.*, **16**, 299〜306, 1995.
3) Frizzel, R. T., et al.: Cure, morbidity, and mortality associated with embolization of brain arteriovenous malformations; A review of 1246 patients in 32 series over a 35-year period. *Neurosurgery*, **37**, 1031〜1040, 1995.
4) Pollock, B. E., et al.: Repeat Stereotactic Radiosurgery of arteriovenous malformations; Factors associated with incomplete obliteration. *Neurosurgery*, **38**, 318〜324, 1996.
5) Kader, A., Young, W. L., Pile-Spellman, J., Mast, H., Sciacca, R. R., Mohr, J. P., Stein, B. M., the Columbia University AVM Study Project: The influence of hemodynamic and anatomic factors on hemorrhage from cerebral arteriovenous malformations. *Neurosurgery*, **34**, 801〜808, 1994.
6) Pollock, B. E., et al.: Factors that predict the bleeding risk of cerebral arteriovenous malformations. *Stroke*, **27**, 1〜9, 1996.
7) Graf, C. J., et al.: Bleeding from cerebral arteriovenous malformations as a part of their natural history. *J. Neurosurgery*, **58**, 331〜337, 1983.
8) Heros, R. C., et al.: Is surgical therapy needed for unruptured arteriovenous malformations? *Neurology*, **37**, 279〜286, 1987.

（小野塚　聡，大平貴之，河瀬　斌）

IV-C 転移性脳腫瘍

　転移性脳腫瘍の患者の予後は比較的短い。そのため治療は期間が短く，非侵襲的かつ副作用の少ないものが望まれる。また各患者の全身状態，原発および中枢神経以外の転移病巣の活動性，患者本人や家族の希望などを考慮して個々に治療法を決めていかなければならない。転移性脳腫瘍に対しては，以前より手術および全脳照射が一般に行われていた。最近になり定位放射線照射が転移性脳腫瘍にも適応されるようになってきたが，現時点では手術との比較，全脳照射との併用，その適応などに関して議論の多いところであり，必ずしも一致したコンセンサスが得られていない。しかし定位照射は手術と比較して全身状態などの観点から適応範囲が広く，比較的良好な治療成績が得られている。そのため今後も転移性脳腫瘍の治療法として大きな役割を担っていくだろう。

　脳腫瘍における，転移性脳腫瘍の占める頻度は圧倒的に高い。また癌患者における脳転移の頻度は増加傾向にある[1]。その理由としては，脳転移を来たしやすい肺癌の頻度が増加していること，画像診断の進歩により検出率が上昇したこと，治療法の進歩により腫瘍によってはある程度原発巣を制御できるようになったこと，化学療法により中枢神経系以外の転移の頻度が減少し，生存期間が延長したことなどが挙げられる。そのため臨床的に転移性脳腫瘍に対する定位照射を施行する頻度も増している。

　転移性脳腫瘍の多くは辺縁明瞭な球形で，小さいうち（3cm以下）に発見され[2]，また周囲組織への浸潤傾向が小さい[3],[4]とされる。したがって定位放射線照射は転移性脳腫瘍の治療に適した治療法であるといえる。

1. 定位放射線照射の適応について

　Pickren[5]らによれば，転移性脳腫瘍が発見される際に40％は単発であり，2個以内が54％，3個以内が72％，8個以上が20％である。病巣の数に関しては絶対的な適応はないが，我々は原則として3個以内の病巣に対し，定位放射線照射を施行している。

　転移性脳腫瘍が発見される際に41％は3cm以下である[5]。我々は最大径は3cm以下を適応としているが，それ以上の大きさでも（例えば5cm程度まで），定位放射線照射を施行している施設もある。サイズの大きな病巣に対して治療する場合，標的となる病巣の辺縁において線量分布の傾きがなだらかになり，正常組織も少なからず照射される。正常組織にかかる線量が多くなると脳壊死を引き起こす頻度が高くなる。それを防ごうとすると辺縁線量を抑えなければならない。照射容積が増加すると耐

用線量は減少するため，我々は脳壊死の起こる頻度を3％以下に抑えるような線量を3％ risk curve（「定位照射の放射線生物学」のp.17を参照）から求め，辺縁線量を決める参考にしている。この基準では腫瘍が大きくなると線量を減らすことになる。当然腫瘍を放射線により制御する可能性が低くなる。いずれにせよサイズの大きな病巣に対しては，定位放射線照射の利点である線量集中性を生かし難くなるわけである。

転移性脳腫瘍を有する症例の50〜60％は原発巣が制御されておらず，また50％以上の症例には他部位に転移巣が認められる[6]。このような症例においては，たとえ転移性脳腫瘍の症状が軽度であったとしても，全身状態が不良であることが予想され，適応を考慮しなければならない。現在のところ全身状態に関する定位放射線照射の絶対的適応はない。転移性脳腫瘍による症状が存在し，それ以外の病変がコントロールされている場合には明らかに適応となろう。しかしそれ以外の病変がコントロールされていない症例においても，転移性脳腫瘍による症状が高度である場合，もしくは予後を決定する重要な因子であると考えられた場合には適応となるだろう。また転移性脳腫瘍の症状が全くない場合にも将来症状が出ること，重要な予後因子となることが予想されれば，適応となるだろう。

腫瘍の進行速度も考慮しなければならない。肺癌においては原発巣発見から脳転移が生じるまでの期間は比較的短く，平均6か月である。それに対し，乳癌においては平均30か月かかるという報告がある[7]。進行速度が遅ければ死亡するまでの期間が長く，肺癌，悪性黒色腫，腎細胞癌のように急速に進行するものでは，予後は短いことになる[8]。このような因子を考慮しつつ定位放射線照射や全脳照射などの治療方法を決定し，治療後の経過を観察していかなければならない。

2. 転移性脳腫瘍の頻度

癌患者の剖検の報告では，癌患者の9〜18％に転移性脳腫瘍が存在している[5],[9]。肺癌患者においてはその頻度は高く，腺癌，大細胞癌，小細胞癌では25〜31％，扁平上皮癌においては14％である[10]。

一方，転移性脳腫瘍の原発部位としても肺癌が最も多く，全転移性脳腫瘍患者の50％以上を占める。2番目に多いのは乳癌であり，10〜45％を占める。次いで結腸，直腸癌が6％であり，その他は5％以下である。また転移性脳腫瘍による症状で初めて発見される癌患者は，全転移性脳腫瘍患者の5〜20％にのぼる[11],[12]。その原発腫瘍としては肺癌，腎細胞癌，悪性黒色腫が多く，乳癌，胃癌，結腸癌は稀である。

脳だけに転移を認め他部位に転移を認めない患者の頻度は，癌患者の剖検においてわずかに3.4％であった。このような患者に対しては，定位放射線照射や手術といった局所治療は，腫瘍を完治しうる可能性を持つ治療法である。その他の大部分の患者においては局所治療は姑息的治療である。すなわち転移性脳腫瘍の治療目的は生存期間の延長とQOLの改善であるといえる[3]。

3. 放射線感受性と定位放射線照射

放射線感受性の低い原発巣からの転移性脳腫瘍に対して，全脳照射は効果がないという報告がある。全脳照射と同様に，定位手術的照射においても放射線感受性が低い悪性黒色腫，肉腫，腎細胞癌の転移性脳腫瘍には効果は低いという報告がある[14]。しかしどの腫瘍にも効果に差がないという報告も多い。また悪性黒色腫，腎細胞癌といった放射線感受性が低いと考えられている腫瘍が最も良好な局所制御率を示す結果となった報告もある[15],[16]。このように，通常の放射線治療（一回線量2Gy程度）に

おける腫瘍の放射線感受性と定位手術的照射の成績には相関しない結果も多い。一回線量が大きいことが，通常の分割放射線照射での感受性と異なった反応を示すのかもしれない。

4. 転移性脳腫瘍の診断，照射野設定時の注意

CTにて単発の転移性脳腫瘍を疑った症例において病変を生検したところ，そのうちの11％は病理学的に転移性脳腫瘍ではなかったという報告がある[17]。そのため転移性脳腫瘍が疑われる病変を認めた際には，それが転移であるのかどうかを慎重に見極めなくてはならない。特に，原発不明の場合や，初発から長期間経過しているときには，それが転移性脳腫瘍であることの十分な確証を得なければならない[11]。

定位放射線照射を施行する際，病巣がテント下に存在すると，テント上に存在する場合と比較して局所再発が多いという報告がある[18]。これはテント下では，骨のartifactが多いためCTの画像が悪く，適当な照射野を設定できないためではないかと考えられている。テント下に病巣が存在する場合，MRIによる画像も考慮して照射野を設定することが望ましいと考えられる。

5. 治療法

a. 全脳照射：WBRT（whole brain radiotherapy）

全脳照射は脳転移の症状緩和に対して60～80％に有用な治療であり，現在も広く施行されている。しかし全脳照射のみの治療では，50％の患者が転移性脳腫瘍の進行が原因で死亡する[19]。また全脳照射のみでは80％以上の症例に脳内再発が生じる[17]。放射線感受性の低い組織型の腫瘍の脳転移においては，全脳照射は効果がないという報告もある。

全脳照射の照射線量に関しては，Radiation Therapy Oncology Group（RTOG）において様々な総線量，分割線量にて検討された。しかし照射線量により，生存期間に明らかな差が認められなかった[19]。また広範囲の追加照射を行っても症状，生存期間の改善を認めなかった[20]。一回線量4Gy以上においては遅発性の痴呆を起こす頻度が大きく，一回線量を3Gy以下とすることが望ましい。米国では現在30Gy/10～12回の全脳照射が標準的治療法として広く施行されている。

b. 腫瘍摘出術＋全脳照射

PatchellらとNoordijkらは単発の脳転移症例に対し，①全脳照射併用の腫瘍摘出術と，②全脳照射のみの治療法について，その効果を比較する無作為試験を実施している。Patchellらの行ったtrialの生存曲線は図1のような結果となっている[17]。この結果，局所制御，生存期間，Quality of Lifeいずれにおいても有意に①群の成績が上回ったとしている。しかし新たな転移性脳腫瘍の出現率について，明らかな差は認められなかった。

またNoordijkらの報告でも，生存率において有意に①群の成績が上回ったとしている[21]。特に，転移性脳腫瘍以外に活動性病変がない症例と60歳以下の症例においては，①群が有意に成績が上回った。しかし転移性脳腫瘍以外の転移，原発部位の活動性病変を有する症例，60歳以上の症例においては①群と②群の間に有意な差を認めなかった。

さらにPatchellらは，単発性脳転移を手術的に完全摘出した場合の全脳照射併用の効果について無作為試験を行っている[22]。頭蓋内の再発（当初の転移部位と他の頭蓋内再発を含む）は放射線照射群

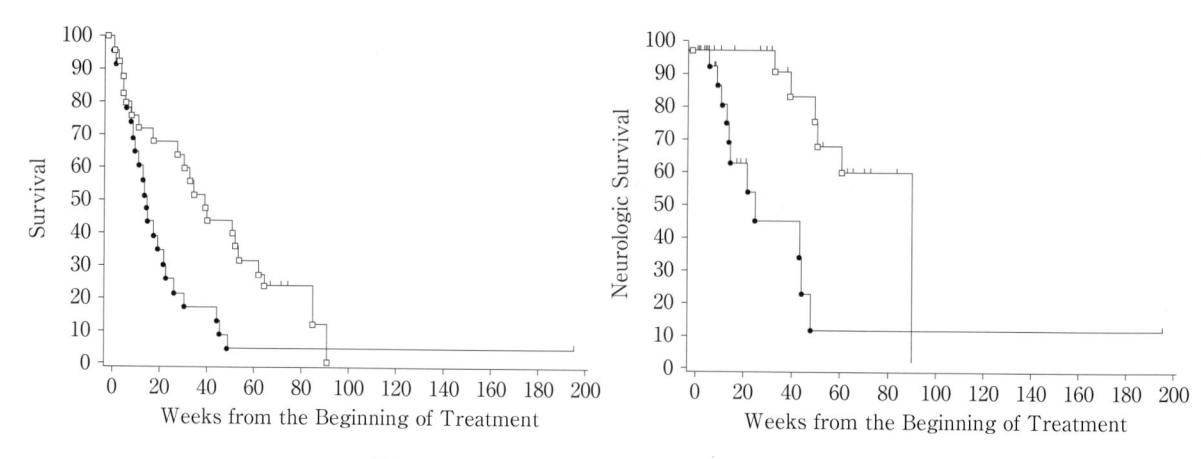

図1　actuarial survival（Patchell, 1990 より）
□：全脳照射併用の腫瘍摘手術
●：全脳照射のみ

が無照射群より有意に少なく，また，治療より頭蓋内再発までの期間も照射群で長かった。照射群は無照射群よりも中枢神経死が少なかったものの，全生存期間は統計的に差がなかった。このように，生存期間，QOLの改善では不明な点もあるが，全脳照射併用によって頭蓋内再発，中枢神経死の減少が期待できる。

　これらのrandomised studyの結果に基づき，手術可能，60歳以下かつ転移性脳腫瘍以外に活動性病変がない症例においては，積極的に全脳照射併用の腫瘍摘出術を施行すべきであると考えられる。手術可能例においては，全脳照射併用の腫瘍摘出術はひとつのgolden standardとして施行されてきた。

c. 定位手術的照射（全脳照射併用又は非併用）

　定位放射線照射が手術に代わる治療法であるかは最も重要な問題である。Aucherらは全脳照射併用の定位放射線照射をretrospectiveに検討した[15]。その方法はPatchellら[17]とNoordijkら[21]の行った全脳照射併用の腫瘍摘出術の症例と条件を合わせた症例で，かつ全脳照射併用の定位手術的照射を施行した症例をretrospectiveに集計し，それぞれの成績を比較検討したものである。

　Aucherらによって実際に行われた典型的な全脳照射併用の定位手術的照射の治療法を1例として紹介する。定位手術的照射はライナックを用い，辺縁線量10〜27Gy（平均17Gy）にて施行している。全脳照射は25〜40Gy，一回線量2〜3Gyにて施行している。これによると全脳照射併用の定位手術的照射の中央生存期間は56週，1年生存率は53％，2年生存率は30％，KPS≧70％に保てた期間が44週，脳病変による死亡が19/77（＝25％）であり（表1），全脳照射併用の腫瘍摘出術と変わらない成績が認められたとしている。図2に生存曲線を示す。

　また脳幹など切除困難な部位に生じた転移性脳腫瘍患者の予後は，定位手術的照射を施行しない場合はきわめて悪かったが，施行することにより生存期間が大幅に改善したという報告がある[6]。その結果，切除不能病変を有する症例の生存期間は切除可能な場合に近いものとなった。

　多発病変に対しても，定位放射線照射が適していると予想される。現在2〜4個の多発病変の症例に対し，定位放射線照射が有用であるかを評価するrandomised studyが施行されている[23]。

　Rutiglianoら[24]（米国）は手術と比較して定位放射線照射は安価で，しかも合併症も少なかったとし

表1 各治療法による成績の比較

	症例数	M.K.I	中央生存期間(週)	QOL維持期間(週)	中枢神経死(%)	局所再発(%)	治療死(%)※1
RS + WBRT Aucherら	122	70	56	44	25	14	2
surgery + WBRT Patchellら	25	70	40	38	29	20	4
Noordijkら	32	70	43	33	35	−	9
WBRT only	23	70	15	8	50	52	4
Patchell Noordijkら	31	70	26	15	33	−	0
RS only Shiratoら	44	60	37	−	30	16	−

※1：治療から30日以内の死
M.K.I.：Median Karnofsky Index

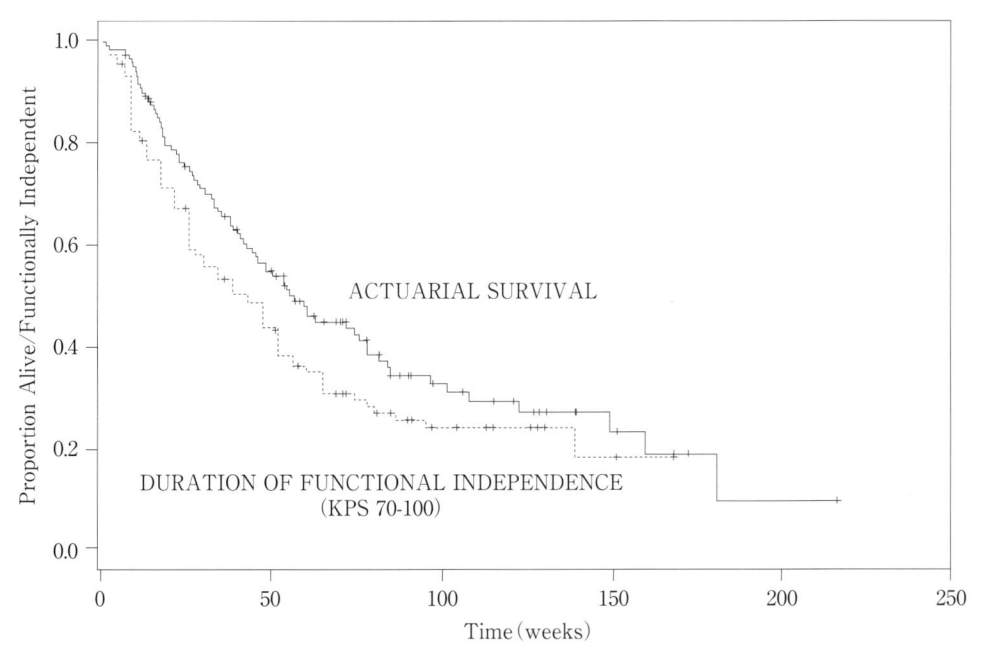

図2 actuarial survival and duration of functional independence
（全脳照射併用の定位的放射線治療）

ている。治療に関係する合併症率，死亡率は，手術において30％，7％であったのに対し，定位放射線照射においては4％，0％であった。このように手術と比較して，定位放射線照射の適応は広くかつ経済的である。

　全脳照射併用の意義は，頭蓋内の微少病変に対する予防照射と病巣辺縁からの再発防止である。全脳照射を併用した方が頭蓋内制御率が有意に向上したという報告がある[25]。しかし全脳照射を併用す

ると，40Gy/20回にて4週間，30Gy/10回にて2週間，患者を拘束することになる。また副作用として脱毛が必発であり，長期生存例には痴呆やびまん性白質脳症など合併症が生じる可能性がある[26]。仮に転移性脳腫瘍が単発であり，定位放射線照射のみで制御できるのであれば，全脳照射の併用は必要ないと考えられる。

一方，脳に血行性転移がひとつ存在するということは，ほかにも転移性脳腫瘍が存在する可能性が非常に高く，このことを考慮すると予防的に全脳照射を併用する必要があるという考え方もある。このように全脳照射併用については様々な議論がある。

Shiratoらは単発脳転移症例に対し，定位放射線照射のみを施行した症例をretrospectiveに調査している。この報告によると，脳転移病巣の局所制御率は84％，照射野外頭蓋内再発率は39％（表1）であり，局所再発と照射野外再発併せて44症例中21症例（48％）に，治療開始後1か月～1年の間に，再治療を施行している。しかし中間生存期間は261日であり，状態の悪い患者が含まれていることを考慮すると，他の治療法の報告と比較して遜色のない成績となっている。すなわち52％の症例には再治療の必要がなかったのである。

また，最初から全脳照射を行わなくても，再発，あるいは新たな転移巣出現時に全脳照射を行うことで，十分に救済可能とも考えられる[28]。

転移性脳腫瘍患者の中で転移性脳腫瘍以外にも活動性病変を有する患者は，予後が短いことを考慮して，治療に時間をかけるべきではない。また治療による障害も少ない方がよい。転移性脳腫瘍以外の病変が存在すれば，生命予後，QOLに関してはその方が重要な因子である。転移性脳腫瘍以外に活動性病変を有する高リスクの患者には，定位放射線照射のみの治療の方が適しているのではないかと考えられる。

d. 分割定位放射線照射

放射線生物学の理論上は単回の定位手術的照射より，分割照射とした方が急性効果を等しく保ちながら慢性障害を低く抑えることが可能になる。また病巣が比較的大きなものや，不整型をしている場合には，分割し照射の都度に照射野中心をずらして照射を施行した方が正常組織を標的から外せる[29]。また著明な浮腫をともなう病変には，急性障害を予防するために分割して一回線量を減らす方が適している。

以上のような理論に基づき，いくつかの施設においては，分割定位放射線照射が施行されている。しかし脳転移の患者の予後が一般的に短いこと，手技に手間がかかること，定位放射線照射の利点である一回高線量を保つことを考慮して，2～5回と比較的分割数の少ない方法で行われている[29],[30]。この方法により，生存率，局所制御率で定位手術的照射とほぼ同等の結果が得られている（表1）。しかし実際に，正常組織の慢性障害が少なくなり合併症が減少するか，その結果生存期間QOLが向上するかという点については，現在のところ明らかな結果は得られていない。

転移性脳腫瘍の治療は，予後を考慮して効率的で短く，非侵襲的かつ副作用の少ないものでなければならない。定位放射線照射はそれらの意味で，これまで施行されてきた治療法と比較して最適な治療法といえる。そのため定位放射線照射は大きな役割を担うことになろう。しかし外科的治療や全脳照射，もしくは限局した部位への通常の放射線治療が適している場合もある。転移性脳腫瘍の部位，大きさ，数，症状などと全身状態を考慮して治療法を決定しなければならない。

定位放射線照射が第一選択となるのは，少なくとも切除不可能な比較的小さな病変（3cm以下）である。一方手術が第一選択となるのは切除可能な比較的大きな病変（5cm以上）である。いずれにも属さない病変に対しては治療の侵襲性，経済性，患者のQOLを考慮すると，可能なら定位放射線照射が優先されると思われる。

全脳照射の併用に関しては明らかな合意がないが，以下に我々の考え方を記す。脳転移病巣は，定位放射線照射のみで十分な局所制御が見込める。脳以外の病巣が制御されており，かつ脳転移病巣が単発または少数個であれば，治療後に新たな脳転移出現の可能性は比較的低く，新たな脳転移があったとしても，再度の定位放射線照射によって治療可能である。一方，単独で全脳照射を施行するのは，転移巣の大きさや数，あるいは全身状態などの理由で定位放射線照射が施行できない場合である。

　定位放射線照射と全脳照射を併用するのは，定位放射線照射後の生命予後が長いことが期待され，その間に新たな脳転移病変の出現が予想され，再度の定位放射線照射の負担が大きい場合がある。あるいは，転移の数が多く定位放射線照射が困難な場合にもまず全脳照射を行い，病変の個数と大きさを減じて定位放射線照射の負担を少なくする目的でも行っている。

　転移性病変については，治療の目標が必ずしも明らかでなく，生命予後，QOL，患者の負担，使用できる資源あるいは経済効果などの多くの要素が関与する。広い観点からみた今後の議論が必要であろう。

[参考文献]

1) Kornbluth, P. L., Walker, M. D., Cassady, J. R., Treatment of metastatic cancer to brain. In ; DeVita, V. T., Hellman. S., Rosenberg, S. A., eds. : Cancer principles and practice of oncology, 2nd. edition, Philadelphia, PA ; Lippin cott, 2099〜2104, 1985.
2) Smalley, S., Schray, M., Lans, E., et al. : Adjuvant radiation therapy after surgical resection of solitary brain metastasis ; Assosiation with pattern of failure and survival. Int. J. Radiat. Oncol. Biol. Phys., 13, 1611〜1616, 1987.
3) White, K. T., Fleming, T. R., Laws, E. R. : Single metastasis to the brain ; surgical treatment in 122 consecuitive patients. Mayo. Clin. Proc. 56, 426〜428, 1981.
4) Russell, D. S., Rubinstein, J. L. : Pathology of tumors of the nervous system. Williams and Wilkins, p. 298, 1971.
5) Pickren, J. W., Lopez, G., Tzukada, Y., et al. : Brain metastases. An autopsy study. Cancer, Treat Symp 2, 295〜313, 1983.
6) Borgelt, B., Gelber, R., Kramer, S., et al. : The palliation of brain metastases ; Final results of the first two studies by the Radiation Therapy Oncology Group. Int. J. Radiat. Oncol. Biol. Phys., 6, 1〜19, 1980.
7) West, J., Maor, M. : Intracranial metastases ; behavioral patterns related to primary site and results of treatment by whole brain irradiation. Int. J. Radiat. Oncol. Biol. Phys., 6, 11〜15, 1980.
8) Flickinger, J. C. : The integrated logistic formula and prediction of complications from radiosurgery. Int. J. Radiat. Oncol. Biol. Phys., 17, 879〜885, 1989.
9) Posner, R. : Management of central nervous system metastasis. Sem. Oncol. 4, 81〜91, 1977.
10) Cox, J. D., Yesner, R. : Adenocarcinoma of the lung-recent results from VA Lung Group. Am. Rev. Resp. Dis., 120, 1025〜1029, 1979.
11) Coia, L. R. : The role of radiation therap in the treatment of brain metastases. Int. J. Radiat. Oncol. Biol. Phys., 23, 229〜238, 1992.
12) Moser, R., Johnson, M. : Surgical management of brain metastases ; how aggressive should we be. Oncology, 3, 123〜127, 1989.
13) Flickinger, J. C., Lunsford, L. D., Somaza, S. et al. : Radiosurgery its role in brain metastasis

metastasis management. *Neurosurgery* clinics of north america, 7・3, 497〜504, 1996.

14) Loeffler, J. S., Alexander, E. Ⅲ., Wen, P. Y., et al.：Radiosurgery for brain metastases；five year experience at the Brigham and Women's Hospital, in Lunsford LD (ed) Stereotactic Radiosurgery Update. New York, Elsevier, 383〜392, 1992.

15) Aucher, R. M., Lamond, J. P., Alexander, J. E., et al.：A multiinstitutional outcome and prognostic factor analysis of radiosurgery for resectable single brain metastasisInt. *J. Radiat. Oncol. Biol. Phys.*, 35・1, 27〜35, 1996.

16) Flickinger, J. C., Kondziolka, D., Lunsford, L. D., et al.：multi-institutional experience with stereotactic radiosurgery for solitary brain metastasis. *Int. J. Radiat. Oncol. Biol. Phys.*, 28・4, 797〜802, 1994.

17) Patchell, R. A., Tibbs, P. A., Walsh, J. W., et al.：A randomized trial of surgery in the treatment of single metastases to ther brain. *N. Engl. J. Med.*, 322, 494〜500, 1990.

18) Alexander, E. Ⅲ, Moriatry, T. M., Davis, R. B., et al.：Stereotactic radiosurgery for the definitive, noninvasive treatment of brain metastases. *J. Natl. Cancer Inst.*, 87, 34〜40, 1995.

19) Kurtz, J., Gelber, R., Brady, L., et al.：The palliation of brain metastases in a favourable patient population；a randomized clinical trial by the Radiation Therapy Oncology Group. *Int. J. Radiat. Oncol. Biol. Phys.*, 7, 891〜895, 1981.

20) Hoskin, P., Crow, J., Ford, H., et al.：The influence of extent and local management of the outcome of radiotherapy for brain metastases. *Int. J. Radiat. Oncol. Biol. Phys.*, 19, 111〜115, 1990.

21) Noordijk, E. M., Vecht, C. J., Haaxma-Reiche, H., et al.：The choice of treatment of single brain metastasis should be based on extracranial tumor activity and age. *Int. J. Radiat. Oncol. Biol. Phys.*, 29・4, 711〜717, 1994.

22) Patchell RA, Tibbs PA, Regine WF, et al：Postopative radiotherapy in the treatment of single metastases to the brain：a randomized trial. JAMA 280, 1485〜9, 1998

23) Flickinger, J. C., Kondziolka, D.：Radiosurgery instead of resection for solitary brain metastasis；the gold standard redefined. *Int. J. Radiat. Oncol. Biol. Phys.*, 35・1, 185〜186, 1996.

24) Rutigliano, M. J., Lunsford, D. L., Kondziolka, D., et al.：The cost effectiveness of stereotactic radiosurgery versus surgical resection in the treatment of solitary metastatic brain tumors. *Neurosurgery*, 37・3, 445〜455, 1995.

25) Fuller, B. G., Kaplan, I. D., Adler, J. et al.：Stereotaxic radiosurgery for brain metastases；the importance of adjuvant whole brain irradiation. *Int. J. Radiat. Oncol. Biol. Phys.*, 23・2, 413〜418, 1992.

26) Asai, A., Matsutani, M., Kohno, T., et al.：Subacute brain atrophy after radiation therapy for malignant brain tumor. *Cancer*, 63, 1962〜1974, 1989.

27) Shirato, H., Takamura, A., Tomita, M., et al.：Stereotactic irradiation without whole-brain irradiation for single brain metastasis. *Int. J. Radiat. Oncol. Biol. Phys.*, 37, 385〜391, 1997.

28) Sneed PK, Lamborn KR, Forstner JM., et al：Radiosurgery for brain metastases：is whole brain radiotherapy necessary? Int J Radiat Oncol Biol Phys；43：549〜58, 1999

29) Laing, R. W., Warrington, A. P., Hines, F., et al.：Fractionated stereotactic external beam radiotherapy in the management of brain metastases. *Eur. J. Cancer*, 29A・10, 1387〜1391, 1993.

30) De, Salles, A. A. F., Hariz, M., Bajada, C. L., et al.: Comparison between radiosurgery and stereotactic fractionated radiation for the treatment of brain metastases. *Acta. neurochir*, 58 supple., 115〜118, 1993.

(武田篤也, 川口　修, 國枝悦夫)

IV-D 原発性脳腫瘍

　脳腫瘍は頭蓋内に発生する腫瘤性病変であり，その発生頻度は野村らによる脳腫瘍全国統計によると神経膠腫（グリオーマ）33.8％，髄膜腫23.4％，下垂体腺腫16.2％と，この三疾患で全体の73.4％を占める[1]。その症状は，巣症状と頭蓋内圧亢進症状に分けることができる。巣症状は腫瘍存在領域の神経細胞の欠落からくる症状であり，腫瘍の局在（存在部位）により種々の症状が出現する。頭蓋内圧亢進症状は頭蓋骨内という閉鎖領域に，腫瘍と脳血液関門の透過性の変化によって生じる腫瘍周囲の浮腫のために頭蓋内圧が上昇して生じる症状で，頭痛，嘔吐で始まり，高度になると脳ヘルニアの原因となる。これらの症状の発現は腫瘍の局在，大きさ，増大速度により異なるので，逆にこの発現様式から脳腫瘍の診断，性質に関する重要な情報を読み取ることができる。

　また近年，画像診断の進歩は著しく，腫瘍の形態学的特徴をより詳細に描出することによって，かなりの確度で組織レベルの診断が可能となっている。また，ポジトロンCT（computed tomography）やSPECT（single photon emission CT）は，ポジトロン放出核種あるいはガンマ線放出核種で標識した化合物を追跡子として用いることにより，種々の治療による画像修飾のために診断に難渋する再発，再燃と脳壊死との鑑別に重要な情報を提供している。

　このような診断学の進歩にもかかわらず，悪性グリオーマに代表される脳腫瘍の治療成績は依然として低迷しており，新しい治療法の開発が求められている。ここでは頻度の高いグリオーマ，髄膜腫，下垂体腫瘍の3疾患について記述する。

1. グリオーマ

a. 概念

　脳の神経細胞の枠組みを構成するグリア細胞から発生する腫瘍で，その形態学的な違いから病理学的には30種類以上にも分類できる。その代表で最も頻度が高いのが星細胞系腫瘍で，病理学的分化度，悪性度によって星細胞腫（astrocytoma），退形成星細胞腫（anaplastic astrocytoma），膠芽腫（glioblastoma）に分けられる[2]。星細胞腫は一般に悪性度が低い腫瘍として良性グリオーマに分類されるが，脳という他の組織による代償が利かない臓器に発生し，浸潤性に増殖するため組織学的に良性であっても手術的に全摘が不可能であり，臨床的には悪性と考えられる。星細胞腫の5年生存率が50～70％と低いことがそのことを物語る。また，長期観察期間中にしばしば悪性転化を生じることも知られている。Collinsらのモデルによると星細胞系腫瘍の発生，悪性化には種々の遺伝子の異常が多

段階に関与する。すなわち，正常の星細胞に17番染色体の短腕にあるP53遺伝子の欠失，あるいは変異が生じて星細胞腫が発生し，それに9番の染色体の短腕の欠失が加わり退形成星細胞腫に発展し，さらに10番の染色体の欠失により最も悪性の状態である膠芽腫に至るというものである[3]。最近では真性の膠芽腫と呼ばれ，この多段階を経ない予後の悪い腫瘍が区別されるようになっている。

退形成星細胞腫，膠芽腫はまとめて悪性星細胞腫として論じられることが多い。しかし臨床的には，標準的治療後の生存中央値がそれぞれ35〜50か月，10〜14か月と悪性度はかなり異なっている。病理的には大小不同の細胞，高頻度の核分裂像の存在という悪性像であり，これに壊死巣がみられれば膠芽腫と診断する。治療は外科的切除後早期に治療成績の改善を狙って50〜60Gyの術後照射を加えるのが標準的な治療法である。退形成星細胞腫や膠芽腫では，全摘例でも術後照射が必須である。ただし乳幼児に発生した場合は，発達障害や知能障害を軽減するために化学療法を第一選択とし，放射線治療を行う時期を3歳以降に遅らせるのが望ましいとされている。化学療法に感受性を示す髄芽腫や胚芽腫はその典型である。

b. 一般的な治療法

悪性グリオーマの標準治療は，手術，放射線治療，化学療法からなる集学的治療である。悪性グリオーマは正常組織内に腫瘍細胞が広範囲に浸潤していくために，顕微鏡レベルで全摘出は不可能である。放射線治療に対する感受性は低く，放射線単独では到底治癒は望めない。したがって，手術的に腫瘍組織を可能なかぎり減量させ，腫瘍により生じた巣症状，頭蓋内圧亢進症状を早期に改善し，病理学的診断を確定する。この減量は，放射線治療の効果を高めることにも繋がる。次に，顕微鏡レベルで腫瘍が進展していると予想されるMRI（Magnetic Resonance Image）画像のT_2高信号域を十分含む領域（large field）への照射に続いて，ガドリニウムにより濃染する領域を十分含む領域（small field）に照射野を絞り込んで照射する。このときはニトロソウレア系の抗癌剤を放射線治療の開始に合わせて開始するというのが標準的な治療である。

投与線量について，Walkerらは投与線量と生存期間とを比較し，正の相関があること，すなわち線量を大きくすればそれだけ生存期間が延長することを後ろ向きの解析（retrospective study）で示した[4]。Changらは比較試験の結果から，60Gyまでは線量の増加により生存期間の延長が認められるとする一方，この線量を越えても生存への寄与は大きくならないとし，60Gyを推奨線量とした[5]。Shelineらは60Gyを越えると脳壊死の発生頻度が急激に高くなるとし，脳の耐容線量を60Gyとした[6]。そして，Karlssonらはlarge fieldに40Gy照射した後に，small fieldに絞って20Gyを追加し，合計で60Gy照射することを推奨した[7]。

化学療法について，Walkerらは悪性グリオーマの術後補助療法として467症例を無作為にCCNU単独治療，放射線治療単独，放射線治療とCCNU，BCNU併用の4つの群に分けて比較検討した。結果は化学療法単独治療に比較して放射線治療単独群，化学療法併用群が危険率5％で有意に生存期間が延長し，有意とはならなかったもののBCNUとの併用が優れている傾向が示された[8]。さらに，Fineらは16件の比較試験で治療された3000症例以上のメタアナリシス（質の高い比較研究を集めて症例数を増やし，統計的に信頼度の高いデータを供給する解析方法）を行い，化学療法の併用によって一年生存率で10.1％，二年生存率で8.6％の改善が得られることを示し，その生存率の延長は膠芽腫よりも退形成星細胞腫において顕著に認められることを示した[9]。国立がんセンター中央病院においても，これらのデータに基づいて，全摘あるいは部切後にlarge fieldに40Gy，small fieldに20Gyの総計60Gyの照射に加えてACNU，VP16からなる化学療法を併用した放射線化学療法を行っている。

c. 定位放射線照射などの小体積治療の試み

　上記の標準的な治療にもかかわらず，多くの症例で腫瘍の制御は達成されない。照射野を広くとるならば，Walker，Changらが示したように，60Gyまでは線量増加によって生存期間が延長するが，それを越える高線量を投与しても治療成績は改善しない。しかし近年，画像診断，照射技術が進歩して，種々の方法で小治療体積に正確に照射することが可能となってきて，以下のように症例を選んで標準治療後に小治療体積への追加照射が試みられている。

　この追加照射を歴史的に見るとWallnerらは，悪性グリオーマの再燃形式にいくつかの傾向があり，ほとんどが初発部位から2cm以内に再燃していることを示した[10]。このような背景からScharfenらは原発，再発の悪性グリオーマ，星細胞腫307例に対して組織内照射による追加照射を行い，原発の膠芽腫で3年生存率が22％，再発例で15％と生存期間が明らかに延長したと報告した[11]。Wenらも同様の方法で，腫瘍径5cm以下で身のまわりのことが何とかできる程度の一般状態の症例（KPS：Karnofsky performance scale 70以上）に定位的に組織内照射を行い，従来のこれに対応する群の11か月に比べて18か月と有意に生存期間の延長が得られたと報告した[12]。Loefflerらは同様の視点から組織内照射と同等の線量分布を実現でき，かつ組織内照射の処置にともなう感染，出血などの合併症の危険がないという理由から定位手術的照射（SRS）による高線量照射を試みた。すなわち，通常照射法で59.4Gy/33回を投与した後に，2〜4週おいて定位手術的照射で10〜20Gy（中央値12Gy）を追加照射するもので，膠芽腫において26か月の生存中央値を得ている。これは同一施設で行われた組織内照射による追加治療の成績である27か月とほぼ同等であった[13]。Sarkariaらは同様の観点から定位手術的照射の方法を用いて悪性グリオーマの追加照射を行い，後ろ向き解析で治療の適応を揃えた米国放射線治療グループ（RTOG）のデータと比較した。その結果，KPS 70以上の一般状態の症例において，追加照射群と非照射群の生存中央値はそれぞれ106，38週，二年生存率はそれぞれ51，0％であり，追加照射した群で有意に生存率が改善しているとした[14]。Gannettらは組織内追加照射が可能な症例における悪性グリオーマの標準術後照射は60Gy/30回の通常照射に組織内照射を加えたものであるとした上で，定位手術的照射を組織内照射の代わりに用いて治療した。この治療成績は生存中央値で13.9か月と従来の報告とほぼ同等であったが，治療にともなう有害反応はなく，安全な高線量投与法であるとした[15]。

　表1は高線量投与法で治療した症例の治療成績をまとめたもので，組織内照射法も定位放射線照射（STI）もほぼ同等の成績が得られていることが分かる。図1に，当院で経験した膠芽腫に対する定位放射線治療による追加照射の症例を示す。定位放射線治療で追加した領域は制御されているが，その辺縁から再発が生じている。生存期間は治療開始時点から20か月で，上記の報告とほぼ同等であった。

　線量分布を比較すると，腫瘍を3cm大の球と仮定した場合に，当院で行っている定位放射線治療で得られる線量分布と，イリジウム線源を円柱状に配列した場合のCT線量分布は計算上同等であった。さらに，定位放射線照射は組織内照射，術中照射に比べて照射野の設定における精度が高いため，計画線量と実際の投与線量との差が小さく，組織内照射で生じるような過度な高線量領域は生じないという大きな利点を持つ。

　定位放射線照射はこのように線量分布上，組織内照射，術中照射に優る利点を持つと同時に，手術操作にともなう出血，感染などの危険，穿刺にともなう腫瘍の播種などの危険性がなく，その上に部位を問わずに治療可能であることから組織内照射の代替治療となりうると思われる。定位放射線治療（SRT）は，一回照射法である定位手術的照射（SRS）と同等の線量集中性が得られ，悪性腫瘍の治療に有利とされる分割照射を加味した照射方法であるから，治療効果比（局所制御の向上と有害反応の軽減）の向上が期待されるが，現時点でこれを証明する臨床的データはない。

表1 悪性神経膠腫に対する各種追加照射法の治療成績

著者	患者数 AA	患者数 GBM	外照射線量 (Gy/Fx)	追加照射線量 (Gy)	生存期間（月） AA	生存期間（月） GBM	追加照射法	有害反応発生率 (%)
Scharfen	52	106	60/30	53	33.1	20.1	I-125 brachytherapy	7.9
Wen		56	60/30	50		18.0	I-125 brachytherapy	8.9
Loeffler	14	23	59.4/33	12	*	26.0	SRS	2.7
Sarkaria	19	96	54-60	12	*	21.2	SRS	14.8
Gannet	10	17	59.4/33	10		13.9	SRS	0

brachytherapy：組織内照射　　SRS：定位手術的照射

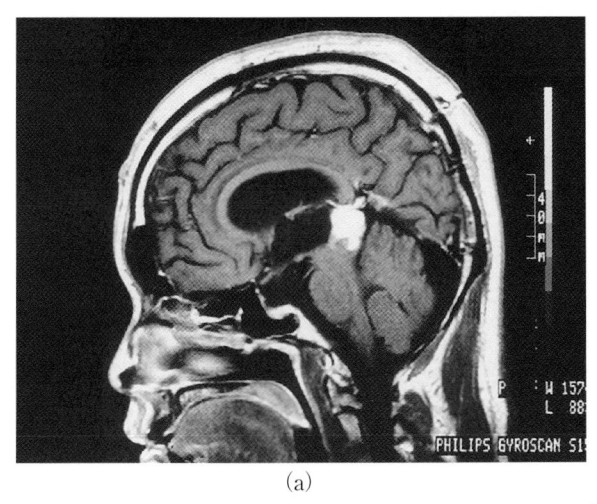

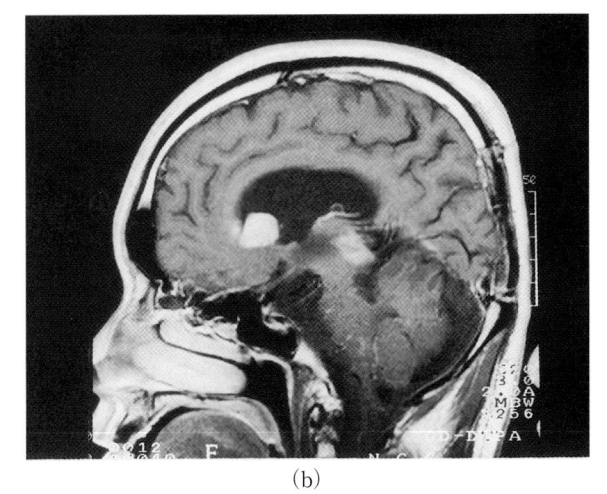

図1

胚細胞腫との判断で20Gyを通常の方法で照射したが，腫瘍の縮小は認められなかったために，摘出術が施行されて，膠芽腫と診断された。Large fieldで総線量55Gy照射後に，追加照射として定位放射線治療（30Gy/5回）を施行した。
a：定位放射線治療前のMRI画像。b：13か月後のMRI画像。定位放射線治療の照射野内の腫瘍は制御されたが，照射野外に新たな病変が出現した。生存期間は治療開始から20か月であった。

治療成績を比較する上で注意すべきことは，このような追加照射が可能な症例とそうでない症例の間には症例間に偏りがあることで，この治療成績をそのまま比較することはできない。Currenらは778症例のうち，一般状態良好（KPS 70以上），腫瘍径が4cm以内で境界明瞭，腫瘍の位置が脳幹部，視神経交叉に接していない定位手術的照射の適応例89症例（11.7%）を，非適応例と後ろ向きに比較検討した。定位手術的照射の適応となる群の生存中央値は14.4か月，非適応群の中央値は11.7か月で，定位手術的照射の適応が年齢，一般状態，組織型とともに予後良好因子として挙げられた（多変量予後因子解析で危険度5%）[16]。

このように，定位放射線照射あるいは組織内照射で追加照射した方が生存期間が長かった理由は，高線量投与による局所制御率の向上により生存期間が延長したことの他に予後の良い患者を選択して治療したことなどが挙げられ，高線量投与の有効性を真に証明するには比較試験が不可欠である。現在，追加照射の有用性を確かめるために，米国放射線治療グループ（RTOG 93-05）において，通常照射（60Gy/30回）群と通常照射に定位放射線照射を追加した群にそれぞれBCNUを組み合わせて，定位放射線照射の有効性を見るための比較試験が進められている。

粒子線治療においても，定位放射線照射と同様に高線量投与により局所制御率を向上させ，生存期間を延長させるという考え方で治療がなされている。Castroらは14例の膠芽腫に対してネオン線を用いて，腫瘍およびその周囲の浮腫に対して安全域を1～2cmとって20Gy（線エネルギー付与が高いため通常の放射線の約80Gyに相当）照射した後に，腫瘍の濃染領域に5Gy追加照射した群7例としなか

った群7例の計14例を解析した。生存期間はどちらの群も12.5か月と差はなく，追加照射群の多くは局所再発したものの，彼らは追加照射群の2例において局所制御がなされた点に注目している[17]。このように，線量追加の一般的な流れのなかで，高線量投与によりどれだけ局所制御率の向上が得られ，それがどれだけ生存期間の延長に寄与するのかについては依然として解答は得られていない。

d. 一回照射か分割照射か

通常照射では腫瘍の制御，副作用の発生率の双方から分割照射が有利であるというのは大方の合意事項となっている。また通常照射では，治療体積が大きくなるために定位放射線照射で用いる一回大量照射は実質的に不可能である。Leksellが古くから示しているように，頭蓋内小病変において照射野を絞れば照射野径に反比例して耐容線量が上がるという事実から一回大量照射がなされ，また，浸襲的な方法で頭部を固定して，精度を上げるために，一回大量照射が行われてきた。当初の治療対象は動静脈奇形，聴神経鞘腫などの良性腫瘍で，放射線生物学的に分割照射の意義が少ないと考えられる症例であった。

転移性脳腫瘍では一回照射でも分割照射でも高い局所制御率が得られており，臨床的に分割照射の有利性は明らかでない。逆に一回線量が大きいという効果が放射線抵抗性である悪性黒色腫や腎癌の脳転移で有利に働いているという可能性もある。しかし，一般には治療可能比を上げることのできる分割照射が，放射線生物学的に有利である。我々の経験では，分割照射によって有害反応の高危険群である既照射例においても一般の治療成績と変わらないにもかかわらず，急性期の有害反応はなく，有害反応発生は再々照射の2例のみと低率であった。

我々は，定位放射線照射は照射野を高度に絞った放射線治療に過ぎないのであるから，照射野径が大きくなれば通常照射に近づくわけであり，当然通常照射に準じた線量投与が求められると考えている。定位放射線治療単独で治療し，1年以上の経過を観察した転移性脳腫瘍64例，頭蓋底浸潤6例，原発性脳腫瘍10例の合計80症例のうち，3例に有害反応の発生を認めた。このうち2例は再々照射であり，この3例中2例は保存的治療で，残りの1例は壊死除去術後に軽快した。初回治療で有害反応を生じた一例は照射野径が40mmと大きく，一回線量も7.5Gyと大きかった。この経験から，照射野が大きく，視神経交叉や脳幹部などの重要組織に近接しているなどの有害反応の危険をともなう症例では，通常照射に近づけて一回線量を減らして照射しており，それ以後は有害反応の出現を見ていない[18]。

このように，現在のプロトコールで治療した転移性脳腫瘍の局所制御率は他の報告とほぼ同等の92％であり，かつ急性期の有害反応が皆無で慢性期の有害反応が少ない。したがって，現在の治療プロトコールである42Gy/7回，腫瘍径が大きい場合，脳幹部や視神経交叉などの重要組織に近接している場合などの高危険群に対しては，52Gy/13回は効果的かつ安全な線量投与法であることが示唆される。Brennerらは，このことを放射線生物学的に解析して，分割照射と一回照射の換算のモデルを作製しており，そのデータと比較してもこれらのプロトコールは妥当と思われる[19]。

e. 脳に対する再照射

悪性グリオーマは高頻度に再発，再燃を生じる。悪性グリオーマでは初回治療で耐容ぎりぎりまで照射するために，再発，再燃を生じた場合，一般に通常の照射法は難しい。脳に対する再照射は，症例を適切に選択すれば有効であるという考え方が，有効性はなく有害反応を高率に生じるため行うべきでないという考え方より主流になりつつある。しかし既照射例は有害反応の点から見て高危険群であるため照射線量，照射野，線量投与方法については十分に検討する必要があろう。とくに照射範囲を十分に絞ることができる症例に対しては，組織内照射，術中照射，定位照射などが有効であると思われる。

再照射という高危険群に対して線量を集中して局所制御率を上げて，正常組織線量を減らそうとする試みが，組織内照射法，術中照射法，定位放射線照射を用いて行われている。GutinらはI-125線源を腫瘍に直接刺入することにより，再発膠芽腫18症例，再発退形成星細胞腫23症例を治療し，各々12.1，35.7か月の生存中央値を得ている[20]。Chamberlainらは，20例の初回治療時に十分な線量の照射を受けている再発グリオーマにおける定位手術的照射の結果を報告している。治療体積が10ml未満，10〜20ml，20ml以上に層別化して，各々15，13.5，12Gy照射した結果，20例中7症例に急性期に頭蓋内圧亢進症状が出現して，うち1例はこのために死亡し，急性症状がなかった1例で慢性期の嗜眠症状が出現した[21]。当院で再照射として定位放射線治療を行った原発性脳腫瘍9例，転移性脳腫瘍7例，頭蓋底転移3例の計19例のうち14例において腫瘍は制御されており，2例に慢性期の有害反応を認めている。なお，この2例は前述した再々照射例であり，1例は保存的治療により軽快した。残り1例は照射野に一致するガドリニウムの濃染のために放射線壊死と診断し，壊死除去術を行い，軽快している。この2例については，高線量投与を行った結果，放射線壊死が生じてそれが広がっていくなら壊死除去術を行うという戦略で治療を進めたのであるから，有害反応ではなく治療の一過程であるといえる。このように分割法で治療することにより，高危険群である再照射例においても急性期の有害反応はなく，慢性期の有害反応は再々照射例において生じたのみで安全な治療であることがうかがえる[22]。

　境界明瞭な病巣が繰り返し異所性に再発する，退行性星神経膠腫の一症例を経験した。症例は定位放射線治療9年前に星細胞腫の診断のもとに手術と術後照射45Gyを施行後8年経った1年1か月前に再発を生じ，退形成星細胞腫の診断のもとに52Gyの再照射を行っている。この症例は異所性に再発を繰り返し，そのつど定位放射線照射で治療したものである。図2に第一回目の定位放射線治療後の画像の推移を示した。このようにして定位放射線治療を10回繰り返して行い，治療領域の局所制御率は6か月から24か月の観察期間で80％であり，3年の生存期間を得た。この間，頭痛，嘔気，脱毛などの急性期の有害反応および慢性期の有害反応は認められなかった[23]。繰り返し治療ができる点で有用な方法であるといえる。

f. まとめ

　悪性グリオーマの標準治療は，外科的摘出術，large fieldへ40Gy，small fieldへ20Gyの総計60Gyの照射と化学療法の併用である。しかし，このような強力な治療にもかかわらず，局所，辺縁再発，再燃が高頻度で生じるため，種々の方法を用いて追加照射が試みられており，そのなかで定位放射線照射は最も有望な方法のひとつといえる。再照射に対する安全な治療法としても定位放射線照射は有用と思われるが，このような有害反応の危険が高い場合の治療法として分割照射である定位放射線治療は注目に値する。しかし，最適の線量分割方法については今後の問題である。

2. 髄膜腫

a. 概念

　くも膜表皮細胞から発生する腫瘍である。野村らの全国統計によれば原発性脳腫瘍の23.4％を占める。腫瘍の増殖速度が遅いため，症状の発現は一般に腫瘍径がある程度大きくなってからであり，全摘出が難しいことが多い。一般には組織学的に良性であるが，一部に悪性所見を伴った，いわゆる悪性髄膜腫があり，臨床的には良性髄膜腫と区別して考える必要がある。現在までに，顕微鏡下手術，手術時の電気生理学的モニタリングなどにより治療成績は改善しつつある。

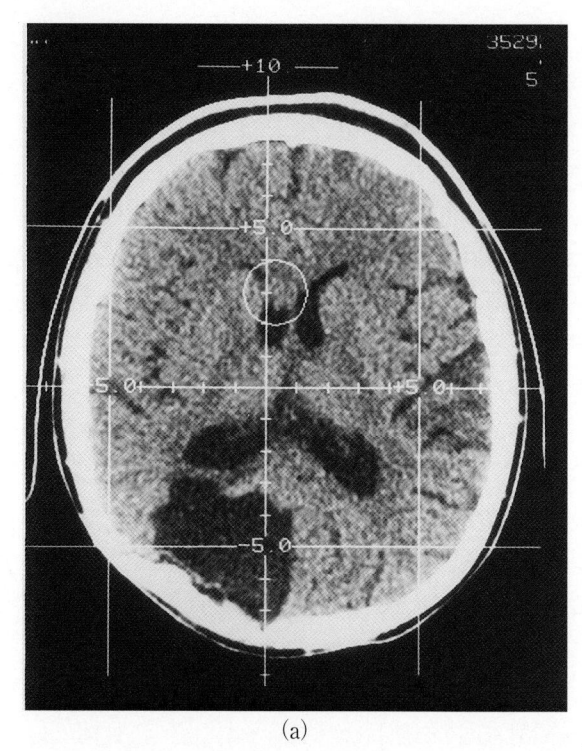

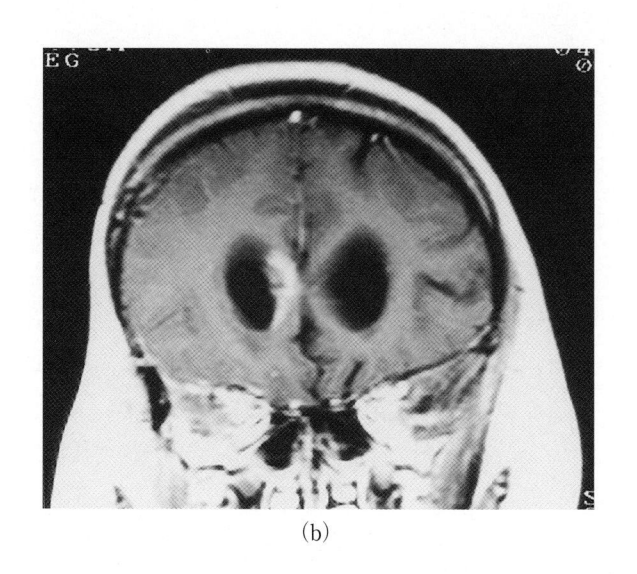

図2

a：退形成星細胞腫の側脳室前角に生じた再発に対する，定位放射線治療のための照射野調整画像。○で囲まれた部分に照準を当て，48Gy/8回を照射した。
b：2年2か月後のMRI画像で，照射野に一致したガドリニウムの濃染が認められたものの，その範囲は経時的に広がらなかった。多発性の再発に対してこの治療を10回繰り返し，8部位において局所制御が達成された。

b．一般的な治療法

　治療の原則は全摘出である。しかし，海綿静脈洞，眼窩など周囲に存在する血管神経系や，副鼻腔との関係のために全摘が困難な場合も多い。Mirimanoffらは手術単独で治療した225症例を検討し，全摘145例の5，10，15年局所制御率は93，80，68％に対し，亜全摘80例のそれは63，45，9％と低く，全摘率は蝶形骨縁や後頭蓋窩で低いなど発生部位により大きな差が見られると報告した[24]。Goldsmithらは，117例の良性髄膜腫亜全摘例に対して術後照射を加えることにより，全摘例と同等の5，10年局所制御率89，79％が得られたことから術後放射線治療の必要性を指摘した[25]。TaylorらもGoldsmithらと同様に，良性髄膜腫132症例の解析から亜全摘例で術後照射を行わなかった群，行った群，全摘例の10年局所制御率は，各々18，82，77％で，生存率は各々49，81，93％という成績を示し，術後放射線治療の必要性を強調した。また再発時の救済治療としての放射線治療の有効性も合わせて指摘している[26]。このようなことから，亜全摘例に対しては術後照射を行い，全摘例でも悪性所見があるものには術後照射を行うというのが現在の大方の合意事項といえる。

　必要な線量は総線量50～55Gyを一回1.8～2Gyで投与するのが一般的で，Goldsmithらは良性は54Gy，悪性に対しては60Gyを投与することを勧めている。Milosevicらの59例の術後照射の結果からは，悪性髄膜腫については，7～114か月の観察期間で局所制御率は34％，5年生存率は28％で，年齢57歳以下，総線量50Gy以上が多変量解析で5％の危険率で予後良好因子として認められ，術後早く照射を始めた方が生存期間を延長する傾向が見られた[27]。

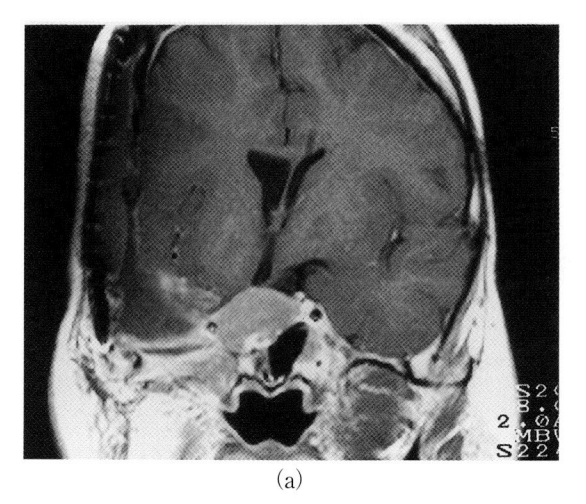

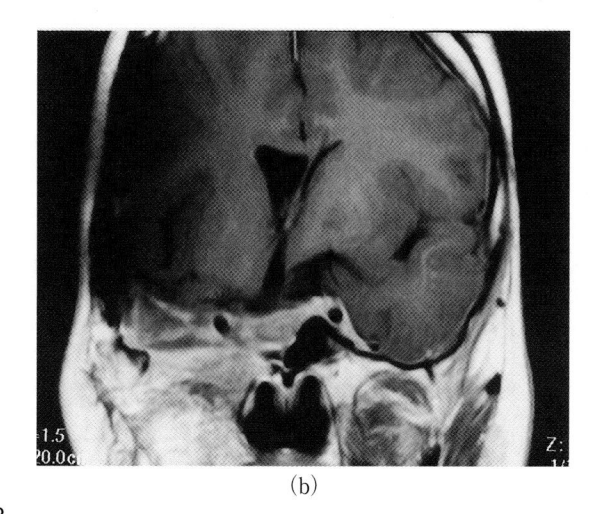

図3
傍鞍部の髄膜腫。a：部分切除後のMRI画像，b：定位放射線治療にて60Gy/20回の照射を行い，21か月後のMRI画像で腫瘍は著明に縮小した。

c. 定位放射線照射の試み

　髄膜腫は造影CT，MRIで境界が明瞭であること，腫瘍の局所制御率を上げることが臨床的に意味があると考えられることから，定位放射線照射の対象となる。Lunsfordらは，技術的あるいは患者の一般状態から手術的に摘出することが難しく，腫瘍の平均径が3.5cm以下で視神経あるいは視神経交叉から5mm以上離れている115例の髄膜腫をガンマナイフ治療の適応として治療した。腫瘍全体を50％線量域（16Gy）で覆うように多焦点を用いて照射し，全体で4年局所制御率が92％，海綿静脈洞に発生した髄膜腫に限れば34例中全例が制御されるなど，主要施設の顕微鏡下外科手術成績とほぼ同等の結果が得られた[28]。Kondziolkaらは，ガンマナイフを用いて50例の髄膜腫に対して腫瘍辺縁で10～25Gyを照射し，6～36か月の経過観察で17例に腫瘍体積の縮小，2例においては標的体積以外で腫瘍径の増大を認め，96％の2年生存率を達成した。3例の慢性期有害反応例は，副腎皮質ホルモンの投与により改善している。結論として高齢，医学的な理由で手術が困難な例，腫瘍の位置が重要組織に近接している場合には手術の代替治療となりうるとした[29]。これらのガンマナイフ治療が求めているものは，一回高線量投与による抗腫瘍効果，血管の変化であり，分割照射が求めている悪性腫瘍と正常組織の放射線感受性の差を利用した治療ではない。Tishlerらは，海綿静脈洞近傍に定位手術的照射を行った症例の19か月の観察で視神経，視神経交叉の線量が8Gy以下の35症例には視力障害は生じなかったが，8Gyを越えた17例のうち4例に視力障害が発生したことから，8Gy以下に設定すべきと結論している[30]。しかしParsonsらは，頭頚部腫瘍に対して通常の分割法で照射して3年以上経過観察した結果，照射線量59Gy未満の106例には有害反応の発生はなく，60Gyを越えた症例で一回線量が1.9Gy以上の症例では47％，1.9Gy未満では11％の症例に有害反応の発生を認め，一回線量が視神経症の発生における重要な因子であることを示した[31]。

　このように視神経および視神経交叉近傍の腫瘍に対しては，放射線生物学的に有利でなくても，正常組織の損傷を回避する目的で，分割照射を行う意味があると考えられる。現時点では，定位放射線治療を用いた高線量投与の臨床データはない。しかし，視神経，視神経交叉，脳幹部などのガンマナイフによる一回照射の危険性が高い場合の代替治療法として，定位放射線治療は存立しうると考えられる（図3）。

d. まとめ

髄膜腫の治療の基本は腫瘍全摘である。亜全摘に終わった場合，悪性所見が認められる場合には術後照射を行うのが良く，その線量は50～60Gyが推奨される。近年，新しい治療方法として定位放射線照射が普及し，なかでもガンマナイフは手術が適応とならない症例における代替治療となりうる。我々は定位放射線治療を通常照射の延長として，一回照射が危険な場合の治療法として位置づけている。

3. 下垂体腺腫

a. 概念

主として下垂体前葉から発生する良性腫瘍で，ホルモン産生の有無，産生されるホルモンにより分類される。症状は過剰ホルモン症状と腫瘍による局所圧迫症状である。

b. 一般的な治療法

手術療法が第一選択で，経蝶形骨洞経由腫瘍摘出が視力への影響が少なく一般的であるが，鞍上進展の大きいものには開頭術が用いられる。術後照射を行った方が局所制御率の向上に有効であるが，反面，放射線二次発癌の危険も指摘されている。McCordらは，ホルモン産生，非産生を含めた下垂体腺腫141例の解析から手術と放射線治療の併用で95%，放射線治療単独で90%の10年局所制御率が得られたことから，放射線治療は有効な治療法と結論し，45Gyを推奨線量とした。また，局所制御率を悪化する要因はプロラクチン産生腫瘍，低年齢，再発例であるとした[32]。Tsangらは160例のホルモン非産生下垂体腺腫の長期観察結果から，下垂体腺腫手術と術後照射の併用で91%の局所制御率が得られると報告している。術後早期の照射の意義は明らかでないため，予後が良好と思われる症例は再燃した時点で照射するのが妥当としている[33]。ホルモン産生腫瘍の場合術後照射以外に補助療法の選択があり，また再発後の救済手術も可能であることから，国立がんセンター中央病院では放射線治療の適応を無機能下垂体腺腫の亜全摘例としている。

c. 定位放射線照射の試み

多くの施設で採用されている術後照射線量は50Gy/25回であり，90%を越える局所制御率が得られているため，さらに治療成績を改善する余地は少ない。定位手術的照射はいくつかの施設で試みられているものの，その長期経過観察例はまだない。しかしParkらが述べているように，微小腺腫に対してはその適応となるかもしれない[34]。我々の施設では定位放射線照射も通常照射の延長として捉えており，現在50Gy/25回を標準としている。この方法における治療体積の線量は今までと同じであるために治療成績は従来のデータと変わらないはずであり，線量分布の改善から視神経，側頭葉の照射線量を低減し，視神経の有害反応，側頭葉萎縮を減らすことができる点で有利と考えられる（図4）。

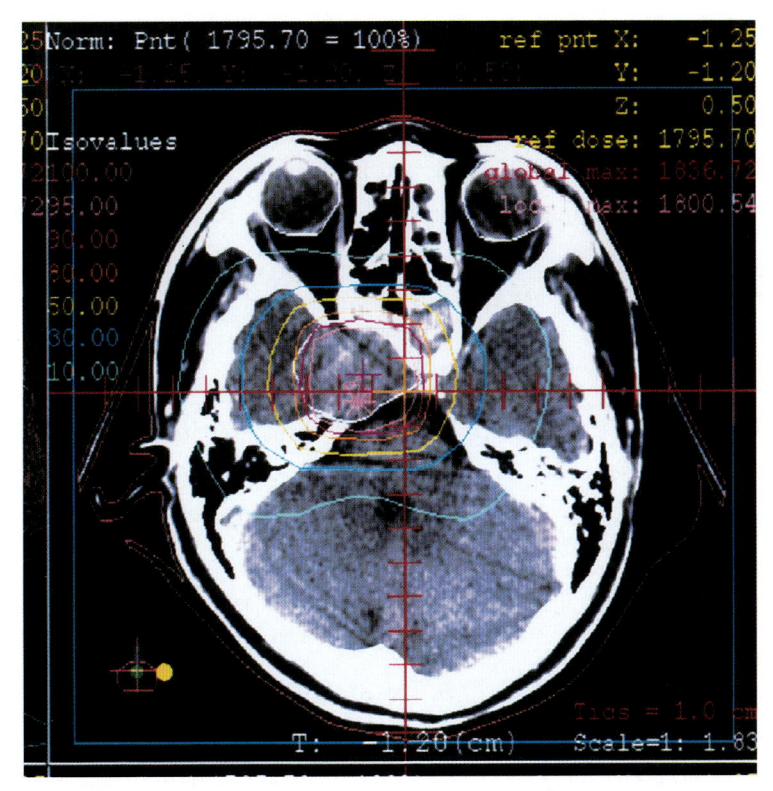

図4
下垂体腺腫の線量分布。腫瘍形状にほぼ一致した線量分布が得られた。
（赤線：計画線量の90％, ：80％, 黄：50％, 青：30％, 緑：10％領域を示す）

［参考文献］
1) 野村和弘：脳腫瘍のWHO分類と脳腫瘍全国統計．癌の臨床, **40**, 1043～1052, 1994.
2) 脳腫瘍全国統計委員会, 日本病理学会 編：脳腫瘍取扱い規約．金原出版, 1995.
3) Collins, V. P., James, C. D.：Molecular genetics of primary intracranial tumors. *Current Opinion in Oncology*, **2**, 666～672, 1990.
4) Walker, M. D., Strike, T. A., Sheline, G. E.：An analysis of dose-effect relationship in the radiotherapy of malignant glioma. *Int. J. Radiat. Oncol. Biol. Phys.*, **5**, 1725～1731, 1979.
5) Chang, C. H., Horton, J., Schoenfeld, D., Salazer, O., Perez-Tamayo, R., Kramer, S., Weinstein, A., Nelson, J. S., Tsukada, Y.：Comparison of postoperative radiotherapy and combined postoperative radiotherapy and chemotherapy in the multidisciplinary management of malignant gliomas. *Cancer*, **52**, 997～1007, 1983.
6) Sheline, G. E., Wara, W. M., Smith, V.：Therapeutic irradiation and brain injury. *Int. J. Radiat. Oncol. Biol. Phys.*, **6**, 1215～1228, 1980.
7) Perez, C. A., Brady, L. W.：Principles and practice of radiation oncology, 515～563, second ed. Lippincott co., 1992.
8) Walker, M. D., Green, S. B., Byar, D. P., Alexander, E., Batzdorf, U., Brooks, W. H., Hunt, W. E., MacCarty, C. S., Mahaley, M. S., Mealey, J., Owens, G., Ransohoff, J., Robertson, J. T., Shapiro, W. R., Smith, K. R., Wilson, C. B., Strike, T. A.：Randomized comparisons of radiotherapy and nitrosoureas for the treatment of malignant glioma after surgery. *N. Engl. J. Med.*, **303**, 1323～1329, 1980.

9) Fine, H. A., Dear, K. B. G., Loeffler, J. S., Black, P. M., Canellos, G. P. : Meta-analysis of radiation therapy with and without adjuvant chemotherapy for malignant gliomas in adults. *Cancer,* **71**, 2585〜2597, 1993.

10) Wallner, K. E., Galicich, J. H., Krol, G., Arbit, E., Malkin, M. G. : Patterns of failure following treatment for glioblastoma multiforme and anaplastic astrocytoma. *Int. J. Radiat. Oncol. Biol. Phys.,* **16**, 1405〜1409, 1989.

11) Scharfen, C. O., Sneed, P. K., Wara, W. M., Larson, D. A., Phillips, T. L., Prados, M. D., Weaver, K. A., Malec, M., Acord, P., Lamborn, K. R., Lamb, S. A., Ham, B., Gutin, P. H. : High activity iodine-125 interstitial implant for gliomas. *Int. J. Radiat. Oncol. Biol. Phys.,* **24**, 583〜591, 1992.

12) Wen, P. Y., Alexander, III E., Black, P. M., Fine, H. A., Riese, N., Levin, J. M., Coleman, C. N., Leoffler, J. S., : Long term results of stereotactic brachytherapy used in the initial treatment of patients with glioblastomas. *Cancer,* **73**, 3029〜3036, 1994.

13) Loeffler, J. S., Alexander, III E., Shea, W. M., Wen, P. Y., Fine, H. A., Kooy, H. M., Black, P. M. : Radiosurgery as part of the initial management of patients with malignant gliomas. *J. Clin. Oncol.,* **10**, 1379〜1385, 1992.

14) Sarkaria, J. N., Mehta, M. P., Loeffler, J. S., Buatti, J. M., Chappell, R. J., Levin, A. B., Alexander, III E., Friedman, W. A., Kinsella, T. J. : Radiosurgery in the initial management of malignant gliomas ; survival comparison with the RTOG recursive partitioning analysis. *Int. J. Radiat. Oncol. Biol. Phys.,* **32**, 931〜941, 1995.

15) Gannett, D., Stea, B., Lulu, B., Adair, T., Verdi, C., Hamilton, A. : Stereotactic radiosurgery as an adjunct to surgery and external beam radiotherapy in the treatment of patients with malignant gliomas. *Int. J. Radiat. Oncol. Biol. Phys.,* **33**, 461〜468, 1995.

16) Curran, W. J., Scott, C. B., Weinstein, A. S., Martin, L. A., Nelson, J. S., Phillips, T. L., Murray, K., Fishbach, A. J., Yakar, D., Schwade, J. G., Corn, B., Nelson, D. F. : Survival comparison of radiosurgery-eligible and-ineligible malignant glioma patients treated with hyperfractionated radiation therapy and carmustine ; A report of Radiation Therapy Oncology Group 83 – 02. *J. Clin. Oncol.,* **11**, 857〜862, 1993.

17) Castro, J. R., Phillips, T. L., Prados, M., Gutin, P., Larson, D. A., Petti, P. L., Daftari, I. K., Collier, J. M., Lillis-Hearne, P. : Neon heavy charged particle radiotherapy of glioblastoma of the brain. *Int. J. Radiat. Oncol. Biol. Phys.,* **38**, 257〜261, 1997.

18) Tokuuye, K., Akine, Y., Sumi. M., Kagami, Y., Murayama, S., Nakayama, H., Ikeda, H., Tanaka, M., Shibui, S., Nomura, K. Fractionated stereotactic radiotherapy of small intracranial malignancies. *Int. J. Radiat. Oncd. Biol, Phys.* **42**, 989〜994, 1998.

19) Brenner, D. J., Martel, M. K., Hall, E. J. : Fractionated regimens for stereotactic radiotherapy of recurrent tumors in the brain. *Int. J. Radiat. Oncol. Biol. Phys.,* **21**, 819〜824, 1991.

20) Gutin, P. H., Leibel, S. A., Wara, W. M., Choucair, A., Levin, V. A., Philips, T. L., Silver, P., Silva, V. D., Edwards, M. S. B., Davis, R. L., Weaver, K. A., Lamb, S. : Recurrent malignant gliomas ; Survival following interstitial brachytherapy with high activity iodine 125 sources. *J. Neurosurg.,* **67**, 864〜873, 1987.

21) Chamberlain, M. C., Barba, D., Kormanik, P., Shea, W. M. C. : Stereotactic radiosurgery for recurrent gliomas. *Cancer,* **74**, 1342〜1347, 1994.

22) Tokuuye, K., Akine, Y., Sumi, M., Kagami, Y., Ikeda, H., Oyama, H., Inou, Y., Shibui, S., Nomura,

K.: Reirradiation of brain and skull base tumors with fractionated stereotactic radiotherapy. *Int. J. Radiat. Oncol. Biol. Phys.*, **40**, 1151～1155, 1998.

23) Nagane, M., Shibui, S., Oyama, H., Nomura, K., Sumi, M., Tokuuye, K., Akine, Y.: The possible role of linac-based stereotactic radiotherapy in the treatment of multifocally and heterochronously recurrent malignant astrocytomas. a case report. *J. Neuro Oncol.*, **26**, 79～86, 1995.

24) Mirimanoff, R. O., Dosoretz, D. E., Linggood, R. M., Ojemann, R. G., Martuza, R. L.: Meningioma ; analysis of recurrence and progression following neurosurgical resection. *J. Neurosurg.* **62**, 18～24, 1985.

25) Goldsmith, B. J., Wara, W. M., Wilson, C. B., Larson, D. A.: Postoperative irradiation for subtotally resected meningiomas. *J. Neurosurg.*, **80**, 195～201, 1994.

26) Taylor, B. W., Marcus, R. B., Friedman, W. A., Ballinger, W. E., Million, R. R.: The meningioma controversy ; postoperative radiation therapy. *Int. J. Radiat. Oncol. Biol. Phys.*, **15**, 299～304, 1988.

27) Milosevic, M. F., Frost, P. J., Laperriere, N. J., Wong, C. S., Simpson, W. J.: Radiotherapy for atypical or malignant intracranial meningioma. *Int. J. Radiat. Oncol. Biol. Phys.*, **34**, 817～822, 1996.

28) Lunsford, L. D., Guest editorial : Contemporary management of meningiomas ; radiation therapy as an adjuvant and radiosurgery as an alternative to surgical removal? *J. Neurosurg.*, **80**, 187～190, 1994.

29) Kondziolka, D., Lunsford, L. D., Coffey, R. J., Flickinger, J. C.: Stereotactic radiosurgery of meningiomas. *J. Neurosurg.*, **74**, 552～559, 1991.

30) Tishler, R. B., Loeffler, J. S., Lunsford, L. D., Duma, C., Alexander, III E., Kooy, H. M., Flickinger, J., C.: Tolerance of cranial nerves of the cavernous sinus to radiosurgery. *Int. J. Radiat. Oncol. Biol. Phys.*, **27**, 215～221, 1993.

31) Parsons, J. T., Bova, F. J., Fitzgerald, C. R., Mendenhall, W. M., Million, R. R.: Radiation optic neuropathy after megavoltage external beam irradiation ; analysis of time dose factors. *Int. J. Radiat. Oncol. Biol. Phys.*, **30**, 755～763, 1994.

32) McCord, M. W., Buatti, J. M., Fennell, E. M., Mendenhall, W. M., Marcus, R. B., Rhoton, A. L., Grant, M. B., Friedman, W. A.: Radiotherapy for pituitary adenoma ; Long term outcome and sequelae. *Int. J. Radiat. Oncol. Biol. Phys.*, **39**, 437～444, 1997.

33) Tsang, R. W., Brierley, J. D., Panzarella, T., Gospodarowicz, M. K, Sutcliffe, S. B., Simpson, W. J. : Radiation therapy for pituitary adenoma ; Treatment outcome and prognostic factors. *Int. J. Radiat. Oncol. Biol. Phys.*, **30**, 557～565, 1994.

34) Park, Y. G., Chang, J. W., Kim, E. Y., Chung, S. S.: Gamma knife surgery in pituitary microadenomas. *Yonsei Medical Journal.*, **37**, 165～173, 1996.

(德植公一，秋根康之)

IV-E 聴神経腫瘍

　聴神経腫瘍は，聴神経（通常下前庭神経）より発生する神経鞘腫である。多くは，めまい，耳鳴を主訴として発生し，近年ではMRIなどの画像診断によるスクリーニングで，比較的早期に小さな腫瘍で発見されることが多くなった。したがって，CT，MRIなどの画像診断法が発達する以前のような，径4～5cmを越すような大型の腫瘍で，脳幹への圧排や水頭症による生命予後が問題となる症例は少なくなっている。

　聴神経腫瘍の多くは良性で，通常，腫瘍の増大もごく緩徐であるため，治療の適応に関しては慎重な判断が必要である。すなわち，年齢，術前の有効聴力の残存の程度，腫瘍サイズ，他の全身合併症の有無などである。

　また，この腫瘍の治療上の問題点として，治療後の顔面神経麻痺がある。顔面神経麻痺は，巨大腫瘍を含めて，外観上は術前に存在することがきわめて稀であるため，治療に際しては術後の顔面神経麻痺に対する患者さんの認識が必要となる。同様に，聴力の存在する場合には，治療による聴力低下が問題となる。術前の聴力障害の程度は通常腫瘍サイズと比例し，内耳道限局型や1cm以下の小型腫瘍で術前有効聴力が存在する場合が多い。したがって，腫瘍の増大による脳幹への圧排で生命予後を左右する程の大きな腫瘍を除くと，聴神経腫瘍の治療は顔面神経，聴神経に対する機能的な意味合いとなる。

　このため，内耳道限局型や1cm以下の小腫瘍では，治療の適応が難しい。すなわち，有効聴力が温存されている症例では，将来の聴力消失を防ぐ目的で治療の対象となりうる。しかし，このようなサイズで既に有効聴力の消失した症例では，治療による顔面神経麻痺というリスクを考慮すると，特に年長者では治療目的があいまいな場合がある。一方，脳幹への影響が心配される2～3cmを越えるような腫瘍では，生命予後の改善のため治療が必要となる。しかしながら，4～5cm以上の大型の腫瘍でないかぎり，年長者やhigh riskの患者さんでは，しばらく保存的に観察し腫瘍の増大速度を確認して治療適応を考慮する場合もある。

　現在，聴神経腫瘍に対する治療として，手術療法と，定位照射の両者が選択枝となる。両者の手術成績を比較するとともに，それぞれの治療法の長所，短所を理解し，患者さんの背景要素を考慮して治療を選択する必要がある。

表1　顔面神経麻痺スコア（House and Brackmannスコア）

グレード	特　徴
Ⅰ　正常	あらゆる部位で正常機能
Ⅱ　軽度麻痺	全　般：注意深い観察でのみ認められる軽度の麻痺 　　　　軽度病的強調運動が存在することあり 安静時：顔貌および筋緊張も左右対称的 運動時：前額：中等度から良好な機能残存 眼　　：最小の努力で完全閉鎖可能 口　　：わずかな左右非対称
Ⅲ　中等度麻痺	全　般：明らかではあるが醜い変形（左右差）はない 　　　　明らかではあるが高度でない病的強調運動, 収縮, 　　　　顔面痙攣のいずれかの存在 安静時：顔貌および筋緊張も左右対称的 運動時：前額：わずかから中等度の機能残存 眼　　：努力でかろうじて完全閉鎖可能 口　　：最大努力で軽度筋力低下を認める
Ⅳ　中等度の高度麻痺	全　般：明らかな醜い変形（左右差） 安静時：顔貌および筋緊張も左右対称的 運動時：前額：筋収縮なし 眼　　：不完全閉鎖 口　　：最大努力で非対称
Ⅴ　高度麻痺	全　般：きわめて稀な運動の存在がある 安静時：左右対称的 運動時：前額：筋収縮なし 眼　　：不完全閉鎖 口　　：わずかな筋収縮のみ
Ⅵ　完全麻痺	あらゆる動きがない

1. 顕微鏡手術

顕微鏡手術による治療には，大まかに分けて後頭下と側頭部からの2つのアプローチがある．それぞれのアプローチに利点と欠点があるが，両者ともにほぼ同様の手術成績を示す．

慶應義塾大学での顕微鏡手術の手術成績をまとめる．脳神経外科および耳鼻咽喉科で共同して手術が行われた症例は，1976～1998年までに475例である．手術死亡は2例（0.4％）で，永続的な神経障害は滑車神経障害よる複視が2例と小脳障害2例の計4例（0.8％）であった．腫瘍は初回手術例413例中，95％（382例）で全摘出された．顔面神経は初回手術で全摘された392例中95％（355例）で形態的に温存された．これらの症例の機能的評価では，House and Brackmann 分類[1]（表1）でGrade Ⅰ，Ⅱが85％，Ⅲ，Ⅳが11％，Ⅴ，Ⅵが3％であった．したがって，顔面神経の温存は392例中Grade Ⅰ，Ⅱで81％であった．聴力温存は，術前有効聴力（pure tone audiogram 50dB以下，speech discrimination 50％以上）のある160例で手術が行われ，53％（84例）で何らかの聴力が温存され，このうち有効聴力は61例，38％で温存された．

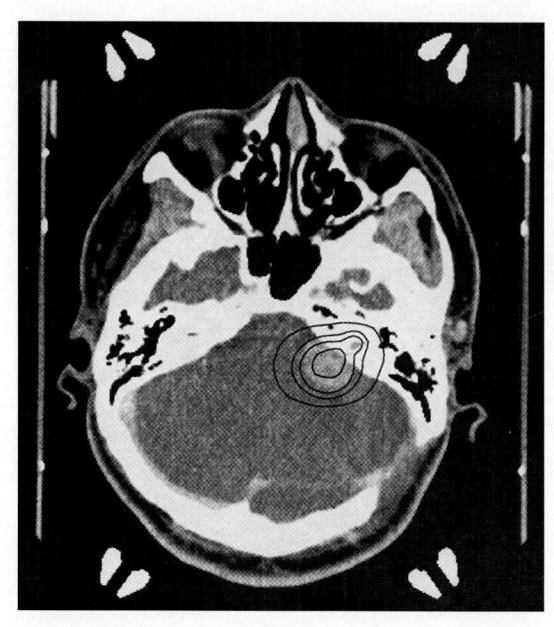

図1

　他の経験の豊富な施設での報告でも、同様の手術成績を示している。特に腫瘍サイズをガンマナイフの場合と同様の中型以下のサイズとした場合には、腫瘍の全摘出率はほぼ100％、機能的顔面神経温存率は80～95％（Gr I, II）、有効聴力温存は25～80％である[2〜5]。

2. 定位手術的照射

　聴神経腫瘍ではガンマナイフによる治療成績の報告が多いが、ライナックを用いた定位照射の報告は少ない。これは、汎用ライナックを用いた定位照射が、ガンマナイフで行われているような多焦点を用いた不整形標的体積のプランニングが十分には不利であることもあろう[6]。一方、ライナックによる定位照射では、分割による照射が報告されているが症例は多くない。分割による定位照射は、特に径3cmを越えるような大型の腫瘍の治療を目的としたり、あるいは顔面神経や、三叉神経障害をより減らすことを目的としている[7,8]。

　一般に、ガンマナイフでのプランニングでは、thin sliceにて、腫瘍の正確な形を確認することが必要である。腫瘍は、拡大した内耳道内部分と、それより突出した小脳橋角部分とからなる。小脳橋角部では錐体骨の接線方向と垂直方向、さらに上下方向を加えて、三次元的な正確な形を確認する必要がある。このためには、体軸横断面に加えて矢状断や冠状断でのthin sliceによるCT、MRI撮影が必要となる。このような不正形をした腫瘍の形に線量分布を合わせるのに、通常、小脳橋角部で数個、内耳道でも2個程度のmulti isocenterを必要とすることが多い（図1）。また、腫瘍は前方で三叉神経と、正中側では脳幹と、下方では下位脳神経と接する。これらの位置関係を画像上読み取ることも大切である。中型以上の腫瘍では顔面神経や聴神経と腫瘍との関係を画像上読み取ることは不可能である。しかしながら手術による経験から、顔面神経は小脳橋角部では脳幹側から腫瘍の前方を腫瘍の表面に接して広がり、内耳道内ではその前上方に位置する。聴神経のうち蝸牛神経は、内耳道内ではその前下方に位置し、小脳橋角部では腫瘍の発生部位である前庭神経の前下方に位置すると考えられる。

ただし，実際的には，辺縁線量がほぼ顔面神経や聴神経の照射線量になると考えられる。
　ガンマナイフでの照射線量は，通常辺縁線量12〜18Gy，平均16Gyである。しかしながら，聴神経，顔面神経機能の温存率を上げるため，次第に線量を落とす傾向にある（12〜14Gy）が，この場合，腫瘍のコントロール率が低下するか否かは今後の課題である。
　ガンマナイフ後の腫瘍コントロールに関して，これまで短期追跡での有効性が報告されていたが，最近5〜10年間の長期追跡での結果が報告された（452症例）。これによれば，有効症例（照射後手術を受ける必要がなかった）は98％で，62％で腫瘍の縮小，33％で腫瘍サイズが不変であった。顔面神経の温存（正常顔面神経機能 House-Brackmann Gr I）は，5年後で79％，正常三叉神経機能は73％，聴力機能の温存は51％であった。平均辺縁線量は16Gy，平均腫瘍径22mm（8〜39mm）であった[9]。
　同様に，聴力温存に関する長期成績の最近の報告では，104例の照射3年後の結果として，照射前に正常聴力であった症例の70％に有効聴力が温存され，有効聴力であった症例の50％が術後何らかの聴力が温存された[10]。
　なお，内耳道内に限局した小腫瘍（径1cm，体積1cm^{3}以下）では，小脳橋角部に進展した，より大きな腫瘍に比べて照射後の顔面神経，聴神経機能温存率が低いとされ，内耳道内への線量は12Gy程度に低下させる方が良いとされている[11]。
　また，腫瘍摘出後の再発例に対するガンマナイフ治療の報告でも，同様な有効性が報告されている[2]。特に3cmを越えるような腫瘍に対して部分摘出術を行い，残存腫瘍に対して照射するのもひとつの方法となろう[12]。
　一方，ガンマナイフ後に腫瘍の増大を示した症例での顕微鏡手術では，非照射例での通常の手術に比べて，手術手技が困難になる場合があることが報告されている[13]。なお，定位照射後の多くの症例では一時的に腫瘍サイズの増大を示した後に縮小を認めるため，その評価には注意が必要である。また，聴神経腫瘍はそのほとんどが腫瘍内に嚢胞性の成分を有しているのが特徴的であるが，この腫瘍内嚢胞成分が大きな症例では，照射後に嚢胞が増大して問題となる場合があり，注意が必要である[14]。
　前述のように，多くの聴神経腫瘍の成長率は緩徐である。したがって，治療の決定のみならず照射後の効果を評価する際にも注意が必要である。保存的に観察した68例の平均3.4年のretrospective studyでは，71％で腫瘍サイズは不変であり，増大を示した症例に比べて明らかに腫瘍の成長率が低かった[14]。またprospectiveな平均2年程の観察では，60％の症例では腫瘍サイズの増加を示したが，40％の症例では腫瘍のサイズと聴神経症状に変化がなかったとの報告もある[16]。
　NFII（Neurofibromatosis type II）では，一般の神経鞘腫に比べ，定位放射線療法に抵抗性が高いとされている。手術治療でも一般的に出血が多く，手術はより困難な場合が多く，また，再発率も高いとされる。

3. 治療法の選択

　以上のように，熟練した脳神経外科医による手術成績と近年のガンマナイフを主体とした定位照射の治療成績は，数字上はほぼ同等であると考えられる。ただし，両者の成績を検討する際には次のような考慮が必要である。

a. 年長者，high risk の患者さん
　手術治療はこれらの患者さんを扱っていないか，扱うことに大きな危険がともなうが，定位照射はこれらも適応となる。

b. サイズ

手術は基本的にはどのサイズでも適応となるが，定位照射は，腫瘍体積10cm³（長径3cm）程度が限界となる。

c. 脳神経障害

顔面神経温存率はほぼ同等であるが，手術例では術後の障害の程度はやや重い傾向にある。

手術後の三叉神経障害の出現は稀であるが，定位照射では出現率が高い。

d. 腫瘍のコントロール

手術は基本的に全摘出である。一方，定位照射では腫瘍はなお存在する。近年，特に照射線量は辺縁線量が18から14または12Gyへと減少する傾向にある。これは脳神経障害率を減らすためであるが，腫瘍のコントロールに関してやや不安が残り，さらなる長期観察が必要となる。

e. 腫瘍の悪性変化と治療後合併症

聴神経腫瘍は基本的に発育の緩徐な良性の疾患であり，診断後にこれを原因として死亡することはきわめて稀である。ガンマナイフ後に悪性変化を起こして死亡した症例の報告は[12]，聴神経腫瘍の放射線治療適応に関して慎重な判断を要することを意味する。一方，手術治療でも非常に稀ではあるが，手術死亡，または重度の障害の可能性が存在する。

手術療法と定位放射線療法を比較する場合，それぞれ経験の豊富な治療グループが担当する必要がある。これを単一の施設（Pittsburgh大学）で行った興味深い結果では，治療後の正常な顔面神経機能温存，聴力温存，治療による合併症のいずれも定位放射線がわずかであるが有意に優れていた。また入院期間短縮と治療費用に関しても定位放射線治療が明らかに有意に優れており，患者の満足度も高い傾向を示した。したがって，3cm以下の腫瘍では定位放射線が優れていたと結論している[16]。

一方，内耳道内腫瘍では，手術での顔面神経温存率88％，有効聴力温存率78％であり，プランニング上これらの神経を含めて照射することになる定位放射線療法より，有効とする主張もある[17]。

いずれにしろ，定位照射は低侵襲的治療として患者さんのメリットは高い。より長期にわたる腫瘍のコントロールに関するデータが揃った時には，手術治療より優れた治療法となる可能性が高い。また現時点でも，特に平均余命の短い高齢者の場合には腫瘍が残存していても，より顔面神経障害の危険性の低いガンマナイフ治療が適応であろう。

[参考文献]

1) House, J. W., Brackmann, D. E. : Facial nerre grading System. otolaryngo Head Neek Sung, **93**・2, 146～147, 1985.
2) Gormley, W. B., Sekhar, L. N., Wright, D. C., Kamerer, D., Schessel, D. : Acoustic neuromas ; results of current surgical management. *Neurosurgery*, Jul, **41**・1, 50～58, 1997.
3) Samii, M., Matthies, C. : Management of 1000 vestibular schwannomas （acoustic neuromas）; the facial nerve-preservation and restitution of function. *Neurosurgery*, Apr., **40**・4, 684～694, discussion, 694～695, 1997.
4) Samii, M., Matthies, C. : Management of 1000 vestibular schwannomas （acoustic neuromas）; hearing function in 1000 tumor resections. *Neurosurgery*, Feb, **40**・2, 248～260, discussion, 260～262, 1997.

5) Koos, W. T., Day, J. D., Matula, C., Levy, D. I. : Neurotopographic considerations in the microsurgical treatment of small acoustic neurinomas. *J. Neurosurg.*, Mar, **88**・3, 506〜512, 1998.

6) Meeks, S. L., Buatti, J. M., Bova, F. J., Friedman, W. A., Mendenhall, W. M. : Treatment planning optimization for linear accelerator radiosurgery. *Int. J. Radiat. Oncol. Biol. Phys.*, Apr., 1, **41**・1, 183〜197, 1998.

7) Colin, P., Scavarda, D., Delemer, B., Nakib, I., Caron, J., Bazin, A., Bernard, M. H., Peruzzi, P., Scherpereel, B., Fauchon, V., Delannes, M., Redon, C., Rousseaux, P. : Fractionated stereotactic radiotherapy ; results in hypophyseal adenomas, acoustic neurinomas, and meningiomas of the cavernous sinus. *Cancer Radiother* Mar-Apr., **2**・2, 207〜214, 1998.

8) Lederman, G., Lowry, J., Wertheim, S., Fine, M., Lombardi, E., Wronski, M., Arbit, E. : Acoustic neuroma ; potential benefits of fractionated stereotactic radiosurgery. Stereotact. Funct. Neurosurg., 69 (1〜4 Pt 2), 175〜182, 1997.

9) Kondziolka, D., Lunsford, L. D., McLaughlin, M. R., Flickinger, J. C. : Long-term outcomes after radiosurgery for acoustic neuromas. Department of Neurological Surgery, University of Pittsburgh, P. A. 15213, USA., *N. Engl. J. Med. Nov.*, **12**, 339・20, 1426〜1433, 1998.

10) Thomassin, J. M., Epron, J. P., Regis, J., Delsanti, C., Sarabian, A., Peragut, J. C., Pellet, W. : Preservation of hearing in acoustic neuromas treated by gamma knife surgery. *Stereotact. Funct. Neurosurg.*, Oct., **70**, Suppl 1, 74〜79, 1998.

11) Vermeulen, S., Young. R., Posewitz, A., Grimm, P., Blasko, J., Kohler, E., Raisis, J. : Stereotactic radiosurgery toxicity in the treatment of intracanalicular acoustic neuromas ; the Seattle Northwest gamma knife experience. Stereotact. Funct. Neurosurg. Oct., **70**, Suppl 1, 80〜87, 1998.

12) Pollock, B. E., Lunsford, L. D., Flickinger, J. C., Clyde, B. L., Kondziolka, D. : Vestibular schwannoma management. Part Ⅰ. Failed microsurgery and the role of delayed stereotactic radiosurgery. *J. Neurosurg.* Dec., **89**・6, 944〜948, 1998.

13) Pollock, B. E., Lunsford, L. D., Kondziolka, D., Sekula, R., Subach, B. R., Foote, R. L., Flickinger, J. C. : Vestibular schwannoma management. Part Ⅱ. Failed radiosurgery and the role of delayed microsurgery. *J., Neurosurg.*, Dec., **89**・6, 949〜955, 1998.

14) Pendl, G., Ganz, J. C., Kitz, K., Eustacchio, S. : Acoustic neurinomas with macrocysts treated with Gamma Knife radiosurgery. *Stereotact Funct. Neurosurg.*, **66**, Suppl. 1, 103〜111, 1996.

15) Deen, H. G., Ebersold, M. J., Harner, S. G., Beatty, C. W., Marion, M. S., Wharen, R. E., Green, J. D., Quast, L. : Conservative management of acoustic neuroma ; an outcome study. *Neurosurgery*, Aug., **39**・2, 260〜264, discussion, 264〜266, 1996.

16) Yamamoto, M., Hagiwara, S., Ide, M., Jimbo, M., Arai, Y., Ono, Y. : Conservative management of acoustic neurinomas ; prospective study of long-term changes in tumor volume and auditory function. Minim. Invasive. *Neurosurg.*, Jun., **41**・2, 86〜92, 1998.

17) Pollock, B. E., Lunsford, L. D., Kondziolka, D., Flickinger, J. C., Bissonette, D. J., Kelsey, S. F., Jannetta, P. J. : Outcome analysis of acoustic neuroma management ; a comparison of microsurgery and stereotactic radiosurgery. *Neurosurgery*, Jan., **36**・1, 215〜224, 1995.

18) Koos, W. T., Matula, C., Levy, D., Kitz, K. : Microsurgery versus radiosurgery in the treatment of small acoustic neurinomas. *Acta. Neurochir.*, Suppl. (Wien) **63**, 73〜80, 1995.

（大平貴之，塩原隆造，河瀬　斌）

Ⅳ-F 聴神経腫瘍への分割照射

　聴神経腫瘍に対する一回照射の定位手術的照射（ラジオサージェリー）では，顔面神経麻痺，三叉神経麻痺，聴力低下などの発生が少なからずあり，これらをさらに減らすために分割を加えた定位放射線治療が注目されている。定位放射線照射が発展する前から，UCSFでは術後照射を行い，45Gy以上の術後照射が有効であると報告した[1]。

　分割で行うリニアック定位放射線治療（SRT）を聴神経鞘腫に用いる施設は，米国のハーバード大学，トマス・ジェファーソン大学，スタンフォード大学，ドイツのハイデルベルグ大学，日本の北海道大学などである。使われる線量と分割回数は20Gy/4〜5回/5日，2Gy/3回/2日，54Gy/27回/7週，60Gy/30回/6週と様々であり，至適線量は決定していない。

　北海道大学医学部附属病院では，聴神経鞘腫に対して10年前より分割を加えた定位放射線照射を用いてきた[2]。従来の放射線治療で安全が確認されている44Gy/22回/6週をまず非侵襲的固定法で照射し，そのあと辺縁線量2Gy（中心線量4Gy）を頭蓋骨に定位装置を直接固定して追加照射する方法である。その結果，腫瘍が大きくならない制御率は90％以上で，また顔面神経麻痺，三叉神経麻痺，聴力低下の発生率は，報告されている定位手術的照射（ラジオサージェリー）の成績よりも優れていた。特に聴力に関しては，1）年齢が38歳以下，2）照射前平均聴力25dB以内，3）難聴の発症が突発型，4）Audiogramは正常型や谷型の場合に，照射後平均聴力の低下が少なかった。
　また平均聴力低下率は，何も治療を加えず経過観察をした症例とほぼ同等であった。さらに多数の症例の長期観察の解析が必要であるが，聴力保存を目指した場合，分割を加えた定位放射線照射が第一選択のひとつとなりつつある。

　電磁放射線が発見されてから100年の間に，放射線を一回で大量に照射してしまうという方法は，正常組織に晩期障害をもたらす可能性が高いことを示してきた。特に照射する体積が大きくなると，一回照射で耐えられる放射線の量は限られている。
　たとえば，皮膚癌の治療で一回照射で晩期潰瘍を作らずに癌を治す量の放射線（20〜22.5Gy）を与えられるのは直径2cm以下の照射野であり，それを越える照射野はもっと低い線量（15〜18Gy）しか耐えられない。しかし，照射を4回あるいは8回に分割して1〜2週で照射するだけで，正常組織の回復現象がうまく働き，皮膚が耐えられる線量は30〜35Gyまで上昇し，15回分割（3週間）では50Gyにも耐えられる。幸いにも，皮膚の扁平上皮癌では，1〜3週に分けて照射しても腫瘍細胞の回

復能力は正常組織に追いつかず，2cmを越える皮膚癌でも放射線で治癒する。聴神経鞘腫腫は，遅いとはいえ腫瘍性増殖を示すため，同じように分割照射が効果を示す可能性が高い。

[参考文献]

1) Waller, K. E., Sheline, G. E., Pitts, L. H., et al.：Efficacy of irradiation for imcompletely excised acoustic neurilemomas. *J. Neurosurg.*, **67**, 858〜863, 1987.
2) 坂本　徹, 白土博樹, 佐藤信清：聴神経鞘腫に対するリニアック定位的分割照射後の聴力変化. 定位的放射線治療, **2**, 61〜68, 1998.

（白土博樹）

Ⅳ-G 体幹部の定位照射

　定位照射の概念はLars Lekseﾙによって1951年に提唱されたもので，すでに半世紀の歴史がある。しかし，実際にガンマナイフという形で治療が行われるようになったのは1968年で，今日のようなライナックによる定位照射が臨床で用いられるようになったのは欧米でもこの10年あまり，わが国ではまだ数年が経過したところである。しかも，これまでのところ世界的にみても定位照射の主たる標的は頭蓋内病巣であり，体幹部にこれを応用することはまだ確立された治療とはいえない[1)~4)]。長期的な安全性や有効性が確認されるまでは，あくまでも実験的な試みであるという認識を持つ必要がある[5)]。治療にあたっては適切なinformed consentが不可欠な領域である。

1. 体幹部定位照射の理論的根拠

　定位照射が直径3cmくらいまでの脳転移の局所制御にきわめて有効であること，さらにその有効性が原発巣の部位や組織型によらないことは広く認識されている。このことから考えると，比較的小さな体幹部の悪性腫瘍に対しても定位照射が可能であれば，脳転移の場合と同様な局所制御効果が得られるのではないかという仮説が成立する。しかし，頭蓋骨を固定してしまえば位置の再現が比較的容易な脳転移と，骨格を固定したとしても臓器の固定が必ずしも保証されない体幹部とでは，定位照射の実行しやすさが大きく異なっている。つまり，理論的には高い有効性が期待できる治療法であるが，机上の空論に終わらずに臨床の現場で正確に実行可能か否かが最大のポイントである。

2. 防衛医大の体幹部定位的照射装置（FOCAL unit）

　筆者が初めて定位照射に関わったのは，1990年でボストンに留学中であった。全脳照射後に再燃してきた脳転移が定位照射で消失するのを目の当たりにして感動したことをよく覚えている。ただ，そのとき患者の頭蓋骨に装着されていた強固な固定具が好きになれず，何とかそれなしで同様な治療ができないものかと考えたことが本治療装置開発のきっかけとなった。つまり，位置決めをするCT室とライナックの治療室が離れているから強固な固定が必要なわけで，位置決めをした状態のままで照射が可能であればそのような固定は原則として不要となる。CTとライナックを同室に設置し，ひとつの寝台で結び付ければ，患者の体動なく位置決めと治療を行うことができ，体幹部に対しても定位照射

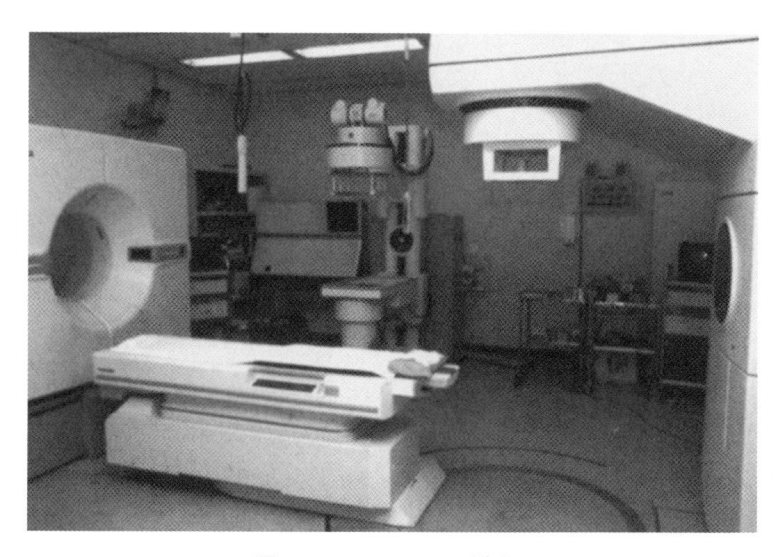

図1　FOCAL unitの構造
ライナックとCTとX線位置決め装置を共通の寝台で結び付け，位置合わせと照射の間に介在していた患者の移動をなくした。結果として，リアルタイムに近いかたちで定位照射や定位的照射が実行可能となった。寝台には回転中心が2つある。ひとつはライナックのアイソセンターを軸としたものであり，もうひとつは3つの機械の中心に位置したものである。

が実行可能になるのではないかと考えた。

　実際には，平成4年から当科の福井技師長と設計を開始し，平成6年4月に東芝メディカルとともにプロトタイプを完成させた。これに手を加えながら今日に至るまで臨床経験を蓄積している。本装置の名称はfusion of CT and Linac（FOCAL）unitである。標的臓器の呼吸などによる移動を評価し，定位的照射が実際に可能か否かを判断するために，X線位置決め装置も併設している[6)〜10)]。装置の全体像（図1）とファントムを用いた機械精度の実験（図2）を示す。

3. 実際の治療法

　患者が寝台の上で30分〜1時間程度安静を保てることが本治療の必順条件である。酸素マスクや腹帯の使用により呼吸性の臓器移動を抑え，患者にもできるだけ浅い呼吸を心がけてもらう（このような技術的な側面での工夫がいかに重要であるかの一例を図3に示す）。この状態でX線透視で病巣の移動を観察し，十分に小さいと判断されれば寝台をCTに向ける。そして，浅い呼吸を続けた状態でCTを撮像する。呼吸をしたままでCTを撮るのは，呼吸性の移動を含めて標的領域を決定するためである（呼吸同期を計るという方法も当然考えられるが，照射時間が数倍長くなりかえって患者の負担が増すので現時点では採用していない）。呼吸性の移動を画像に反映させるために，CTの撮影時間は4秒ほどとやや長くしている。この状態で撮影したCT上の標的領域が十分に小さければ治療が可能となる。照射方法は頭蓋内疾患に対する定位照射と基本的に同じであり，多軌道の振り子照射であるが，ガントリーと寝台とが衝突しない範囲で軌道を設定しなければならないので体幹部の方が選べる軌道には当然制約が出てしまう。軌道間の距離はだいぶ狭くなるが，当科で実際に用いている軌道数は中枢神経に対する定位照射よりもむしろ多く10本のことが多い。比較的小さく形態も球形に近い標的を治療する場合にはこの方法で十分良好な線量分布が得られる。形態が不正形であったり，呼吸性の移動が

198　定位照射―その技術と臨床―

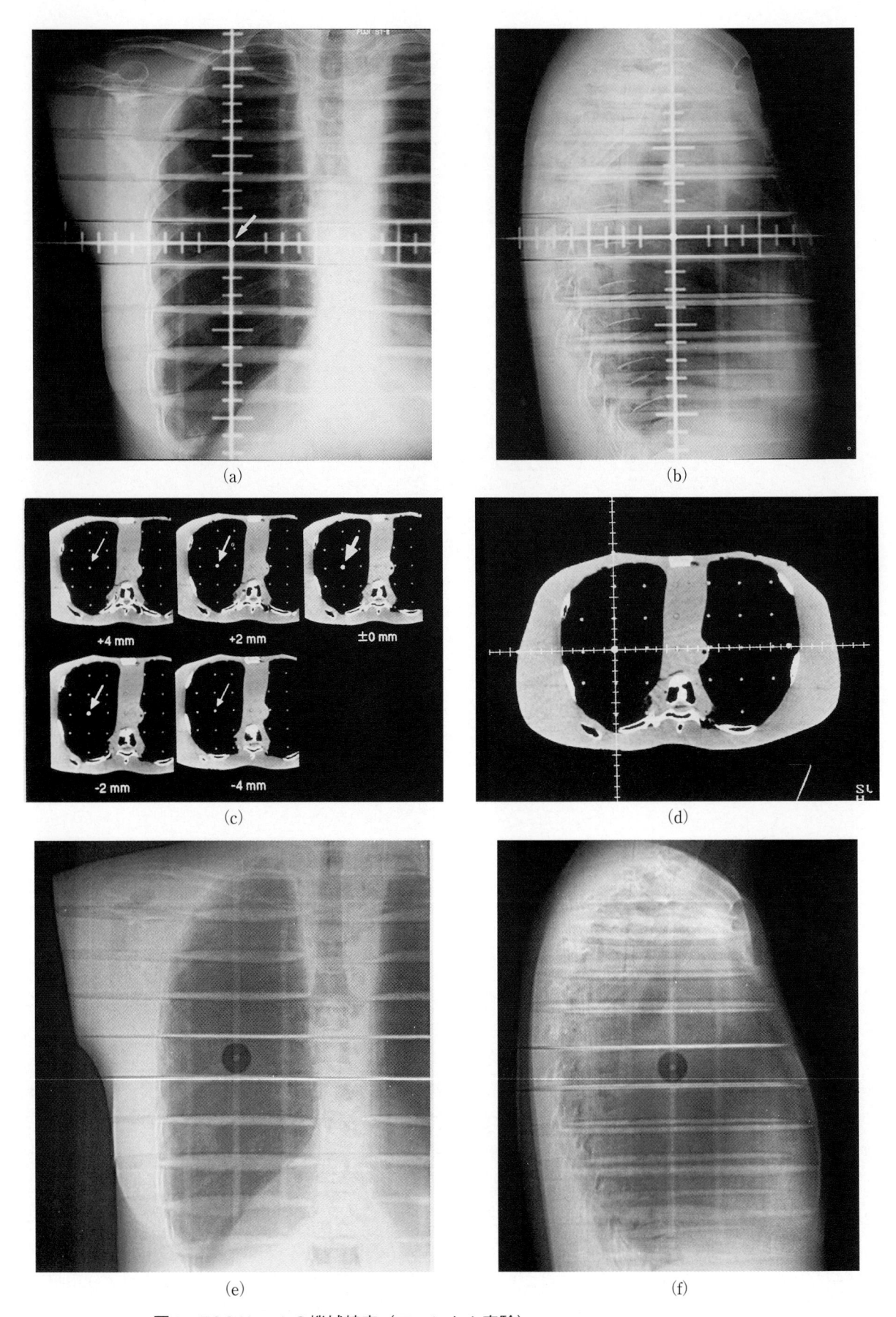

図2　FOCAL unitの機械精度（ファントム実験）
　　　a，b：X線位置決め装置で標的（小金属球）を捕捉。
　　　c：寝台をCTに回転させ標的を再確認。
　　　d：CT画像から標的中心を最終決定する。
　　　e，f：ライナック照射し標的が照射野の中心に捕捉されていることを確認。

IV-G. 体幹部の定位照射　199

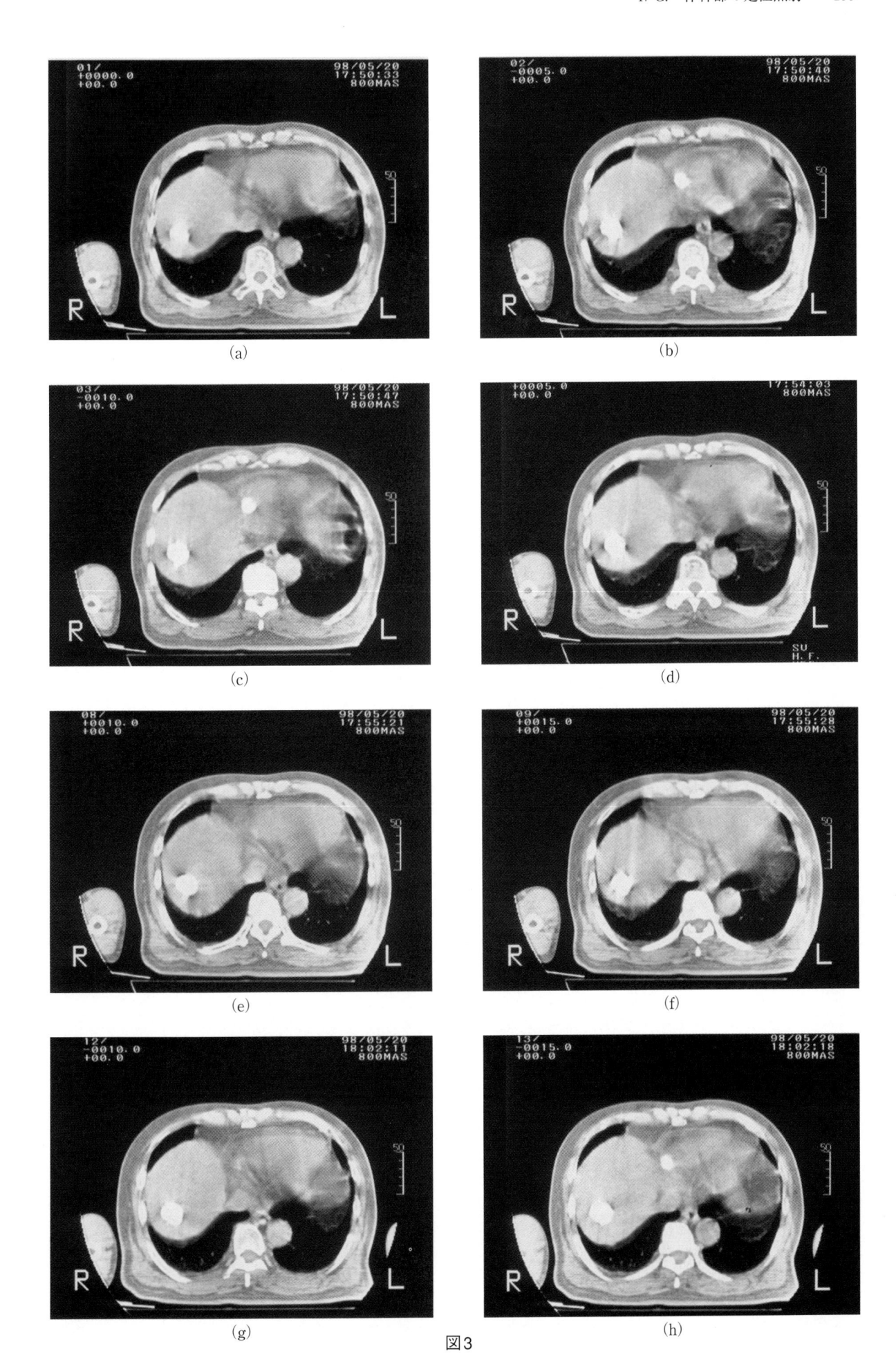

(a)

(b)

(c)

(d)

(e)

(f)

(g)

(h)

図3

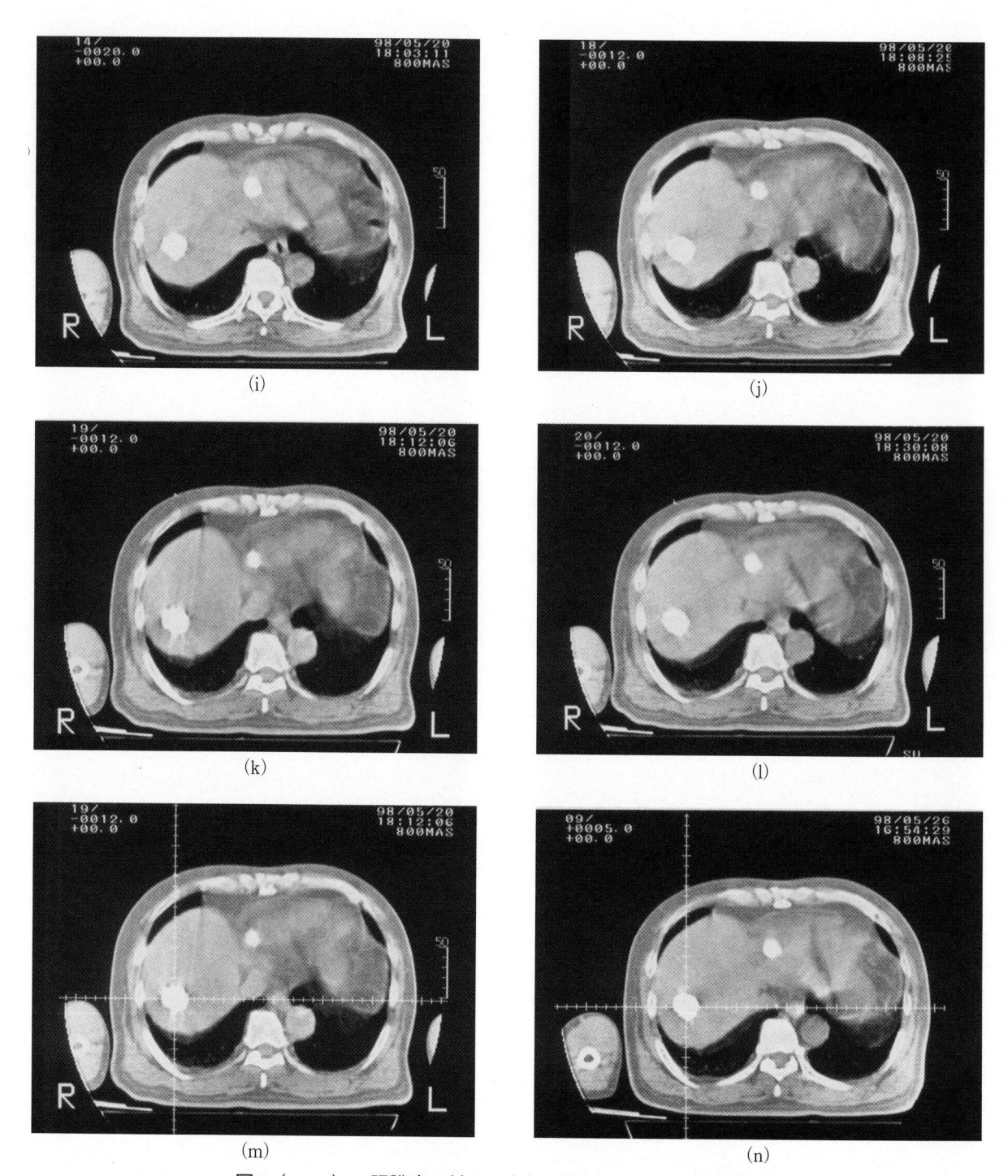

図3（a〜n）　肝臓癌に対する定位的照射のための位置合わせ

　この患者は，以前にも肝臓癌にTAEと定位的照射を受けており，その部位は局所制御されている．治療装置や治療内容についての理解も十分である．

　a〜fは酸素マスクをつけて浅い呼吸を心掛けながら撮影したCTであるが，再現性が不良であることがCTのテーブルポジションと画像からわかる（aとdとfの肝臓の画像がほぼ同じ位置を捉えていることからすると，わずか5分のうちにも1.5cmほどの空間的誤差が呼吸移動により発生しているものと思われる）．

　g〜nはこれを是正するために腹帯を併用したものである．CTのテーブルポジションによく一致する肝臓の画像が得られており，誤差が著しく減少したことが明瞭である．

　j，k，lはそれぞれ，腫瘍の中心位置の決定，それに対するマーカー設置，さらに放射線治療後の位置再確認のCTである．jとlには20分以上の時間差があるがほとんど位置的な誤差が生じていない．

　また，mとnはともに腫瘍の中心の位置に合わせてマーカーを設置した画像であるが，一週間の時間の経過でもほとんど同じ位置に設定できていることが確認できる．

　このように，自発的な呼吸調整が上手にできない患者に対しても少し工夫すれば正確な治療が可能になる場合が多い．また，肺尖部に近い肺癌などでは，何の工夫もしなくても空間的位置の誤差がほとんど生じていないというのがこれまでの経験である．このように，呼吸性の移動を恐れるあまり体幹部定位的照射を断念してしまう必要は全くない．ただし，工夫と努力は必要である．また，ここでは紙面上理解しやすいようにCT画像で空間的誤差を捉えたが，実際にはX線透視の段階でこのような呼吸性移動の大きさや安定度を確認してしまえば，毎日の治療時間が節約される．

大きな病巣の定位照射は当然困難であるが，アイソセンターを二つにして高線量域の線量分布をラグビーボール状に膨らませることで，ある程度の対応は可能である[10]。このように腫瘍の動きを考慮した場合の定位的照射には，時間的な病巣移動の要素も加味されていることになるので，厳密にいうと四次元照射の範疇に入るのかもしれない。

4. FOCAL unitの三次元的位置精度（定位照射 or 定位的照射）

FOCAL unitの機械精度は図2のようにファントム実験では1mm未満である[6]。実際に患者を治療する場合の空間的位置精度は，定位照射直前と直後のCTを撮像してその画像を比較することで確認している。これまでの実際の測定実験結果から，シェルで固定した頭蓋内病巣に対しての空間的誤差は常に1mm以内であった[7]。体幹部に対してもほとんど移動のない部位（例えば脊椎など）では同様の精度と予想されるが，呼吸などで移動のある臓器では当然その影響を受けることになる。現在までの経験では図3に示したように酸素マスクや腹帯を用いることで，ほとんどの場合に5mm以内の位置精度が確認できている[10]。

位置精度が1～2mm以内に収まる頭蓋内病巣の場合を定位照射と呼ぶとすれば，ある程度の動きが避けられない体幹部の臓器で同様な照射を行う場合は，5mm以内の位置精度を保つことを目標にして定位的照射とでもすべきかと思われる。

5. 体幹部の標的病巣

機械の原理から，FOCAL unitを用いれば全身のすべての臓器に定位的照射が可能であるが，これまでに治療してきた主な疾患は肺癌と肝癌である。その理由は大きくいうとふたつある。ひとつは従来の放射線治療では十分な局所制御率が得られなかった疾患であること，もうひとつは過線量の照射が行われたとしても範囲が限られているのなら人体に重大なダメージを与える可能性が低いと予想された臓器であることである。脳転移に対する第一選択の治療法として定位照射が脳外科切除に取って変わりつつある趨勢であるが，体幹部の定位的照射が標的とすべき疾患は，従来の放射線治療では十分な局所制御が得られず外科切除によって高い局所制御が得られているものが望ましい。なぜなら，もし手術と同等な局所制御効果が得られれば，より侵襲の少ない放射線治療が手術よりも望ましい治療として採択されるようになることが必然と思われるからである。

6. 肺癌に対する定位的照射の経験

体幹部の悪性腫瘍のうち，当科で最も多く定位的照射を行ってきたのは肺癌である[8]～[10]。これまでにすでに150病巣以上を治療した。このうち約1/2が原発性の非小細胞型肺癌でT1-2 N0M0のものである。通常なら手術が行われるのが一般的であるが，全身状態から外科手術の適応でないと判断された場合と患者が手術を拒否した場合とがほぼ同数を占めている。組織型はこれまでのところ腺癌が多く，扁平上皮癌の約3倍となっている。従来，このような早期の非小細胞型肺癌で手術ができない場合には，通常の外部照射が行われてきたがその成績は手術と比べて必ずしも満足のできるものではなかった[11]。最近米国から外部照射の成績をまとめた総説が報告されたが，早期肺癌の手術後の局所再発率が5～20％なのに対して通常の外部照射では半数は局所制御に失敗していること，そして多くの場合それが死因につながっていることが指摘されており，T1-2 N0M0の肺癌に放射線治療を行うのなら照

射範囲を局所に限局して従来よりも大線量を照射すべきであろうと結論づけられている[12]。

　当科ではこの5年半あまり，T1-2 N0M0の非小細胞型肺癌に50～60Gy/5～10分割/1～2週間の定位的照射を行ってきた。T2で辺縁再発が心配される場合などには，通常の外部照射を併用したものもある。現在までのところ局所再発の疑いが2病巣にあるだけで，これを再発と考えても局所制御率は95％以上である。まだ経過観察期間が短いので，この好成績が長期的に続くかどうかは不明であるが，もしこの成績が今後も維持されるようであれば，手術に全く引けを取らない局所制御率となる。治療の副作用はきわめて軽く，多くの患者では治療中も治療後も自覚症状としての副作用の発現はない。治療中および治療後に検査した血液ガスのデータにもほとんど変動がなかった。経過観察のCT撮影で肺の間質影の増強が認められる場合が多いが，その範囲は限られており患者に不利益をもたらしているという印象を持たずに今日に至っている[8～10]。図4に患者の実例を示す。

　早期の原発性肺癌以外で定位的照射を行ってきた肺腫瘍の大半は転移性肺癌である。原発巣としては大腸直腸癌が最も多く，乳癌や肺癌の術後肺転移がこれに次いでいる。肺転移の大きさはいずれも4cm以下である。個数は3個以下のものが多いが，異時性の多発転移を順に治療していくうちに全部で7箇所以上に定位的照射を受けた患者も3名いる。原発性肺癌とは異なり，肺転移に対する標準療法というものは存在しないが，通常の外部照射では治療後に広範囲の肺の線維化が生じる危険があり呼吸機能はかえって低下することが予想される。しかも照射による患者のメリットがあまり期待できないので従来は行われてこなかった。これに対して頻度は限られるであろうが，原発巣が制御されていて肺以外に転移がなく肺転移の数が限られていれば手術の適応とされることもある。転移性肺癌は原発性肺癌以上に患者にとって侵襲の少ない治療が選択されるべきであろうが，現在の肺癌の手術法のなかで最も低侵襲と思われる胸腔鏡下での局所切除と定位的照射の両者を経験した患者数名に尋ねると，全員が定位的照射の方がはるかに楽な治療であったと述べている。当科の転移性肺癌に対する定位的照射後の局所制御率も現在までのところ95％以上であり，もしこの好成績が続くようであれば，この領域でも手術に代わる治療法となる可能性が十分に期待される。図5に患者の実例を示す。

7. 肝癌に対する定位的照射の経験

　肝癌は当科で二番目に定位的照射の経験の多い体幹部悪性腫瘍である[13]。従来の教科書的認識では原発性肝癌に対して放射線治療は有効でないとされてきた。しかし，そもそも肝硬変に併発する原発性肝癌では，肝機能の低下をおそれて十分な放射線治療が行われることはなかったはずである。最近では陽子線治療が肝癌にとても有効なことが報告され[14]，肝癌に放射線治療が効果を持つことが知られてきているが，実際に定位的照射を行ってみると原発性肝癌はとても放射線感受性の高い腫瘍であることが認識できる。現在，原発性肝癌に対する標準的治療法は，外科の視点からは手術できる（全身状態がよく切除範囲が限られている）場合は切除，内科的視点では小さなものは超音波下でのエタノール注入であろう。どちらもできそうもなければ血管撮影下での塞栓療法が行われているが，前二者が高率に局所制御が期待できるのに対して，塞栓療法での局所制御率は6割ほどとされている。当科では5年前からリピオドール塞栓療法を行った後に，50Gy/5～10分割/1～2週間の定位的照射を追加することを試みてきた。肝臓は肺以上に呼吸性の移動が大きいため，対象となる腫瘍の大きさは肺癌より少し小さくなり3cm以下のものが大半である。また，原則として病巣数が3個を越えるものや肝不全状態のものは対象外とし，消化管が高線量域内に入ってしまう場合も適応から外している。病巣の呼吸性移動をX線透視で把握する際やCTで病巣を捉える際にリピオドールが目印として有用である。これまでに定位的照射を行った原発性肝癌は約70病巣であるが，照射中および照射後に明らかな

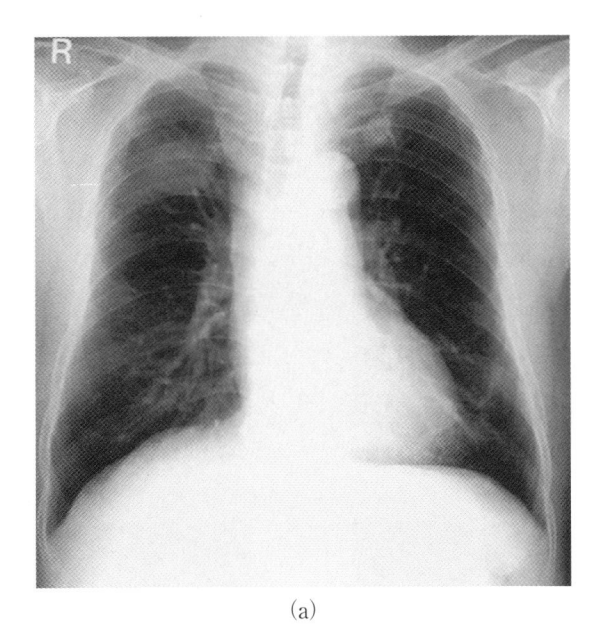

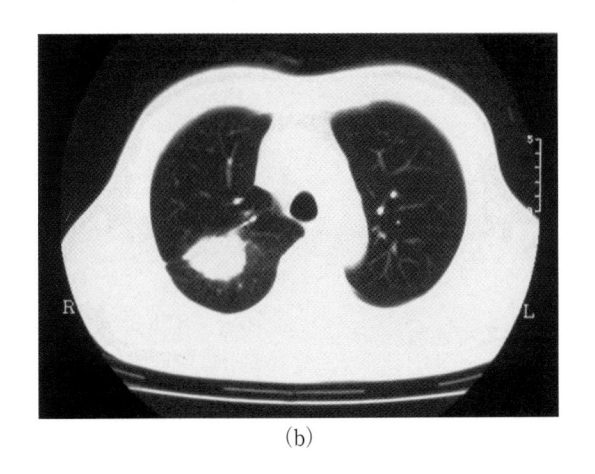

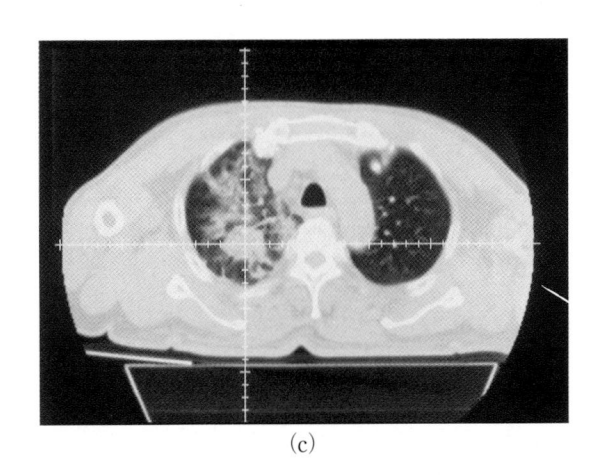

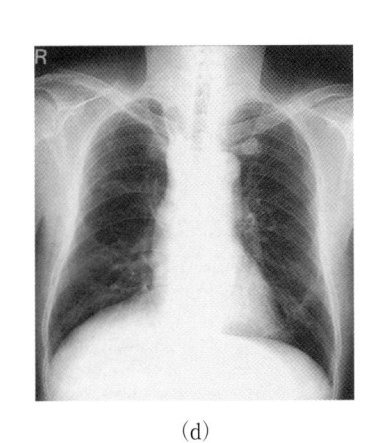

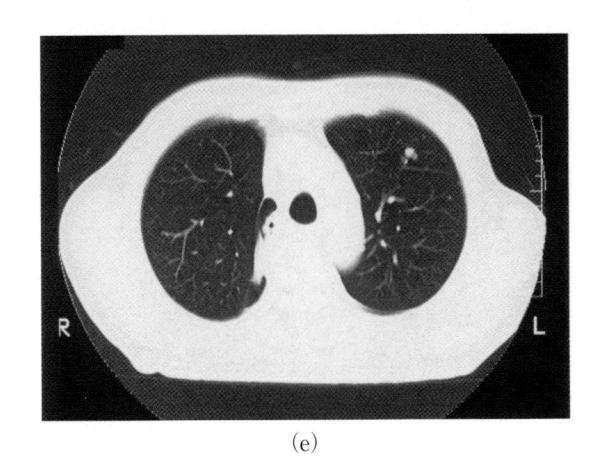

図4 原発性肺癌に対する定位的放射線治療の一例
T2N0M0 adenocarcinoma
a, b：初診時
c：外照射50Gy/25fr/5w後の定位的照射の位置合わせ
d, e：1年6か月後

単純写真上は腫瘍影はほぼ完全に消失しているが，CTでは限局性の無気肺と線維化が生じていることがわかる。この患者は脳転移，骨転移などで2年足らずで原病死したが局所は制御されたままであった。

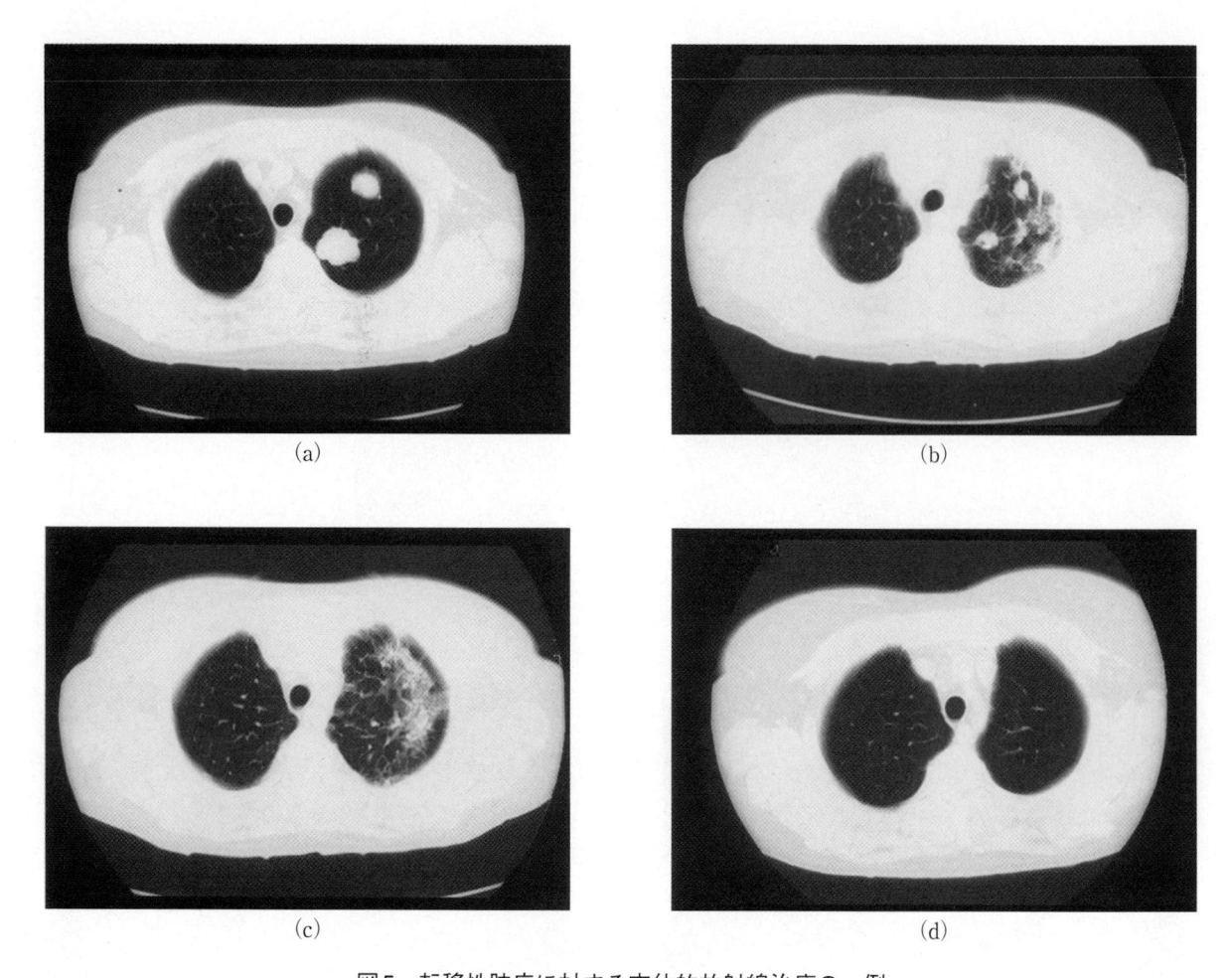

図5 転移性肺癌に対する定位的放射線治療の一例
大腸癌切除後の肺転移
a：定位的照射前
b：照射後2か月
c：照射後6か月
d：照射後1年
この患者は以前に胸腔鏡下での肺転移切除も受けているが，両者を比較すると定位的照射の方が大分楽な治療であったとのことである。

肝機能の低下をみることなく経過観察できており，現在までのところ全例で局所制御できている。定位的照射は手術よりはるかに低侵襲であり，エタノール注入と比べても患者の苦痛の訴えが明らかに少ない。肺癌同様，この領域でも定位的照射が根治性を持った局所療法となることが十分に期待される。図6に患者の実例を示す。

転移性肝癌に対しても定位的照射は実行可能である。これまでに，大腸癌や胃癌，乳癌などの肝転移約30病巣を治療してきたが，やはり全例で局所制御できている。全身転移が急速に進んでしまうような場合には局所療法によって患者にメリットがもたらされる可能性は低いが，転移性肝癌でも原発巣の再燃がなく，肝臓以外の臓器に転移がなく，肝転移の個数が限られている場合には手術が治療法として考慮されることがある。そのような場合の手術に対する代替療法として定位的照射は有望ではないかと考えている。

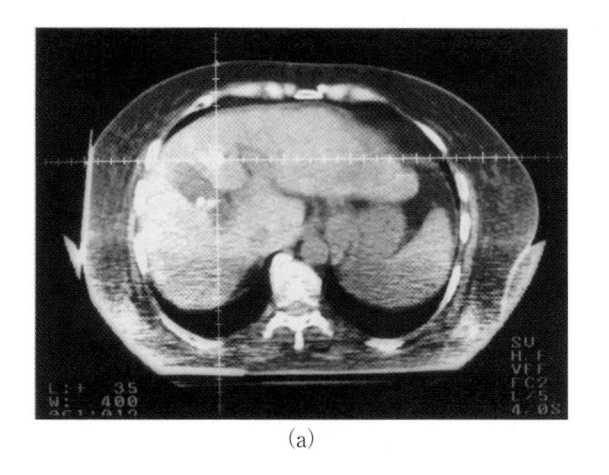

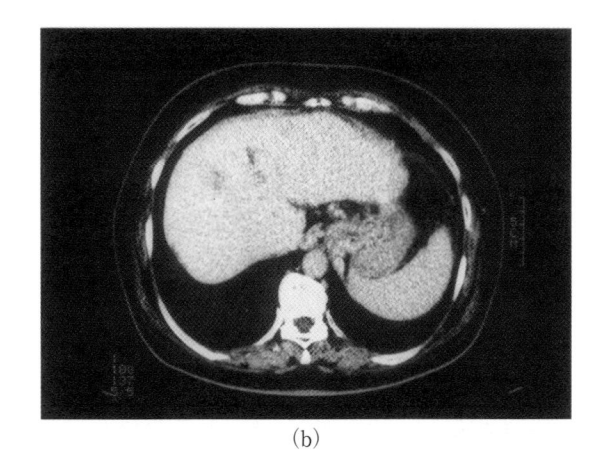

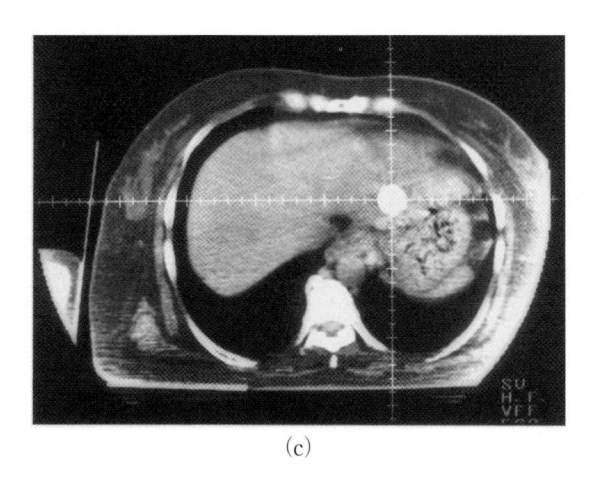

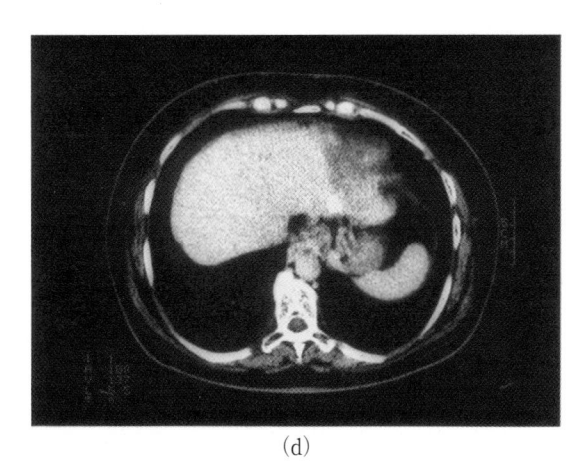

図6　原発性肝癌に対するTAEと定位的照射の一例
　　　異時性多発病巣を持った原発性肝癌
　　　a：TAE後の定位照射の位置合わせ
　　　b：治療後2年4か月
　　　c：Aの病巣の4か月後に認められた二つ目の病巣に対するTAE後の位置合わせ
　　　d：治療後2年
　この患者は，ごく最近三箇所目の病巣が出現し，三回目のTAEと定位的照射を受けたところである。このように原発性肝癌では初診時の病巣の治療に成功しても，必ずといっていいほど新しい別の病巣が出現してくる。治療は繰り返しになるので，できるだけ低侵襲なものが望ましい。この患者では三回の照射でもASTやALTの上昇はなく，AFPは治療前の6000ng/mlから20ng/mlに低下した。

8. 他施設での方法や将来の可能性など

　体幹部臓器への定位的照射を試みる施設も次第に増えつつあるようだが，これまでに論文報告に至っているものはきわめて少ない。現時点では，カロリンスカのBlomgrenとLaxら[14]，および北見日赤の有本ら[15]に限られている。前者は体幹部用の専用固定器具を用いて位置の再現性を図り，後者はポータルイメージを用いて位置の確認をして，短期間で高線量の照射を行っている。いずれの報告でも肺癌や肝癌など多数の患者を治療しており，体幹部の悪性腫瘍に対する定位的照射は安全性も局所制御率も高い有望な治療法であると述べられている。これらのデータも，「体幹部の悪性腫瘍に対しても定位的照射が可能であれば，脳転移に対する定位照射と同様な局所制御率が得られるかもしれない」という仮説を支持するものである。

　ところで，体幹部への定位的照射は広い意味では三次元原体照射のひとつと考えることもできる。当科では多軌道の振り子照射ばかりでなく，三次元的多方向からの固定多門照射も行っているが，こ

れはむしろ三次元原体照射と呼ばれる治療法である。標的の形態が球に近ければ多軌道の振り子照射が最も効率的な照射方法であるが，不正形の標的を狙うのであれば，マルチリーフコリメータなどを上手に使いながら三次元多門照射を行うほうが，合理的な空間線量分布を構築できる。現在，米国を中心にこの分野の研究が急速に進められている。ただし，体幹部の腫瘍は時間的な移動の要素を伴っているので，机上の空論に終わらずに真に適切な原体照射を実行するためには，位置決め装置と治療装置のさらなる発展と工夫が必要であろう。

　上述のように，筆者らの体幹部定位的照射の治療計画は三次元的に空間線量分布を構築したものであるが，一部の動きの大きい腫瘍に対しては時間的に腫瘍の局在がどう推移するかということも盛り込まれている。その意味では四次元照射ともいえるものも一部含まれている。現在，この時間的移動の要素をさらに考慮して，腫瘍の動きを捕捉して照射野が変化する治療法を研究中である。この「移動性病巣捕捉照射法」が実用可能になれば，定位的照射が可能となる病巣の大きさや部位がさらに広がることが期待できる。世界的にも，コリメータの改良やよりよい呼吸同期装置の開発などが進行中であるが，ライナックの照射法が自由に操れるようになれば，従来のような根治的外科手術が必要でなくなる腫瘍が増えるのではないだろうか。

　局所的な高線量の照射という意味で，ライナック定位的照射は陽子線治療や重粒子線治療とも拮抗することが予想される。陽子や重イオンを用いた治療が放射線物理学や放射線生物学の理論上優れた点を持つことは古くからわかっていた。しかし，設備投資や運転資金があまりに高額であるためか世界的に広まる気運はなかった。近年，わが国では陽子線や重イオンを用いた大規模放射線治療施設の計画が数々進行し，大いに注目と期待を集めている。ただ，癌は現代のcommon diseaseであり患者数が膨大なので，このような超高額医療機器が汎用された場合に医療経済が成立するのか心配でもある。過去に脚光を浴びたガンマナイフでさえ，価格がライナックの数倍高額で維持に手間がかかるという理由からライナックの定位照射に置き換えられつつあるのが世界的な趨勢である。ライナックの定位的照射が，時間的移動の要素も盛り込んでさらに発展した場合，陽子線や重イオン治療のような超大規模高額装置でなければ上手に治療できないという疾患がどれくらい残るのかをしっかり見定める必要もあるかもしれない。ちなみに，FOCAL unitはライナックとCTを組み合わせて少し工夫しただけであるから，製作費用は陽子線治療の1/10以下，重イオン治療の1/100以下と思われ，運転費用は通常のライナックと全く同じである。FOCAL unitでの体幹部へのライナック定位的照射は日本国内ばかりでなく米国とドイツでも開始されている。

[参考文献]

1) 植松　稔：定位的三次元集光照射（1）背景と原理．臨床放射線, 40, 1491～1492, 1995.
2) 植松　稔：定位的三次元集光照射（2）SRS vs SRT．臨床放射線, 40, 1599～1600, 1995.
3) 植松　稔：定位的三次元集光照射（3）頭蓋内良性疾患．臨床放射線, 41, 185～186, 1996.
4) 植松　稔：定位的三次元集光照射（4）頭蓋内悪性腫瘍．臨床放射線, 41, 257～258, 1996.
5) 植松　稔：定位的三次元集光照射（5）頭蓋外悪性腫瘍．臨床放射線, 41, 355～356, 1996.
6) Uematsu, M. et al.：Dual Computed Tomography Linear Accelerator. Unit For Stereotactic Radiation Therapy ; A New Approach Without. Cranially Fixated Stereotactic Frames. *Int. J. Radiat. Oncol. Biol. Phys.*, 35, 587～592, 1996.
7) Uematsu, M. et al.：Daily Positioning Accuracy of Frameless Stereotactic Radiation Therapy with A Fusion of Computed Tomography And Linear Accelerator Unit. Radiother Oncol., 50, 337～339, 1999.

8) 植松　稔・他：Radiosuegeryを応用した肺癌治療の試み. 臨床放射線, 40, 847〜849, 1995.
9) 植松　稔・他：肺腫瘍に対する定位的三次元集光照射の初期の経験. 癌の臨床, 43, 153〜155, 1997.
10) Uematsu, M. et al.：Focal, High Dose, And Fractionated Modified. Stereotactic Radiation Therapy For Lung Carcinoma Patients；A Preliminary Experience. *Cancer*, 82, 1062〜1070, 1998.
11) Morita, K. et al.：Radical Radiotherapy for Medically Inoperable. Non small Cell Lung Cancer in Clinical Stage Ⅰ；A Retrospective. Review of 149 Patients. *Radiother Oncol.*, 42, 31〜36, 1997.
12) Sibley, G. S.：Radiotherapy for Patients with Medically Inoperable. Stage Ⅰ Nonsmall Cell Lung Carcinoma；Smaller Volumes and Higher. Doses A Review. *Cancer*, 82, 433〜438, 1998.
13) Sato, M., et al.：Feasibility Of Frameless Stereotactic High dose. Radiation Therapy for Plimary or Metastatic Liver Cancer. *J. Radiosurg.*, 1, 233〜238, 1998.
14) Matsuzaki, Y., et al.：A New, Effective, And Safe Therapeutic. Option Using Proton Irradiation For Hepatocellular Carcinoma. *Gastroenterol*, 106, 1032〜1041, 1994.
15) Blomgren, H., et al.：Radiosurgery For Tumors In The Body；Clinical. Experience Using A New Method. *J. Radiosurg.*, 1, 63〜74, 1998.

〔植松　稔〕

V

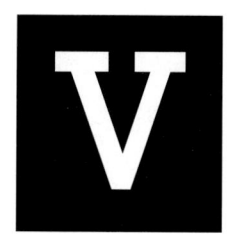

商用システム

- 三菱電機株式会社
- エレクタ株式会社
- ソファモアダネックグループ
- 瑞穂医科工業株式会社
- 日本ストライカー株式会社
- ダイレックス ジャパン株式会社

Cアーム型ラジオサージェリーシステム

三菱電機株式会社

1. 概要

　最近，汎用のライナックを使用したライナックラジオサージェリーが各施設で実施されている。この方法はライナックのガントリ回転と治療台のアイソセントリック回転の組合せで頭蓋内の極小の病巣に対して三次元照射を行うものである。治療台を回転させることにより病巣中心の誤差の増大，また，病巣中心の位置合わせに時間がかかり結果的には治療時間が長くかかっている。このような欠点を改善し機械的精度をガンマユニットと同程度にするために患者を動かさずに三次元的に照射する装置が望まれた。そこで，X線源として4MVまたは6MVのX線が出せるライナックをCアーム構造体に搭載し，ガントリ回転とCアーム回転との組合せにより患者を動かさずに頭部領域に関してガンマユニット以上の立体角と機械的精度が確保できるシステムを製品化した。このシステムは線源としてのCアーム型ライナック，三次元治療計画装置，頭部固定具および極照射野用コーンなどから構成されている。

2. 特長

(1) Cアーム三次元照射：患者を動かさずに頭蓋内のラジオサージェリーが可能。また，全身の三次元照射が可能
(2) 高アイソセンタ精度：±0.5mm以下
(3) 照射可能範囲が広い：全立体角の86.6％の方向から照射可能
(4) 一般の放射線治療が可能：X線及および電子線による一般の放射線治療が可能
(5) X線遮へいが容易：可動ビームストッパ（リトラクタブルビームストッパ）によって簡単なX線遮蔽追加により既設ライナック室に設置可能
(6) 安全性が高い：パラメータ設定時に干渉防止機能が働き安全な治療が可能
(7) 高精度な三次元治療計画：集光歳差照射による線量分布計算が可能な三次元治療計画装置を装備

3. 性能及び構成

　この装置の性能を表1に示す。
　図1に照射部本体および治療台の構造図を示す。照射部本体はCアーム，ガントリ，スタンドおよびパルサから構成される。Cアーム内にはマグネトロン，電子銃，加速管，偏向電磁石，X線ターゲットなど主要な放射線発生用部品を内蔵し，Cアーム先端部には一般の放射線治療にも対応可能なコリメータを装着している。また，Cアームの他端には放射線遮へいのための可動ビームストッパが収納されている。
　ガントリはCアームを保持するための"コ"の字形状の構造部材であり，円弧ガイドレールを介してCアームを回転可能なように結合している。
　スタンドは床にアンカボルトで固定され，旋回ベアリングを介してガントリを回転可能に保持している。
　治療台は上下，前後，左右　アイソセントリック回転が電動である。

表1　Cアーム型ラジオサージェリーシステムの性能

項　目	性　能	備　考
X線エネルギー	4MVまたは6MV	
X線の線量率	0.6〜3Gy/min（4MV） 0.9〜4.5Gy/min（6MV）	アイソセンタにおいて
X線照射野の大きさ	直径5〜40mm 5mm間隔で8種類	アイソセンタ平面において
照射部本体 回転角度範囲	Φ：±195° Ψ：0〜60°	下向き照射のときΦ＝0°，Ψ＝0° Φ：体軸を中心とするガントリ回転 Ψ：ヘッドからガン方向への回転
回転速度	Φ：0.1〜1.0rpm Ψ：0.2，0.5rpm	
X線ターゲットと アイソセンタの距離	100cm	一般のライナックと同じ値
アイソセンタの床上高さ	128cm	一般のライナックと同じ値
アイソセンタ精度	±0.5mm	
ビームストッパ	可動ビームストッパ	

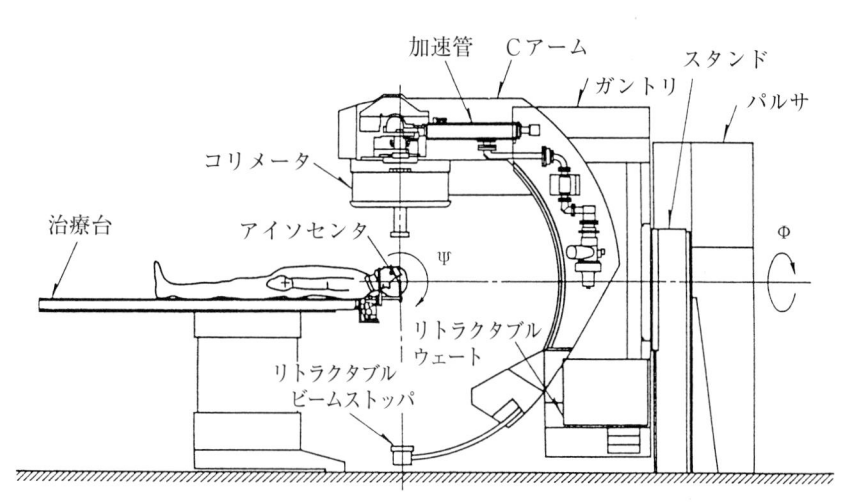

図1　照射部本体および治療台の構造

三菱電機株式会社
医療システム営業部
医療システム第二課
　〒100-8310　東京都千代田区丸の内2－2－3（三菱電機ビル）
　　　　　TEL　03－3218－3366
　　　　　FAX　03－3218－9136

レクセルガンマプラン

エレクタ株式会社

　レクセルガンマナイフ専用の治療計画システムが，レクセルガンマプランである。コンピュータプラットホームは，ヒューレットパッカード社製のUNIXワークステーションを使用しており，高速な画像処理ならびに計算処理を行うことが可能である。このシステムでは，画像をネットワーク（DICOM，ACR-NEMA等）を使用して，直接MRI，CT，DSAの装置より取り込むことが可能である。また，プラットフォームにウィンドウシステムを使用しており，マウスを用いた簡単な操作性を実現している。レクセルガンマナイフにおける1回の治療は，4・8・14・18mmのそれぞれサイズの異なるコリメータを用いた1回のショットを立体的に組み合せることにより行われる。このような4種類のコリメータの組み合わせにより立体的に複雑な形状をしたターゲットに対しても治療を可能にした。

それぞれの取り込んだ画像（MR，CT，Angio等）に対して，ステレオタクティックな座標を定義することにより，それぞれの画像上における座標の相関を持たせ，これにより同時に異なった画像により治療計画が行える。（図1）また，図2のように各組織をローカライズすることにより，立体的なこれら組織の表示が可能となり，それぞれの位置関係などを簡単につかむことができる。1つの治療計画には5つまでのマトリクスを定義することができ，multipleな腫瘍に対しても正確な治療計画を行うことができる。（図3）またこうして出来上がった治療計画を評価するために，ボリューム計測，線量プロファイルの測定，DVHの測定などの機能を備えており，これらのモジュールを使用することによりさらにきめの細かい治療計画を提供することができる。以上のように，レクセルガンマプランは簡便で使いやすくかつ高速で正確な治療計画の環境を提供している。

GammaPlan Wizard

　ガンマプランウィザードは，オプションモジュールであり，1つのローカライズされた組織に対して，自動的にショットを配置しそれぞれのショットを適正に並べ替えすることができる機能がある。このモジュールを用いることにより迅速な治療計画を行うことができる。

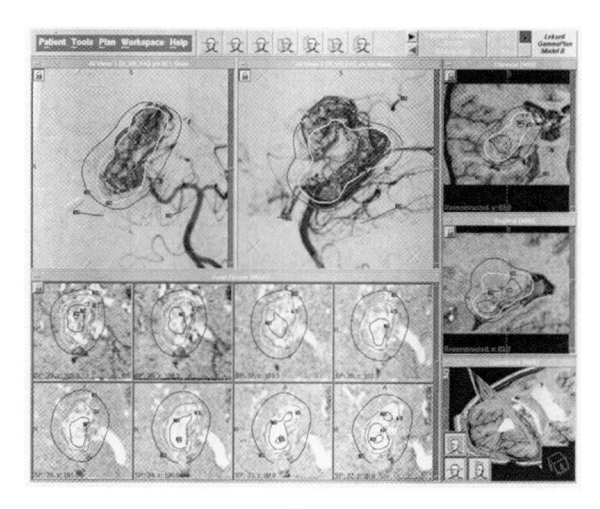

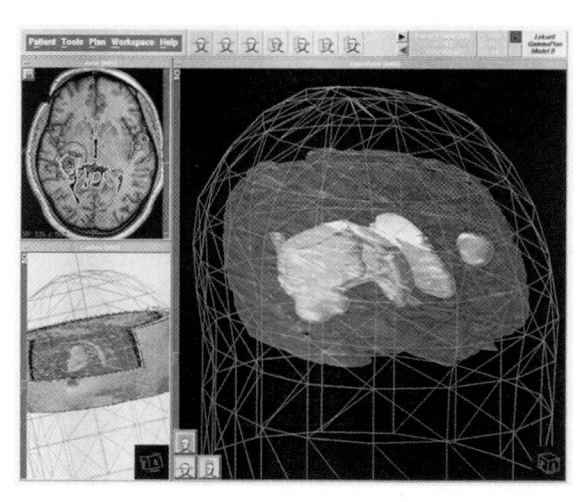

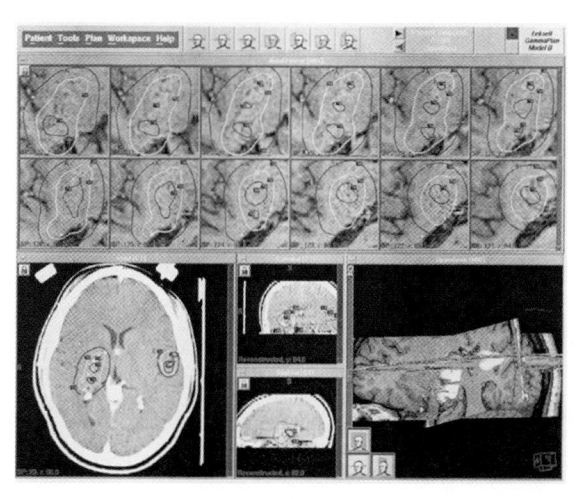

図1

図2

図3

Stereotactic Body Frame®
(ステレオタクティック ボディフレーム)

エレクタ株式会社

定位放射線治療用体幹部固定フレーム

　スウェーデンのカロリンスカ病院において開発された脳定位放射線治療装置のレクセルガンマナイフの経験をもとに体幹部での定位放射線治療用具としてステレオタクティック ボディフレームが開発された。ステレオタクティック コンフォーマルセラピーは，周囲の組織への照射を最小に抑えつつ，線量を増やすことができる。この際，精度は不可欠である。精度とはターゲットに対して，正確で再現性のあるローカリゼーションができるか否かである。頭部フレームでの定位技術は臨床で確立されているが，このような技術はこれまで，体幹部の治療では実行されたことがなかった。ステレオタクティック ボディフレームは，腹部，胸部および骨盤部の治療において高度な精度を発揮するよう設計されている。ボディフレームはドーズエスカレーションおよびハイポフラクショネーションのような新しい臨床手順の使用を促進するものであり，これにより有効性は向上し，全治療期間を短かくすることができる。

体幹部ターゲットに対する定位の精度

　ボディフレームは，患者の身体に対して外照射するシステムである。この定位参照システムを用いることにより診断検査および治療中に，ターゲットの座標をローカライズすることが可能である。フレームには，ターゲット座標のＣＴまたはＭＲ測定用のインジケータが備わっている。また，フレームに備え付けられた横隔膜コントロールを使用することにより，患者の呼吸運動を最小に抑えることができる。フレーム上の調節可能なベースを使って，スキャナーまたは治療寝台にあるフレームを水平に保つことも可能である。

再現可能な位置設定

　バキュームピロー上で患者を固定した後，再度同じ位置に設定するため，マーキングが行われる。（バキュームピローは空気を抜くことにより，硬化する固定具である。）
　フレーム上のアーチ型定規に取り付けられた胸部用マーカーは，患者の位置決めのために用いられる。これは患者の胸骨付近につけた皮膚マークに基づいて行われる。また，縦方向の整列はフレームに取り付けたレーザーを用いて，頸骨用マーカーによってポジショニングされる。患者の位置設定に用いる座標は，アーチ型定規および，Ｚ軸フレーム定規によって決定される。

スキャナーとの互換性

　ステレオタクティック ボディフレームは汎用のＣＴおよびＭＲ（オプション）に対応できるので，患者をルーチンにスキャンすることが可能です。また，フレームは，スキャナー画像のアーチファクトを軽減する構造に設計されている。

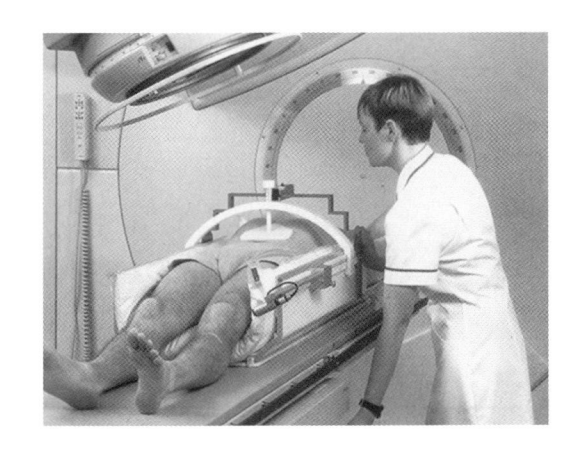

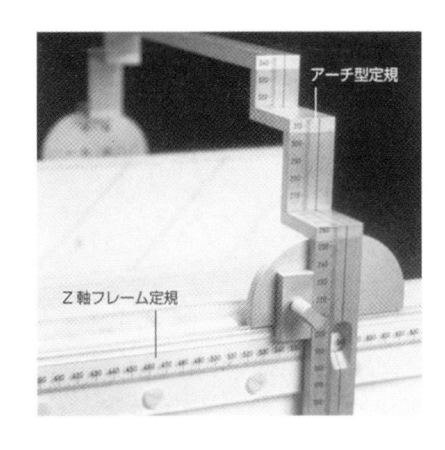

3-D コンフォーマル治療計画

　フレーム上の銅または硫酸銅インジケータ（オプション）により，CTまたはMR画像上の基準点が示される。その基準点によって，ターゲット位置決めのためのx，yおよびz座標の測定が可能になる。それは3-D治療計画システムが，最適な定位治療計画を計算するために使用される。このことによりマルチリーフ コリメータまたはブロックを用いての，正確なコンフォーマル ラジオセラピーの理想的状況が生まれる。

セットアップ

　定位座標を設定するには，フレームに取り付けたアーチ型定規およびz軸フレーム定規と壁に備え付けられたレーザーを用いる。

ドーズエスカレーションおよびハイポフラクショネーション

マルチコプラナーまたはノンコプラナービームを用いた定位照射法は，1フラクションあたり最高30Gyの高線量を周囲の健康な組織に対する照射を最小限に抑えつつ，ターゲットの中心に当てることが可能です。ステレオタクティック コンフォーマルセラピーによって，新しいフラクショネーション パターンを採用することができる。わずか1〜4フラクションから成るハイポフラクショネーション トリートメントは，1週間以内に終了可能である。

臨床使用に際して

　ステレオタクティック ボディフレームは，スウェーデンのエレクタ社とストックホルムにあるカロリンスカ病院[1,2]の協力で開発された。臨床試験において，ボディフレームを使用することにより，体幹部における治療有効性は大幅に改善された。

エレクタ株式会社
東京支社
　〒106-0044　東京都港区東麻布2−32−7ACO麻布アコービル
　　　　　　　TEL　03−3582−7908
　　　　　　　FAX　03−3582−7918

LINAC Scalpel™ 定位脳ラジオサージェリーシステム

ソファモアダネックグループ

1. はじめに

近年，リニアックを用いた定位脳ラジオサージェリーが脳腫瘍・AVM等の新しい治療法として注目されている。ソファモアダネックグループはフロリダ大学（米国）と協同で従来のラジオサージェリーシステムに加え，光学式ナビゲーションの原理を応用した新しい非侵襲放射線治療システム"ラジオカメラスシステム"を開発した（図1，図2）。本編ではシステムの概略と特徴について述べる。

2. 製品の概略

LINAC Scalpel™定位脳ラジオサージェリーシステムは，米国フロリダ大学においてDr. F. Bova, Dr. J. M. Buatti, Dr. W. M. Mendenhall, Dr. W. A. Friedmanの放射線治療チームと脳神経外科医の4人によって開発された。本システムには，アクセラレータ本体の照射精度を向上させるためのフロアスタンドシステム，ラジオサージェリー用のヘッドリングとカウチマウントシステム，治療計画装置FASTPLAN™，バイトプレートと光学式ナビゲーションの原理を応用し，高い精度で患者のポジショニングと照射中の患者の動きを0.1mm単位でモニタリングできるラジオカメラシステムがある。

3. 製品構成

a. フロアスタンド

リニアックアクセラレーターを用いた定位脳ラジオサージェリーの治療精度を向上させる目的で，影響を与える個々の要因を検証した。その結果，ガントリーの回転精度を1mm以下に向上することを目的に開発された。ガントリーのコリメータマウントに取り付けた支持アームと床置フロアスタンドによりガントリーの回転および固定を保持し，回転精度を0.2±0.1mmに向上させることが可能であった[1]。

b. ヘッドリング・カウチマウントシステム

図3のようにラジオサージェリーシステムとして，ヘッドリングシステム，ローカライザー，6軸カウチマウントアダプターから構成される。6軸カウチマウントアダプターは従来の4軸に，新しい2軸（Tilt, Spin）の調整機能を追加し，より短時間で適確なポジショニングを行える（図3）。

c. 治療計画システム"FASTPLAN™"

"FASTPLAN™"はシリコングラフィックス社製コンピュータと治療計画ソフトウェアFASTPLANからなり，フロリダ大学で開発された独自のアルゴリズムによりシングルターゲットおよびマルチターゲットの場合でも短時間のプランニングが可能である。

d. ラジオカメラスシステム

新コンセプト：バイトプレートローカライズシステム

バイトプレート式ローカライズシステムは，分割定位集光照射を施行する場合，侵襲式ヘッドリングを用いた一回大線量照射と同等の精度で治療を行うことを目的として開発された。Dr. Bovaは種々の分割照射のため

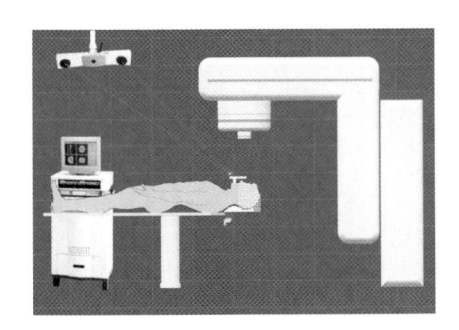

図1

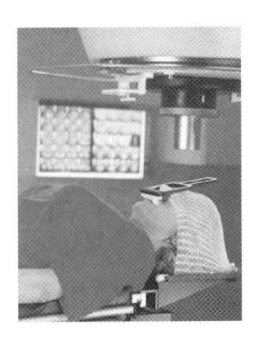

図2

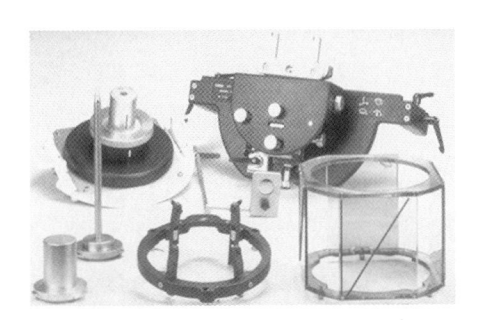

図3

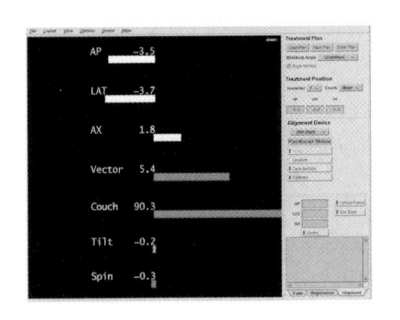

図4

の固定方法（マスク，バイトプレート，フレーム等）について検討を行った。その結果，多数回の繰り返しのポジショニングを行う場合，頭蓋内のターゲットのアイソセンターに対して最も高い固定性を維持した固定方法は，上顎に直接固定するバイトプレートを用いる方法との結論を得た。フロリダ大学でのバイトプレートの再ポジション精度は0.2±0.1mmであった[2]。これは患者頭部の固定とアイソセンターに対する定位を分けて考えるという，簡便で正確な新しいポジショニングコンセプトによるものである。ポジショニングに際し，ターゲットのアイソセンターに対してのずれを6つのパラメータ（AP, LAT, AX, Couch, Tilt, Spin）で計測し，水平方向のパラメータについては0.1mm単位で，回転方向のパラメータににては0.1°単位でグラフィックスモニタ上に表示する。6軸のカウチマウントを用いて，このアイソセンターに対して0になるようにポジショニングを行う（図1，図4）。

治療中のモニタリング

操作室にサブモニタを設置することによりポジショニングを行い，照射を開始してから終了するまでの間常にリアルタイムでモニタリングすることが可能。もしも治療中の患者に予想外の動きがあった場合6つのパラメータから収得した数値の平均をVectre座標として，モニタ上に表示し，設定した許容誤差をVecter座標値が超えた場合i-Boxインターロッキング機構が自動的に照射を中止断することが可能で，これにより非侵襲定位集光照射治療の安全性を高めると共に精度保証を行える。

連絡先　小林ソファモアダネック株式会社
　　　　サージカルネビゲーション部
　　　　東京都千代田区神田神保町2－2第三末ビル5階
　　　　TEL　03－3221－5891
　　　　FAX　03－3221－5890

MRI/CT対応型 定位的頭部固定装置

瑞穂医科工業株式会社

　最近，急速に普及したMRI（磁気共鳴断層診断装置）・DSAアンギオグラフィーなどの先進的でより高度な診断機器の進歩に伴い，CT対応型「RAD FRAME」における定位放射線照射法の実績を基に，MRIにも対応した定位的頭部固定装置として「RAD FRAME-M³」をラインナップした。

　脳腫瘍，脳動静脈奇形（AVM）などの新しい治療法として評価の高い，定位放射線照射が注目されている。定位放射線照射法 Stereotactic Irradiation は，定位脳手術装置を用いることで，X線を病巣部だけに正確に集中照射することができる新しい医療技術で，従来の外科的治療と異なり非手術的治療であり，侵襲度の極めて低い治療法といえる。

　この装置は，従来の駒井式定位脳手術装置を定位的放射線照射用に改良した頭部固定装置で，既設医用リニアック（直線加速装置）治療計画システムを用いて，精度1～2mmの正確で安全な治療を確立することをめざして開発された。

　本システムは治療計画装置やリニアックの種類を選ぶ必要がなく，各病院の実情に合わせた選択が可能である。

特徴

　ヘッドフレームは，剛性の高い非磁性体材により構成されており，軽量で扱いやすく，高精度な頭部固定保持が可能。

　ヘッドピンにセラミックスの中でも機械的強度の高いジルコニアセラミックスを採用，ヘッドフレームによる正確で持続的な頭部固定が可能。

　ゲージ板はMRI用での描写画像に適した特殊ゲルマーカーを採用，位置座標が容易に求められる。
同一のフレームで，CT，血管造影，MRI，リニアコグラフィーの撮影が可能。

　「RAD FRAME-M³」を導入することにより，「RAD FRAME」のもつすべての機能の使用を実現するとともにMRIでの照射位置決定が可能。

　すでに「RAD FRAME」を使用している施設で，「RAD FRAME-M³」との機器の混同を防ぐための万全の対策済。

［構成］

基本キット
ヘッドフレーム
3次元ファントーム

CT撮影用キット
CT座標計算用ゲージ板
フレームホルダー
眼球病変用固視器（オプション）

MRI撮影用キット
MRI座標計算用ゲージ板
フレームホルダー

血管造影用キット
血管造影用ゲージ板
フレームホルダー
ラドQuick（座標計算用ツール）

3次元治療計画装置

リニアコグラフィ照合用キット
MRI座標計算用ゲージ板，フレームホルダー
ラドQuick（座標計算用ツール）
ターゲット深度ゲージ

[3次元ファントーム装着例]

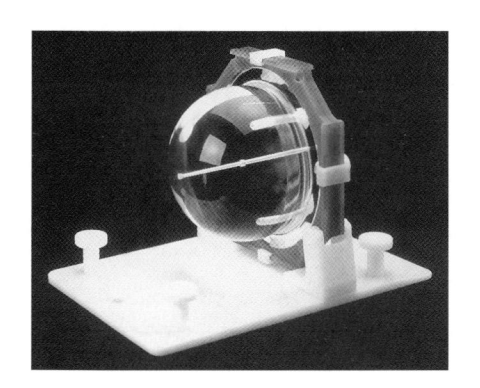

RAD FRAME M³
ヘッドリング＋ファントーム
ヘッドリング架台

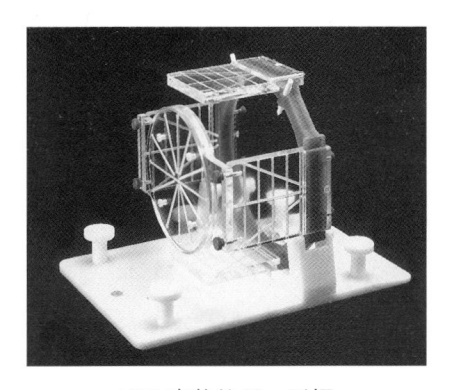

MRI定位的ゲージ板
サイド（2）
・頭頂側（1）
・前頭頂部（1）
・後頭頂部（1）

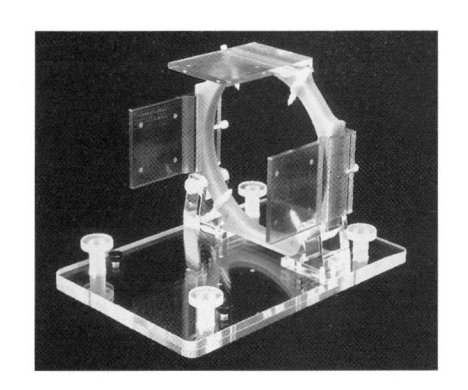

・3次元的線量計算装置適応例
　①FOCUS：兼松メディカルシステム株式会社［CMS：アメリカ］
　②Plato：千代田テクノル株式会社
　③RPS700U：三菱電機株式会社
　④CADPLAN：バリアンメディカルシステム株式会社

・リニアック・マイクロトロン装置適応例
　①EXLシリーズ：三菱電機株式会社
　②MEVATRONシリーズ：東芝メディカル株式会社
　③CLINACシリーズ：株式会社バリアンメディカルシステム

発売元　瑞穂医科工業株式会社
　　　　東京都文京区本郷3-30-13
　　　　TEL　03-3815-3193
　　　　FAX　03-3815-4771

コンフォーマル ラジオサージェリー・ラジオセラピーシステム

日本ストライカー株式会社

ライビンガー社は，統合的な定位的全身治療計画装置を開発した。1回大線量の集光照射や分割照射が可能な頭部専用のCBIシステムが高い評価を得てきたが，電動式マイクロマルチリーフコリメータを使用した高精度な体幹部用定位放射線治療計画システムが加わった。

1. 特徴

ユーザーインターフェースが大幅に改良され，アイコンを使用して機能選択が簡単に実行でき，よりユーザーフレンドリーになった。
位置的精度を高める体幹部固定装置
コンフォーマル ラジオセラピーおよびインバース プランニング等の充実したソフトウェア群があり，安全性・精度の向上および治療計画の時間短縮が可能

2. 仕様

a. 電動マイクロマルチリーフコリメーター
　リーフ幅［mm］　1.6
　最大照射野［mm］　73×64
　リーフ数［対］　40

b. ソフトウェア
　VIRTUOSO　コンフォーマル ラジオセラピー プランニング
　KonRad　インバース プランニング

c. 体幹部高精度固定装置：ECR（Extra Cranial Radiotherapy）

連絡先　日本ストライカー株式会社
　　　　テクニカルセンター　ニューロサイエンス
　　　　〒581-0067　大阪府八尾市神武町1-79
　　　　　　　TEL　0729-25-6489
　　　　　　　FAX　0729-25-6410

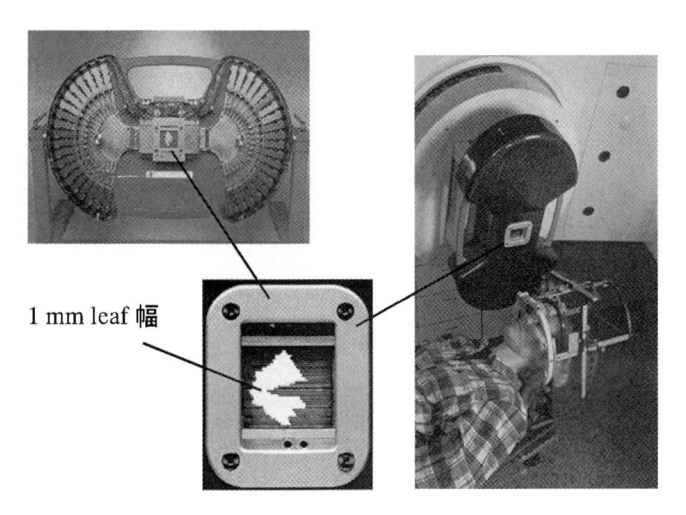

図1　電動マイクロマルチリーフコリメータによる頭部ラジオセラピー

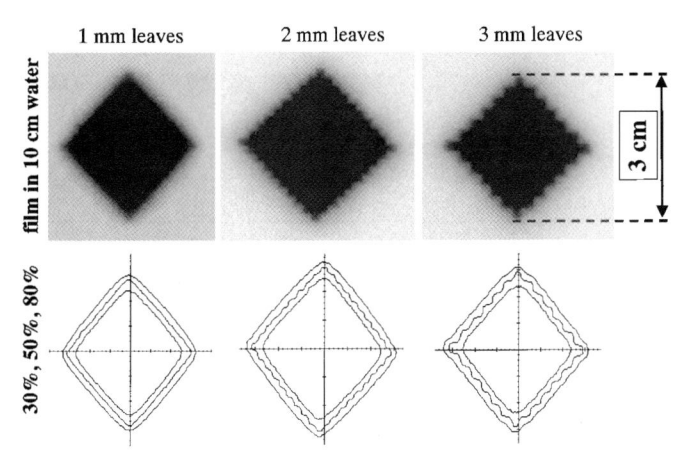

図2　フィルム法による菱形照射野の比較

定位ラジオサージェリー・原体照射治療システム AccuKnife

ダイレックス　ジャパン株式会社

1. はじめに

　AccuKnifeは既存のライナックに後付けできる革新的な定位放射線治療システムであり，定位放射線治療をより精確に，より迅速に実行することを目的として開発された。インバースプランニングを採用し，強度変調放射線治療（IMRT）が実行できる。システムはモジュール化されており，柔軟性と成長可能性を合わせ持っている。

2. 製品概要

　AccuKnifeは3つのモジュールから構成される。AccuTherapyモジュールにより原体照射型の定位放射線治療が実行できる。コンピュータ制御のマイクロマルチリーフコリメータ（MMLC）AccuLeafと治療計画ソフトウェアパッケージAccuPlan/Tが含まれている。AccuSurgeryモジュールによりマルチアーク型のラジオサージェリーが実行できる。円筒形コリメータの自動交換装置であるAccuChangerと治療計画ソフトウェアパッケージAccuPlan/Sが含まれる。AccuMountモジュールにより，頭部の定位放射線治療で問題となる治療テーブルの移動に伴う微少な位置ズレが自動補正される。治療テーブルに設置されるAccuCouchとCCDカメラによる監視装置AccuScopeとで構成されている。(図1)

3. 製品構成

a．AccuLeaf

　AccuLeafはIMRTの実行とconformityを最大にすることを目的として設計されたMMLCである。独立したDCモータで駆動される，直交二層96枚（48対）のタングステンリーフを装備している。各層24対中の内側14対のリーフは，アイソセンタ上で平均2.7mm幅の高空間分解能領域を形成する。外側10対のリーフは，アイソセンタ上で平均4.5mm幅の分解能を有し，高分解能領域と合わせてアイソセンタ上の最大照射野100mm×110mmが得られる。MMLCよりアイソセンタまでのクリアランスは標準で310mmである。クリアランスと最大照射野はライナックの種類，組込み型MLCの取付け状態によっては多少変化する。リーフの高さは各層37.5mmで合わせて75mmとなり，漏洩線量は＜3％である。個々のリーフの位置はCCDカメラにより光学的に追跡され，クローズドループでリアルタイムにコンピュータ制御される。これにより，リーフ位置設定誤差＜0.2mmを得ている。円盤状の外形を持つMMLCの総重量は29kgである。

b．AccuPlan

　AccuPlanはMMLC（AccuLeaf）対応のAccuPlan/Tと円筒形コリメータ自動交換装置（AccuChanger）対応のAccuPlan/Sから構成される治療計画ソフトウェアである。AccuPlanは治療計画に必要な時間を飛躍的に短縮するインバースプランニングを搭載しており，治療パラメータは自動的に最適化される。AccuPlanでは，画像上にあらわれた目標領域の自動輪郭抽出機能や抽出後の3D画像化，線量指定，治療計画最適化後のビームズアイビュー，線量ヒストグラム表示などがわかりやすいグラフィカルユーザインタフェース（GUI）に従って操作できる。AccuPlan/Tでは，AccuLeafの特徴を（頭部への応用ではAccuMountの特徴も併せて）活用して，照射角度，複数のアイソセンタ，リーフ位置，ビーム強度を最適化できる。通常の原体照射型治療はもちろん，IMRTも実行できる。線量分布計算はfinite-size pencil beamモデルに基づいている。AccuPlan/Sでは，6個の

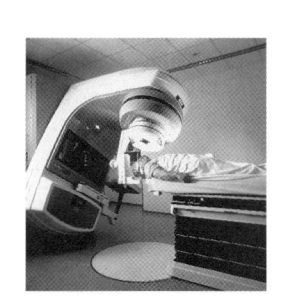

図1 AccuLeaf（MMLC）とAccuMountのライナックへの設置例

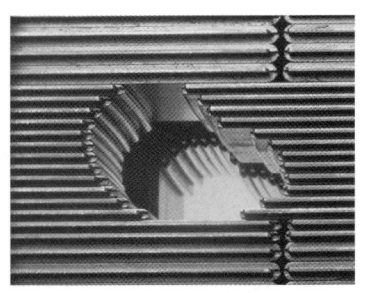

図2 AccuLeaf（MMLC）の直交2層リーフがつくる不整形開口部
図の左右に伸びたリーフのうち上から4段目より下の14枚は厚みが薄く，空間分解能が高い。開口部のなかに図の上下方向に伸びるもう一層のリーフの先頭部が見えることに注目。

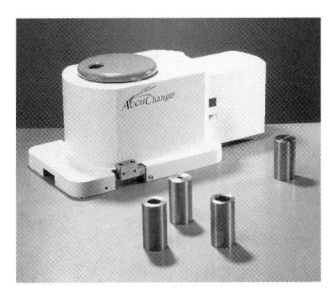

図3 AccuChanger

コリメータを自動交換するAccuChangerにより増加した自由度を活用して，アークベースの放射線治療計画を最適化できる。頭部を対象とする治療を行なう場合にAccuMountを併用すれば，最初の位置設定を行った後では，ライナック治療室への入室を全く必要としないままコリメータの交換，位置補正が進められていく。このため，治療時間がさらに短縮できる。線量分布計算はstandard narrow beamモデルに基づいている。（図2）

c. AccuChanger

AccuChangerはコンピュータ制御の円筒形コリメータ自動交換装置であり，アイソセンタ上で5mm－40mm（2.5mm刻み）の照射野を持つ15種類のタングステン製コリメータのうち6本を回転ドラム内に装着できる。ビームの半影と散乱線の影響を改善するために，各コリメータは多段にテーパー加工されている。6本のコリメータは1本のプリコリメータと共に交換装置内に収容され，ライナックのジョーが形成する50mm×50mmアパチャーに適合させることができる。AccuChangerの最大装備重量は12.5kgである。（図3）

d. AccuMount

定位照射においては位置精度の確保が重要な課題となる。AccuMountは，位置設定に生じる誤差をコンピュータ制御により自動補正する装置である。頭部をフレームで固定しても，治療中新たなアイソセンタの設定のために治療テーブルを移動・回転させれば，微妙な位置ずれが生じる可能性がある。AccuCouchは治療ベッド側に装着される位置設定装置であり，照準装置付きのヘッドフレームとローカライザーを含んでいる。AccuScopeはCCDカメラによりAccuCouchに取り付けられたターゲットを監視し，画像処理によってアイソセンタの相対的な位置をリアルタイムで計算し，把握する。この情報をもとにしてAccuMountシステムは自動的に位置ずれ補正動作を行なう。移動全体の誤差は1ピクセルの精度で補正される。頭部固定用の標準フレームに加えてBRW／CRWヘッドリングに対するインタフェースも準備されている。

4. 今後の展望

AccuKnifeの治療計画ソフトウェアはDICOM3フォーマットのCT/MRI画像を取り込むことができる。CT画像は三次元放射線治療計画に不可欠であり，MRI画像は優れたコントラスト分解能を持ちMRAも可能である。両画像を比較使用して治療計画の精度向上をはかるために，イメージフュージョンソフトウェアを開発している。また，治療計画の結果とパラメータのDICOM RTフォーマット対応化を進めている。より多彩な3D画像表示機能があれば治療計画の評価に有用であるのみならず，患者さんへの治療内容の説明にも有用であるため改良を続けている（本文中の仕様は製品改良のため変更されることがある）。

連絡先　ダイレックス ジャパン株式会社
　　　　〒153-0061　東京都目黒区中目黒3－5－5 NFビル4F
　　　　　　　TEL　03－3711－7000
　　　　　　　FAX　03－3711－3932
　　　　　　　E-mail：direx@gol.com

将来の展望（あとがきにかえて）

　この本では，現時点での定位照射の状況についての概観を各著者に記していただいた。発展しつつある技術について将来を予測することは大変難しいが，21世紀の初頭にあたって，あえてその可能性について思いつくままに述べてみる。

　定位照射は，方法としては精密放射線治療とでも言うべきものかと思う。しかし，radiosurgeryの歴史からすれば，これまでの放射線治療とは若干異なり，むしろ脳外科手術の代替という発想から，より侵襲の少ない方法を求めるなかで生まれ，発展してきた。全脳照射などと比べても余計なところを照射しない，という意味では侵襲の少ない，より副作用のない方法といえよう。

　頭蓋内病変では定位フレームによる方法で照射の精度はほぼ確立しているが，さらに侵襲的な固定具を必要としない方法が期待される。Ｘ線画像の照合やレーザー光による位置測定で標的の動きをリアルタイムに検知，追跡して照射する方法が実用化されつつある。

　体幹部の病変に対する定位照射では，呼吸運動をはじめとして体の動きに伴う病変の移動の問題があるので，標的位置の照合方法がより重要になる。体内に埋め込んだ金属マーカーとＸ線透視装置，3次元超音波断層撮影装置などで標的の動きを検知し，同期させて照射する，或いは動きに合わせて追跡しながら照射する方法などが研究されている。いずれにせよ，生体では呼吸運動は常に一定ではないし，予想できない動きがあり得るのでリアルタイムに標的の位置をモニターしながら照射するのが理想的である。

　最新のＸ線ＣＴ装置は3次元画像が連続的に撮影できるようになりつつある。すなわち4次元的な画像が得られるが，このような4次元ＣＴを使った治療が考えられる。ＣＴ用の管球と治療用のライナックとを同時に回転させる機構もありうるが，むしろ同一の管球で治療も画像取得もおこなう装置が望ましいかもしれない。

　ライナックの登場以前には，通常の診断用Ｘ線源と類似した構造のＸ線管球による放射線治療がおこなわれていた。Ｘ線のエネルギーは診断用に用いるものよりは高いが，ライナックによるメガボルト以上の高エネルギーＸ線よりははるかに低く，200 kV程度のＸ線が使われていた。この歴史的な治療の問題点は，ライナックによる高エネルギーＸ線に比べて深部での線量の減衰がやや大きいこと，管球の出力が小さいため治療時間がかかることなどもあるが，いわゆるビルドアップ効果が少ないために，皮膚線量が増加してそのために深部に十分な線量が投与できないことが大きい。

　細いビームと3次元的な入射方向が利用できる定位照射では，必ずしもライナックの高エネルギーＸ線を用いなくても，より低いエネルギーで治療可能であるし，むしろ肺などでは腫瘍内線量分布が優れる可能性もある。外見も，むしろ現在のＣＴに類似した，厳重な遮蔽をもつ照射室を必要としない治療装置が出現するかもしれない。

　さらに不整形の病変に対しては，照射野形状や照射野内の線量強度を自由に変化させて，標的に投影する，IMRT(Intensity Modulated Radiation Therapy)が可能になりつつある。これは，先に理想的な線量分布をコンピュータに与えて，自動的に最適化プログラムで理想にもっとも近い解の得られる照射方法を求めるinverse planningの技術が基本になっている。

また，体外から非侵襲的に治療する前提には，正確な病変の位置と範囲を知る必要があるが，これにはMRIやPETなどの画像検査の発展が不可欠である．いずれにせよ，定位照射は単なる放射線の照射技術ではなく，画像検査，精度管理技術などの複合技術であるし，むしろ，病変があるところを正確にとらえてなんらかのエネルギーを高精度に局所的に投与する概念，として見なされるべきであるかもしれない．適応疾患も技術の進歩に従って広がるであろうし，いつの日か，現在ではおよびもつかないような新たな治療法に発展することを期待したい．

2001年1月　　　國枝　悦夫

索引

—あ—
エネルギー ……………………………50

—か—
海綿状血管腫 ………………………154
合併症 …………………………………24
下垂体腺腫 …………………………184
ガンマナイフ ……………………91, 103
幾何学的誤差 ………………………111
吸収線量と照射線量 …………………48
急性障害 ………………………………27
許容照射線量 …………………………16
グリオーマ …………………………176
交通性水頭症 …………………………30
硬膜動静脈瘻 ………………………154
コリメータ ……………………………89

—さ—
歳差集光法 ……………………………93
再照射 ………………………………180
サイバーナイフ ……………………100
髄膜腫 …………………………20, 181
C-アーム ………………………………95
CCDビデオカメラ …………………130
視神経 …………………………………41
照射線量－照射体積 …………………17
照射法 …………………………………92
照射野係数 ……………………………59
軸外線量比 ……………………………59
静脈性血管腫 ………………………154
精度 …………………………………109
精度管理 ……………………………111
精度保証 ……………………………110
線量 ……………………………………16
全脳照射 ……………………………169
組織最大線量比 ………………………57

—た—
耐容線量 ………………………18, 40
聴神経腫瘍 …………………188, 194
DNA障害 ……………………………17

—な—
転移性脳腫瘍 ………………………167
電子平衡 ………………………………55

二次電子平衡 …………………………48
脳動静脈奇形 …………………………20
脳神経障害 ……………………………30
脳内動静脈奇形 ……………………154

—は—
晩発性障害 ……………………………29
ビーム形状 ……………………………52
フレーム ………………………100, 126
分割照射 ………………………17, 172, 194
放射線壊死 ……………………………29
放射線感受性 …………………40, 168

—ま—
モンテカルロシミュレーション ……52

—ら—
ライナック ………………………44, 88, 91
ロボット ……………………………100

---

biologically effective dose（BED） ……18
DICOM ………………………………114
dynamic rotation ……………………93
eloquent area …………………………39
field factor ……………………………59
Leksell …………………………………4
LQ model ……………………………17
micro multi-leaf ………………………5
Monte Carlo simulation ……………38
multiple non-coplanar arcs …………92
silent area ……………………………39
TMR（Tissue-Maximum Ratio） ……57
TPR（Tissue-Peak Ratio） ……………57
OCR（Off-Center Ratio） ……………59
quality assurance：QA ……………109

定位照射 —その技術と臨床—		価格はカバーに 表示してあります
2001年3月22日　初版発行		検印省略

監　　修　　久保　敦司
編　　者　　國枝　悦夫・大平　貴之
発 行 所　　株式会社 医療科学社
　　　　　　〒113-0033　東京都文京区本郷3-23-1
　　　　　　TEL 03(3818)9821　FAX 03(3818)9371
　　　　　　ホームページ　http://www.iryokagaku.co.jp
　　　　　　郵便振替　00170-7-656570
印 刷 所　　三美印刷 株式会社

© E.Kunieda, T.Ouhira 2001　　　落丁・乱丁はお取り替えいたします
ISBN4-900770-75-2　C3047